# 脱发·护发·植发


主　编　李兴东

副主编　杨海平　邹建红　张春杰　陆振中

主　审　吴信峰　马文熙　章星琪

编　委　徐义华　刘　煜　徐丽霞　胡　凯

熊靖民　王　悦　邹宇畅　殷灿昌

杨振乾　赵　亮　李　强　何威威

郭建军　钟少华　闭陆翔　王　勇

张瑞华　马贵才　杨　沫　黄姗姗

王小平　马　里　林蔚茜





东南大学出版社
SOUTHEAST UNIVERSITY PRESS
·南京·

**图书在版编目(CIP)数据**

脱发·护发·植发 / 李兴东主编. —南京:东南大学出版社,2019.10 (2023.11重印)

ISBN 978-7-5641-8582-4

Ⅰ.①脱… Ⅱ.①李… Ⅲ.①秃病-防治 Ⅳ.①R758.71

中国版本图书馆CIP数据核字(2019)第229024号

**脱发·护发·植发**

---

| | |
|---|---|
| **主　　编** | 李兴东 |
| **出版发行** | 东南大学出版社 |
| **出 版 人** | 江建中 |
| **责任编辑** | 胡中正 |
| **社　　址** | 南京市四牌楼2号 |
| **邮　　编** | 210096 |
| **网　　址** | http://www.seupress.com |
| **经　　销** | 各地新华书店 |
| **印　　刷** | 江阴金马印刷有限公司 |
| **开　　本** | 700 mm×1000 mm　1/16 |
| **印　　张** | 18.25 |
| **字　　数** | 350千字 |
| **版　　次** | 2019年10月第1版 |
| **印　　次** | 2023年11月第5次印刷 |
| **书　　号** | ISBN 978-7-5641-8582-4 |
| **定　　价** | 98.00元 |

---

* 本社图书若有印装质量问题,请直接与营销部联系,电话:025-83791830

# 序

## 做“头等大事”，显“顶上功夫”

爱美之心人皆有之，毛发美容是现代社交、工作和生活中不可缺少的部分，可称作是“头等大事”。一直以来，人类总是在不断探索未知领域。毛发产自毛囊，后者本身就是一个完整的器官，可自我循环更新周期。一个小小的毛囊，里面藏着不少秘密，至今研究者还在苦苦探寻毛囊周期的起始点、脱发疾病的发病机理和有效的治疗措施。

毛发亚专业由以诊治毛发疾病为首要任务的毛发亚专科即皮肤科医师、以植发或头皮整形美容的皮肤外科和整形外科医生为主体，加上基础医学的实验研究者，包括遗传、病理、组织胚胎学等学科，心理学家，医药企业，美发行业等专业人士，共同组成。当下，我国毛发病研究领域在加强正常和疾病状态下毛发生长的研究的同时，还要加深实验研究者、临床医师、企业、患者群体、公众、政府部门的相互沟通，通过科普宣教的形式增加人们对毛发和毛发疾病在社会心理学中的重要性的认识。但由于历史原因，我国毛发疾病研究领域起步较晚、知识更新较慢，学术专著只有可数的几本。

喜闻大麦微针植发医院李兴东院长率领一众同道，担起学术交流重任，编写一本有关毛发的图书，实为彰显“顶上功夫”。目的是促进和提高毛发疾病医学和毛发生物学的学术水平，加速对毛发生物学和医学毛发疾病的最新知识的传播，引导公众正确认识头发的功效和美容方法，以期收到良好的社会效应。

本书使用深入浅出的叙述方法，内容涵盖毛囊生物学知识、脱发疾病的诊治、养发护发和植发；同时覆盖毛发疾病诊疗领域最先进的特殊诊疗方法和手段，如常用的临床试验——拉发、拔发、剃发、洗发试验和毛发称重等，现有的头皮影像技术有全头照相、皮肤镜、毛发显微影像、皮肤 CT、光学 CT 及激光多普勒血流仪等。另外还介绍皮肤病理活检、实验室检查、精神因素分析等。本书内容丰富，涵盖面广，语言通俗，但不失专业的准确性，可以作为公众的科普读物，也可以作为毛发医师的诊室案头参考书籍。

中山大学附属第一医院　皮肤性病学教研室主任、教授、博士生导师　**章星琪**

# 前 言

毛发,虽不赋予人们以生命,但却具有显著的社会、心理与美学意义。自古以来,头发就被赋予神圣色彩,它既是年轻、健康的显示,又是时尚的标签,更是尊严和气节的象征,不仅代表着人的生理健康,更影响人的心理健康。脱发、秃发或多毛会给人带来巨大的心理压力与困惑,脱发者被认为不讨人喜欢、缺乏自信,生活质量受到严重影响。长期以来,人们一直都在苦苦寻找着养发、生发的良方与秘诀。

毛发移植不仅是治疗脱发的最有效手段之一,而且是治疗终末期秃发的唯一方法,还是重要的美容技术。自20世纪90年代始,中国毛发移植发展至今日,已经从"零"进入强大兴盛、快速发展的时期。随着科学技术的发展与进步,目前毛发移植已从单纯的毛发种植,发展为质量植发或艺术植发;由单纯的植发手术,构建为"植""养""固"一体化毛发健康管理;由单纯的医疗治疗,发展为对患者身心的全方位管理。

作为一位专业植发机构的院长,我同时更是一名植发手术医师,在临床工作中深感我国植发机构和医师虽然众多,但技术水平、专业素质以及管理良莠不齐,脱(秃)发患者对疾病相关知识更是相当匮乏,加强这方面知识的教育与普及迫在眉睫。为此,我们组织国内有关专家和一些中青年技术骨干共同编写了《脱发・护发・植发》一书。

全书包括"认识毛发""了解脱发与秃发""细说养发与生发""解读植发"四个篇章。第一篇包括15个小专题,描述了毛发的解剖与组织学结构和生理功能,头发与头皮健康的标准,帮助读者认识毛发。第二篇包括45个小专题,介绍了脱发、秃发、掉发、断发的区别,以及常见脱发疾病的病因、病理、临床表现与诊疗措施。第三篇包括40个小专题,介绍养发、护发以及育发、生发的主要技术与方法以及选用原则。第四篇包括50个小专题,细说了植发手术及其相关注意事项,解读医师和患者对植发手术的各种疑问。本书内容丰富,图文并茂,实用性强,既可作为科普读物,传播头发健美、科学养护的理念,引导公众正确接受养发、生发和植发,主动参与疾病防治和临床实践，同时也可作为皮肤科医师和美容科医师临床工作的一本参考书籍。

在本书的编写与出版过程中，得到了北京大麦微针植发医院、中国人民解放军东部战区空军医院、泰康仙林鼓楼医院以及东南大学出版社的大力支持。特别是中山大学附属第一医院皮肤性病学教研室章星琪主任百忙之中审阅本书并作序，中国医学科学院皮肤病医院(研究所)吴信峰教授、东南大学附属中大医院马文熙教授为本书编审做了大量的工作，在此表示衷心的感谢。

全书虽经多次修改、补充，但因我们水平有限，错误或不妥之处难免，特别是医学的发展日新月异，书中某些观点可能随时更新，希望读者与时俱进，科学应用，同时恳请各位提出宝贵意见。

北京大麦微针植发医院院长　**李兴东**

# 目 录

## 第一篇 认识毛发



## 第二篇 了解脱发与秃发

## 第三篇 细说养发与生发

## 第四篇 解读植发

**附录**

# 第一篇
# 认识毛发

毛发系统是非常完美的微观结构。在这微观世界中我们可看到出生、发展、老化和死亡，运动和静止，颜色形成和褪色，油腻和干燥，感染和净化，增生和萎缩，以及良性和恶性的肿瘤。

——Stephen Rothman(1958)

# 毛发之于人类的重要性

毛发为哺乳动物的特征。毛发在人体表的存在和分布，是人类从猿进化到人依然保留着的祖先特征之一。在正常成人，除掌跖、指/趾屈面及末节背面、唇红部、乳头、龟头、包皮内面、小阴唇、大阴唇内侧及阴蒂外，几乎全身都有毛发。

毛发是人体的重要组成部分。人类毛发虽然大部分已经退化，在人体中的功能没有心脏、肾脏等生命中枢器官显得重要，但也担当着不可或缺的作用，它不仅涉及外观，而且关乎身份。自古以来，头发就被赋予神圣性色彩，它既是尊严和气节的象征，又是年轻、健康和时尚的标签，同时还是一个人生理和心理密码的“晴雨表”。

头发，能保护头皮和脑，减少和避免外来机械性（如摔、碰、砸、打等）、物理性（如紫外线等）和化学性（如酸、碱等）损伤。淋雨或沐浴后，毛发可把水分从皮肤上引流下来，加速皮肤的干燥。毛发和毛囊皮脂腺结构等，还可调节体温，具有冬季保暖、夏季散热等作用。

富含神经丛和血管的毛乳头从毛发的基部突入毛球内，使得毛囊对触觉极其敏感，有助于提高机体警觉性，如眨眼反射。头发还可用来鉴定血型以及测定各种微量元素，其对某些疾病的诊断和法医鉴别身份有很大帮助。如通过头发微量元素检测，揭开了拿破仑死因之谜，证实他是因汞中毒而死。

尤为重要的是，头发是个体外观形象的重要组成部分之一，构成给人的第一印象，影响着个人对外的吸引力。长久以来，浓密的头发象征着健康、年轻和力量。作为身体惟一可随时改变的部分，头发的装饰也顺理成章成为社会交流和个性体现的一种重要途径。

头发也是一种社会身份的标志。囚犯被强制剃头，表示一种对权威的服从和个性的剥夺；僧侣剃度表示终身侍奉神明。

头发本身属于第二性征，而且是可以公开炫耀的性征。女性如果有一头秀发，就会显得更加妩媚，男性头发茂密、黑亮，则显得年轻、有朝气，而头发稀少、谢顶者，则显得早衰、年龄偏大。胡须也是与性别相关的特征，女性长胡须会被认为很怪异；人类的阴毛较其他动物发育好，腋毛仅为人类所特有。

脱发对个人魅力的影响已被大多数研究所证实。与无脱发者相比，脱发者被认为不讨人喜欢、缺乏自信。正是由于这种“外观论”的价值导向，脱发者极有可能在最初的交往中处于劣势，生活质量受到影响，其程度不亚于银屑病。有报告称，45％中度脱发患者、79％的重度脱发患者以及60％就医者受到嘲笑。这种外观上的不利也会影响到与异性的交往及就业。

# 2 毛发的种类

毛发是皮肤的附属器之一。人类一共有三种不同类型的毛发，即胎毛、毳毛和终毛，主要是依据其发的长度与质地特征而分。胎毛是人的第一批毛发，在子宫内形成；出生后的毛发则为毳毛和终毛。

1. 胎毛　细而软，不含髓质及色素，直径约 40 μm，长度 1～2 cm。通常在妊娠的第 36 周时开始脱落。但在某些遗传性疾病如胎毛增多症中可持续存在。

2. 毳毛　俗称汗毛。毳毛细软，颜色较淡，无髓质，长度一般不超过 2 cm，主要见于面颈、四肢和躯干。Rushton 和他的同事将直径小于 40 μm、长度小于 30 mm 的毛发称为毳毛。但在组织学上，一般将毳毛定义为毛干直径不超过 30 μm。

3. 终毛　质硬，长而粗，有髓质和色素，直径＞60 μm，长度可达 100 cm。根据毛发长度，又可将终毛进一步分为长毛和短毛。

(1) 长毛：长度在 2 cm 以上，如头发、胡须、腋毛、阴毛、胸毛等，含有直径不等的毛髓质。

(2) 短毛：长度一般不超过 2 cm，如睫毛、眉毛、鼻毛、耳毛等。

有些终毛如阴毛、腋毛等，在青春期受体内雄激素刺激后才长出，男女之间出现阴毛的时间有一定差异，一般男性在 13～15 岁，女性在 11～13 岁，腋毛一般在阴毛长出 2 年后才出现。

肩、小腿、前臂部的毛亦可以发育成为终毛。男性在这些部位 90％为终毛，女性 45％为终毛。

# 3 毛发的形态

毛发，在外观上表现为无限延伸的圆柱体，其长度个体差异很大。通常头发的最大长度为 100～150 cm；文献中记录的最长头发是 1949 年报道的一位印度僧侣，其头发长达 793 cm。相比之下，头发的直径是其长度的 1/20 000，且每根头发之间的直径差异也很大，可从 40 μm 左右至 120 μm 左右不等。

生活中会发现，不同个体，即使是同一个体在不同年龄、不同部位，其毛发形态也存在着较大的差异，甚至在同一部位也有不同。毛发有直发、波状发和卷缩发之分，尤其是头发。

1. 直发　又可分为 3 种。①硬直发，头发的方向很少变化；②平直发，头发紧贴头皮；③浅波发，较平直发弯曲明显，但在 4～5 cm 发长范围内通常仅有一个弯曲。

2. 波状发　又可分为 2 种。①宽波发，头发并非完全贴在头皮上，但在 4～5 cm 发长范围内有不少于 2 个的弯曲；②窄波发，在 4～5 cm 发长范围内弯曲可多达 4 个或更多。

3. 卷缩发　包括稀卷发、松卷发、紧卷发和紧螺旋卷发。

毛发形态的变化主要取决于以下因素：①每根发中角蛋白纤维束的排列；②毛囊中毛球的位置（如在黑种人，毛球是在毛囊的一边，因此毛干长出毛囊有一个锐角）；③毛球的不规则生长，如一边比另一边生长稍慢，则生长出的头发呈波浪状；④毛囊的形态是直的还是弯的；⑤毛干单位长度中扭曲的数目。

种族起源对头发形态的影响最显著，其中头发的差异是最明显的。黄种人的头发直而粗，而黑种人的头发则很卷曲，白种人的头发多为波状。

头发的形态，与头发纤维的横截面有关。圆柱形的头发形成直发。我国绝大多数民族毛发直而不卷，其横断面呈圆形。黑种人呈卵圆形，有时为扁平；白种人为卵圆形，且比黑种人更细。

毛发的这些差别，主要是由毛囊的形态差异所决定的。黄种人毛囊完全竖直；黑种人毛囊呈螺旋状，毛发卷曲显著，直径变异较大，毛囊在毛球以上就弯曲呈曲线，外毛根鞘一侧比另一侧厚；白种人毛囊则介于两者之间。

# 毛发的解剖

从解剖学角度,毛发包括毛和毛囊两部分结构。但在毛囊周围还有皮脂腺、立毛肌等毛囊周围结构。

1. 毛　是由毛囊的上皮细胞角化而成的特殊组织,其主要成分是毛发角蛋白。

毛为一种长圆柱体角质结构,与皮肤表面呈一定角度插入真皮,其露出皮面部分称为毛干;位于皮内的部分称为毛根,毛根末端膨大呈球形,称为毛球,主要由未成熟的毛母质细胞组成,其中有少量黑素细胞。围绕毛乳头周围的上皮细胞团块(毛母质细胞)又称为毛母质(毛基质),具有多功能性,是毛根和毛囊内根鞘的发源地。黑素细胞散在毛乳头顶端及毛母质的基底细胞间,其产生黑素数量决定了毛发的颜色。

2. 毛囊　毛囊的组织结构随其所在生长周期的不同而呈周期性变化。典型的生长期终毛的毛囊从上向下可分为三个部分(见图 1－1)。上段称为毛囊漏斗部,从毛囊孔(口)至皮脂腺导管开口处。中段称为毛囊峡部,从皮脂腺管开口到立毛肌附着点。下段称毛囊下部,也称膨大部(包括毛囊茎部和毛球部),从立毛肌附着点延伸至毛囊基底部。

漏斗部和峡部构成了毛囊的恒定部分,在毛发生长周期中该部分始终保持完整。毛囊下部则会随着毛囊生长周期的变化而发生消退和再生的周期性变化。

3. 毛囊周围结构　真皮结缔组织伸入毛球,而被毛球包绕的乳头状结构,称为毛乳头,含有血管和神经。一般认为,毛乳头和毛球的大小直接与其产生的毛发的粗细有关。生长期的毛乳头借一狭窄的茎与其底部的结缔组织紧密连接。毛乳头对毛囊的生长、稳定和毛发生长的调控有着十分重要的作用,毛乳头细胞能够调控毛囊生长周期的节奏,具有诱导毛囊再生的能力。

毛囊周围有一层透明膜,与皮脂腺及真皮的乳头层相连续,同时也借茎与毛囊的毛乳头连接。毛囊的血液供应主要来自真皮下的动脉丛和毛乳头的毛细血管

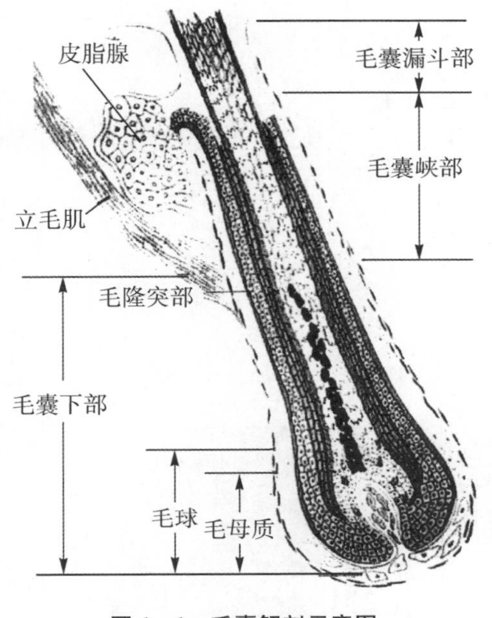


**图 1-1　毛囊解剖示意图**

丛。毛囊周围分布着许多神经纤维，说明毛囊含有丰富的神经，触动毛发可以引发相应的迅速反应。

立毛肌一端附着在皮脂腺导管开口处的下方，另一端一直被认为是附着在毛囊膨出部。新近有人提出，立毛肌附着在毛囊的部位与毛囊周围的结缔组织鞘有一定的联系。立毛肌一收缩，会使毛干竖得更直一些，皮肤上会出现“鸡皮疙瘩”样外观。

# 毛干和毛囊的组织结构

毛和毛囊的组织学结构如图1－2所示。

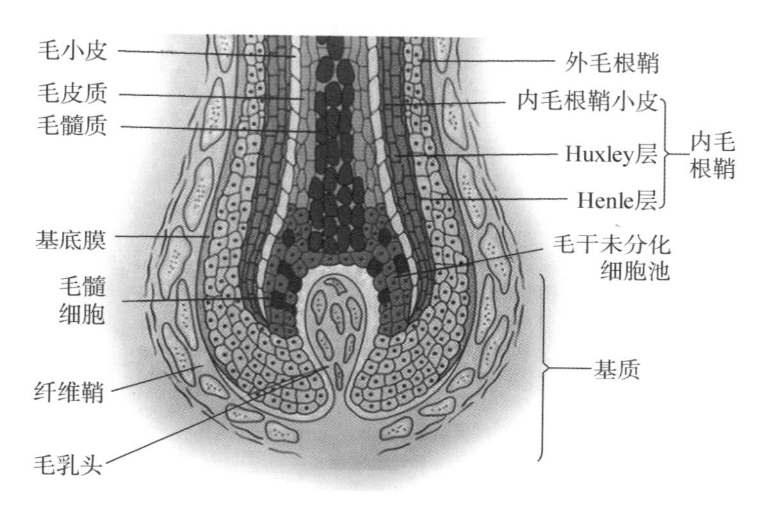


**图1－2 毛和毛囊组织结构示意图**

1. 毛干的组织结构 毛干，呈圆柱形，由角化的角质形成细胞构成，由外到内可分为毛小皮、毛皮质和毛髓质三层。在哺乳动物毛发的最外层有一薄层的外膜（皮脂膜），厚度大约为2.5 μm。

（1）毛小皮：为毛发的最外层。由6～10层扁平长形鱼鳞扁状细胞从毛根一直重叠排列到毛梢，每个鳞片相互重叠如同屋瓦。接近头皮的毛发，毛小皮光滑、整齐。远离头皮的毛小皮，因逐渐受到外界各种因素的影响而剥蚀，边缘可轻度翘起或破裂，像台风刮过后的屋顶。毛小皮虽然很薄，但它具有独特的性能与结构，是毛干的保护层，具有阻挡外界物理、化学因素对毛干损伤的作用。组成毛小皮的硬质角蛋白，虽有硬度但很脆，对摩擦的抵抗力很弱，在过分梳理和不当使用洗发香波时，很容易受伤脱落。

(2) 毛皮质：也称发质，是毛发的中间层，是毛发最主要的部分，决定毛发的弹性、硬度和韧性。

(3) 毛髓质：位于毛皮质的中心，是毛发的最内层。粗的毛发多数有髓质，汗毛和新生儿的毛发(毳毛)没有髓质。毛髓质的作用是在不增加毛发自身重量的情况下，提高毛发结构强度和刚性；毛髓质较多的毛发呈现硬性；毛髓质无明显的生理功能，在一定程度上也可起着阻止外界过热的作用。在人类，只有终毛存在着髓质。

2. 毛囊的组织结构　组织学上，毛囊从内到外由内毛根鞘、外毛根鞘和结缔组织鞘构成。前两层的细胞均起源于表皮，而结缔组织鞘则起源于真皮。

(1) 内毛根鞘：由外向内分为三层。①Henle(亨利)层：由单层较扁平的细胞排列构成，其在毛囊中最先角化，并为毛干的形成提供铸型；②Huxley(赫胥黎)层：由1～3层细胞组成，由毛母质细胞分化而来。③鞘小皮：是一层相互连叠的细胞。

(2) 外毛根鞘：相当于表皮的基底层和棘层，由一至数层细胞构成。

(3) 结缔组织鞘：分为三层。内层为一透明玻璃样薄膜，中层由波浪状致密的结缔组织构成，外层由疏松的胶原纤维和弹力纤维组成，此层和周围的结缔组织无明显的界限。

从毛囊的长轴来看，自表皮至皮下组织，毛囊分为永久和次级毛囊即暂时性毛囊，分水岭在立毛肌的附着点附近。次级毛囊经历生长期、退行期和休止期的周期性改变。

毛囊是生成毛发的器官，由来源于不同胚胎层的各种细胞组成。毛囊和毛根的角质形成细胞构成毛囊单位，毛囊中的黑素细胞构成独特的毛囊黑素单元，毛囊与皮脂腺构成毛囊皮脂腺单位，毛囊角质形成细胞和朗格汉斯细胞等构成毛囊免疫系统，毛囊、立毛肌、神经以及Merkel细胞等构成神经—内分泌调节网络，还有毛囊干细胞等。

# 6 毛囊单位

在毛发检测仪或合适的放大倍数的放大镜下观察，我们可以发现长出头皮的毛发一般成簇分布，每一簇这样的毛发，被称为一个毛囊单位。这是美国病理学家John T. Headington对毛发学的巨大贡献。

1984年，Headington通过分析头皮环钻活检标本的水平切片（横切片），首先提出了毛囊单位作为独立的组织结构。他指出，毛囊单位应包括：①1～4个终末分化的毛囊；②一根毳毛；③相应的皮脂腺；④附有立毛肌；⑤毛囊周围神经网；⑥毛囊周围完整的结缔组织带包绕着毛囊单位。毛囊单位是毛囊在生长发育过程中自然形成的群体，在过去也称为“毛群”。

毛囊单位不仅包括长出头皮表面的毛干，还包括位于头皮内的毛囊结构。每个毛囊单位含1～5根终毛，但大多数（接近80%）只含2～3根终毛。毛囊单位，不仅是一个独立的解剖单位，也是一个完整的生理单位。

迄今，对“头发以毛囊单位的形式分布”达成了共识。毛囊单位由终毛、毳毛及其相应的附属皮脂腺和立毛肌组成，围绕在毛囊单位周围的是呈环状排列的胶原，称为外囊。毛囊单位成簇分布的特点在立毛肌附着点以上的部位即毛囊的“恒定”部位较为明显，而在立毛肌附着点以下水平，毛囊在皮下脂肪层中呈分散分布，失去成簇分布的特点。通过连续的水平切片观察发现，同一个毛囊单位中，来自不同毛囊的立毛肌汇集到一起，形成单一的立毛肌结构。立毛肌在毛囊峡部将毛囊单位内的所有毛囊像捆扎一束花一样联系在一起。

有人将单株毛囊移植和毛囊单位移植进行了双盲对比研究，结果发现，单株毛囊移植的存活率只有82%，而毛囊单位移植的存活率达到113%，其中移植的毛囊单位全部存活，另外在移植时没有计数的休止期毛囊也进入了生长期，从而得到了1+1>2的效果。可见，毛囊单位移植是最合乎生理的。因此，目前毛发的单株移植或微株移植法也力求做到以毛囊单位进行制作和移植。

# 毛发的理化特性

毛发主要由角蛋白组成，角蛋白占整个毛发重量的65%～95%。角蛋白由多种氨基酸组成，其中以胱氨酸的含量最高。此外，毛发内还含有水(6%～15%)、脂质(1%～9%)、色素和微量元素等。

除具有氨基酸的化学性质外，毛发还具有所组成角蛋白的特有性质和空间结构，通过水、热、酸、碱、氧化剂和还原剂等的作用，利用和控制这些化学性质，可以改变毛发的性质，达到清洁、护发、卷发、染发等目的。

毛发的物理性质与其化学组成和结构有关，在很大程度上决定毛发的状态和外观。毛发的物理性质包括力学特性、摩擦特性、密度、光泽和吸湿性。

毛发的力学特性，主要体现在毛发的弹性和硬度。毛发的弹性，是指毛发能拉到最大限度仍然能恢复其原状的能力。当拉伸一根正常的湿发时，可以伸长30%，并能在干燥后恢复原来的长度。毛发的硬度，是指其抵抗弯曲的能力，人体毛发的强度主要是由皮质决定。

头发的摩擦特性，使毛发能够很好地耐受外界的摩擦。

毛发的静电特性，是指毛发具有摩擦起电的性能。摩擦干燥的毛发，如在适当的环境中梳理干燥的头发，就可能产生静电。静电可使头发互相排斥而不能平整地排列在一起，导致毛发竖立、飘拂。尽量减少毛发间的摩擦，在凉爽处梳头，或适当增加毛发的湿度均可减少毛发的静电。

毛发的光泽，对美观起着重要的作用，是由毛发反射光线而成。毛发表面越平坦，反射效果则越好，越显得有光泽；当毛发表面粗糙时，会很大程度引起光散射，使毛发失去光泽。

毛发的吸湿性，是指将头发置于空气中，头发会吸收或排出水分以达到与水蒸气保持平衡的状态。正常头发含水量为6%～15%，用以滋润头发，使头发不干燥。将头发置于空气中，头发水分过量会使头发失去支撑力，水分过少则会使头发变得散乱。

理想的头发通常具有弹性、柔亮、结构紧密和乌黑等4个特征。

# 8 毛发的生长与脱落

与某些低等动物的“换毛”不同，人类的头发似乎在一年四季中没有多大的变化，但实际上，每一根头发在人一生中要经历盛衰枯荣的多次反复。毛发的生长和脱落是由于毛囊从生长期到休止期周期性变化的结果。

发从毛囊深部的毛球不断向外生长，每根发可生长若干年，在此期间虽然经过香波清洁、热吹日晒、烫/染或漂白，甚至毛干受到某种严重的损伤，都不会影响毛球继续生长出发，直至最后其本身自然脱落，毛囊休止一段时间后再产生新的发。这个过程称为毛发生长周期。头部的每个毛囊从婴儿到出生后的几十年中，大约可发生 20 个生长周期。

出生时，人体大约有 500 万的毛囊覆盖体表。尽管毛囊大小在雄激素影响下可以随时间而变化，但出生后不会再形成新的毛囊；正常人头皮中有 10 万～12.5 万个终毛毛囊。头部毛囊的密度在婴儿时为每平方厘米 500～700 个，随着头部发育长大，至成人时其密度则降至每平方厘米 250～350 个，至老年其毛囊的密度仅稍微减少。每根新发可以生长 2～7 年，到休止期时，其长度可达 1 m 以上。

毛发的生长和替换，主要是由于毛囊本身有一定的生长周期。功能上，每个毛囊都是一个独立的单位，经历着规律的生长活跃期和休止期。整个毛发生长周期中，毛囊发生着非常显著的变化。但并不是所有毛囊和毛发都同步处于同一周期中。每根头发都有各自的生长周期，彼此间，有的在生长，有的则处于休止脱落期。只是每天中头发的脱落与新生保持着动态平衡，使得头发的总数量大体保持不变。这被称为毛发的镶嵌生长模式。

毛发的生长周期分为 3 个阶段：生长期、退行期和休止期。毛母质细胞分裂活动的停止标志着退行期的开始，每天大约有 1%的休止期毛发脱落。但人不同部位的毛，其生长周期不同（见表 1－1）。头发的生长周期平均为 2～7 年，有的长达 25 年，退行期为 2～4 周，休止期为 3～4 个月。

表 1-1　不同部位毛发生长周期的时间

| 毛的部位 | 生长期 | 休止期 |
| --- | --- | --- |
| 头皮 | 2～7 年 | 3～4 个月 |
| 眉 | 4～8 周 | 3 个月 |
| 胡须 | 1 年 | 10 周 |
| 腋毛 | 几个月 | 3 个月 |
| 阴部 | 几个月 | 2 周 |
| 手 | 10 周 | 7 周 |

而且，毛发处于各生长周期中的比例随部位而不同。任何时候头部大约 1/10 毛囊(6.5%)是在休止期，生长期毛发与休止期毛发的比例为 14∶1，终毛与毳毛的比例为 8∶1。也就是头部 10 万根发中 85%～90%是在生长期，10%～14%在休止期，仅有 1%处于退行期，而眉毛则有 90%处于休止期。老的毛发随着毛囊底部向上推移而自然脱落或很容易被拔除，且无疼痛感。毛发的脱落是新发代替老发的正常生理过程，每日脱发 60～80 根或 100 根，同时有等量新发再生。如在生长期拔去发，头顶部要经 129 天才出现新生发，颞部为 117 天，腮部接近 92 天。

在生长期时毛发每日生长的速度虽随年龄、性别及季节有少许差别，但相对稳定。在成人，毛发每日的生长速度为：头发 0.35 mm/d(每月约 1 cm)，颌部毛 0.38 mm/d，腋毛 0.3 mm/d，眉毛 0.16 mm/d。

# 9 影响毛发生长的因素

毛发生长是一种周期性重复的毛囊非同步再生，这称为毛囊生长的镶嵌模式。人类毛囊的生长周期可分为3期：生长期、退行期和休止期。毛发的生长周期受机体内外多种因素的调节，包括神经、内分泌（尤为明显）、全身营养状态、环境因素等。

调节毛发生长周期的系统因素主要是外周激素和心理因素的影响。最典型的是产后脱发。调节毛发生长的激素主要是雄激素、甲状腺激素、生长激素等。

雄激素是调控毛发生长最重要的系统性因素之一。从青春期开始，在雄激素的作用下毳毛和胡须可以转变成终毛，并且这种作用将一直持续到以后的几十年。身体不同部位的毛囊对雄激素的反应不同。然而，头发的生长并不完全依赖雄激素，但是雄激素确实与脱发有关。

调控毛发生长周期的内在因素，包括生长因子网络、皮肤神经及神经营养因子、真皮乳头、毛囊干细胞、局部免疫学机制等。

多年来对毛囊的研究发现，毛囊及其周围组织可通过自分泌和旁分泌的方式产生一些特异性可溶性的因子，从而对毛发生长发育和周期发挥内在调控作用。对毛囊有直接作用的生长因子和细胞因子很多，如表皮生长因子家族、纤维母细胞生长因子家族、转化生长因子-β家族和胰岛素样生长因子-1等。

神经及神经营养因子对毛囊生长周期的调控作用可分为两类：一是神经通过对血管的作用而对毛囊的营养调控；二是皮肤神经通过分泌一些因子作用于毛囊，从而调控毛囊的增殖、分化和凋亡。

毛乳头是诱导毛母质上皮分化所必需，也是毛发生长所必需的。毛囊上段恒定区的外毛根鞘与表皮一样，能够高效地表达MHC-Ⅰ类抗原，毛囊中有郎格汉斯细胞分布，都说明毛囊也是一个重要的免疫器官，免疫机制在调控毛发生长周期中的作用备受人们关注。

头发的生长与脱落主要受毛囊本身的生长期（内在固有的规律）的控制，但也受其他因素如种族、遗传、内分泌、疾病、精神状况、性别、年龄、季节等因素的影响。①部位：体表各部位的毛发的生长速度不同。头发的生长速度最快，每日生长0.27～0.4 mm(按此计算头发一个月大约长1 cm，一年长10～14 cm)。②性别：通常，头发：女＞男；腋毛：男＞女；眉毛：男＝女；全身毛的平均生长速度：男＞女。③年龄：若不考虑性别因素，头发于15～30岁生长最快，老年头发生长减慢，两性差异消失。④季节：每年3月为生长高峰，9月为低谷，而秋天毛发脱落是最多的。⑤昼夜：白天较夜间快。⑥与机体健康状况有平行关系。⑦与毛囊的粗细成正比例。

# 10 神秘的毛囊干细胞

任何一种细胞的自我更新都依赖于干细胞。干细胞不仅能终生保持增殖和分化，而且具有形成同样组织结构的潜能。近年来，国内外学者致力于使用多种方法试图去理解毛囊干细胞的生物学特性，包括干细胞在调控毛发周期中的作用等。最近的研究发现毛囊干细胞具有多种分化潜能，不仅可以向毛囊各层细胞分化，在一定条件下也可以分化为上皮细胞和皮脂腺。

关于毛囊干细胞定位，免疫组化和超微结构均提示可能位于外毛根鞘的立毛肌附着部位——隆突部。Cotsarelis 发现，在哺乳动物毛囊中，邻近立毛肌附着处的毛囊膨出部存在着一簇毛囊干细胞。在生长期的开始，干细胞可被来自真皮乳头的生长刺激信号所唤醒，此时的真皮乳头与毛囊膨出部紧密接触。子代细胞可以形成毛囊的下段，包括毛球基质的增殖细胞。当这些细胞耗尽时，毛囊即开始进入退行期。这也就是毛发生长的“隆突激活假说”。

事实上，“毛干工厂”(生长期毛球)包含了一种在哺乳动物体内增殖最快的细胞群——毛母质角化形成细胞。皮肤病理学权威 Ackerman 认为毛囊干细胞在毛球底部，而非远离毛发起始点的隆突部。因为基底细胞癌与角化棘皮瘤也是起源于毛球底部。

毛囊干细胞的再生能力和分化特性令人惊叹，它能够进入皮肤各种上皮分化途径中的任何途径，不仅分化为刺丝胞，而且分化为内外毛根鞘的角质形成细胞、皮脂细胞和顶泌汗腺细胞，并由此构建一个新的表皮和皮脂腺。这正是毛囊是“皮肤的骨髓”这一格言的灵感之源。

此外，毛囊也是黑素细胞干细胞的重要储存器，在白癜风黑素恢复中，白斑中脱失的黑素细胞能从毛囊黑素细胞池得到充分恢复。这也是毛发或毛囊移植治疗白癜风的理论依据。

毛囊干细胞还可促进伤口愈合和真皮再生，能在体外分化形成脂肪和成骨细胞系。毛囊是“皮肤的骨髓”，毛囊干细胞也是毛囊免疫系统和皮肤免疫系统郎格汉斯细胞的来源，使之重新填充到暴露于紫外线后朗格汉斯细胞耗竭的表皮。

总之，毛囊是毛发产生器官，在维持和控制毛发生长、创面愈合、干细胞研究及肿瘤发生等方面起着重要作用。

# 11 毛发量:健康的风向标

《阿凡提》的故事里说,人的头发是数不清的,但现代医学能算出来。据算,平均每人有10万根头发,头发数目除与遗传因素有关外还与发色种类有关,棕黄色头发者一般为9万根,淡黄色头发者约有14万根,黑色头发介于两者之间。10万根里通常85%的头发处于生长期,1%的头发处于静止期,其余14%的头发准备脱落。

毛发的密度随性别、年龄、个体和部位而异。头皮毛发密度最高,头顶部毛发密度为每平方厘米300根,后顶部为每平方厘米200根,前额和颊部的密度为躯干和四肢的4～6倍。一般认为毛囊密度是先天性的,每个个体的毛囊数在新生儿期出现后终生不会改变,到成人期不能增添新的毛囊数。

头发的密度是指单位面积内头发的数量。但头发的密度和毛囊单位的密度是两个不同的概念,毛囊单位的密度是指单位面积内毛囊单位的数量。自然状态下,每个毛囊单位内毛发的数量决定了头发的密度。临床上,看上去头发密度低的人,毛囊单位的密度却可以是正常的,其主要原因是含单根毛发的毛囊单位远远多于含3根毛发的毛囊单位。

遗传因素决定了毛发的多少。对于不同种族,毛囊单位的密度和头发的密度也存在差异。黄种人和黑种人比白种人的头发密度低。头发的密度是毛囊单位密度的2.5～3倍,且个体之间存在差异性。由于患者之间存在差异性,现在提倡对每个患者都要测量毛囊单位的密度,这样在毛发移植时就能够预测可从供区获取的毛囊单位总数。

头发需要有一定的数量,才能覆盖住头皮,但当达到一定的数量后,发干的直径更能影响其视觉外观。因此,在植发手术前,养壮发干对术后也会有明显的增效作用。

如前所述,毛发的生长、脱落受机体内外多种因素的影响。最明显的是,肿瘤化疗的病人,很多会出现脱发;红斑狼疮、梅毒等疾病患者也可出现脱发;甲状腺功能亢进或减退都可以有脱发表现。毛发量成为身体健康的“风向标”。

# 12 拔眉、剃发，并不能助长

“二月二，龙抬头，快给宝宝剃个头。”婴儿的头发看上去较为稀疏，色泽较为灰淡，生长较为缓慢。很多人相信剃去头发，帮孩子拔去眉毛或睫毛，可以刺激局部长出更粗密、更乌黑的毛发。因此，不少父母喜欢在婴儿满月后帮助孩子剃发，其实这是一种错觉，并无科学根据。

毛发的颜色、曲直、疏密度可因种族、遗传因素而不同。但剪发或剃发不能促使毛发生长。剪发或剃发后，新长出的短毛摸起来似乎比原来更粗更硬，但等到长至原来的长度，绝对没有太大差别。而且头发从婴儿到成年，本身就有发育变粗的趋势。

小儿的皮肤薄而娇嫩，表皮的角质层发育也不完全，抵抗力也差，小孩好动，多不愿意固定姿势去理发，在哭闹中给小孩剃发，一不小心就会弄伤小孩头皮。拔毛就更容易造成毛囊的损伤，细菌、真菌等会趁机侵入，导致头皮或眼睑炎症、感染及瘢痕形成，影响毛发生长，导致头发脱落，甚至永久性秃发。所以，给婴儿剃头、理发是不可取、也是不必要的。拔毛助长的行为，就更为荒谬。

现已明确，毛囊的密度是先天生成的，到成人期，并不能增添新的毛囊数。毛发是由成组的毛囊生长，即毛囊单位。毛囊单位是毛囊在生长发育过程中自然形成的群体，不仅是一个独立的解剖单位，也是一个完整的生理单位。在适当的放大倍数下，我们可以看到很多毛干都是成组穿出头皮，这些成组的毛发代表了毛囊单位的可见部分。

每个人每平方厘米头皮中的毛囊单位数（毛囊单位密度）和每平方厘米中的毛发数（毛发密度）是不同的。当毛囊单位密度一定时，每个毛囊单位里的毛发数量决定着毛发密度。比如，毛发密度低的人，他的毛囊单位密度也许会在正常范围之内，不同的是含有单根毛发的毛囊单位要比含有多根毛发的毛囊单位更多些。

决定头发粗细的因素是部位和种族，与美发化妆品的使用也无直接关系。进行毛发日常养护的目的实际主要是避免毛发遭受外界有害因素的损伤，保持毛发的健美状态。

# 13 毛色及其影响因素

毛发的美，可体现在密度美、长度美、发质美和发色美。人类毛发的颜色有多种：黑色、白色、灰色、黄色、棕色及红色等，它受毛干含色素的量、有无空气泡及毛表皮构造等因素的影响。含黑素多时呈黑色，含黑素少时呈灰色，无黑素则无色或透明色。如含有铁色素则呈红色，有气泡则色淡，无气泡则色深。

毛发的颜色主要是由毛干本身含色素——黑素的种类有关。将一个毛囊的黑素细胞以及从这一黑素细胞获得黑素的毛囊上皮细胞一起称为毛囊黑素单元。与表皮黑素细胞单元不同，毛囊黑素细胞单元的主要特点是毛囊黑素细胞的活性、增殖与毛囊周期相关联。

调节黑素合成的因素均可对毛发颜色产生显著影响。毛发颜色与皮肤颜色不同，环境对其影响很小。毛发所含微量元素对颜色也有一定影响。黑色头发中含有等量铜和铁；金黄色头发中含有较多钛；红褐色头发中含有较多钼；红棕色头发中含有较多的铜、铁、钴。头发中镍含量逐渐增多时，头发就变成灰白色，这可能是老年人头发变灰白的原因之一。

毛发颜色也存在个体差异，不同年龄毛发颜色有一定差异，胎发无色素，白皮肤者毳毛也无色素，青春期后毳毛可有色素沉着。不同部位体毛颜色有差异，睫毛通常最黑，头发通常比阴毛色淡，阴毛常呈微红色，某些个体可呈褐色；阴部下面及阴囊侧面毛发颜色较阴阜处色淡。除红头发个体外，腋部毛发红色最常见。

人类毛发颜色主要起装饰作用，头皮毛发还可排泄体内与黑素选择性结合的重金属、化学毒物等。过去认为毛发颜色在保护机体免受阳光紫外线辐射中似乎不起重要作用，但北欧纬度高，那里的人毛发浅色的多，而赤道地区毛发深色的多。

营养缺乏可引起毛发颜色改变。毛发颜色改变是蛋白质缺乏引起营养失调的突出特点，恶性营养不良时正常黑发变为棕色或红色，棕色变为金黄色。代谢性疾病引起毛发颜色异常，如苯丙酮尿症患者皮肤、眼睛和毛发颜色减退。毛发异色症是指在同一个体生长一种以上颜色的毛发，其发生很可能与色素相关基因发生镶嵌现象从而影响色素沉着有关。灰发症为广泛的毛发色素减退，通常是老化过程的特征之一，是黑素细胞功能进行性减退的结果。白发症则是指一组邻近毛囊黑素缺乏或减少，引起局部出现片状白发或毛发色素减退。白癜风皮肤白斑处常有白发。重度吸烟者，香烟中焦油可使灰色毛发或白发变为黄发；苦味酸可使毛发呈黄色。

# 14 少白头,请别愁

民间所说的“少白头”,医学名为“早老性白发病”或“早年白发”,是指发生于儿童及青年的白发或灰发,常呈家族性发病。因为白发,会显得老,有时甚至影响恋爱或找工作。为此,家长和白发者都会很纠结。

除遗传因素外,还有很多其他原因可导致早年白发。“愁啊愁,愁白少年头”,精神紧张、疲劳、长期不愉快、精神受到刺激等外界因素都影响黑素颗粒的形成,导致白发。如果营养不足,黑素合成作用受到影响,黑色素颗粒就减少,头发逐渐变白。特别是维生素 $B_1$、$B_2$、$B_6$ 及铜、蛋白质等对黑色素颗粒的形成有促进作用,如果长期缺乏,头发就会变白。此外,患有某些慢性疾病,如自主神经失调、甲状腺功能亢进、恶性贫血、结核、伤寒、血液循环和内分泌障碍等,也可导致白发的产生。

少白头,请别愁。多数的少白头,不影响健康。注意饮食的调节,不偏食,多吃五谷杂粮、豆类、蔬菜、水果等富含维生素的食物和动物肝脏,以及柿子、西红柿、土豆、菠菜等含铜、铁等元素的食物,对改善白发状态有帮助。豁达开朗,精神愉快,劳逸结合,避免精神刺激,尤为重要。如果患有某些疾病,应积极治疗各种慢性疾病,消除影响黑色素颗粒形成的障碍。

坚持头部按摩,对改善白发可能会有好处。每天早上起床和晚上睡觉前用食指和中指在头皮上画小圆圈,揉搓头皮,先自前额经头顶到后枕部,再从额部经两侧太阳穴到枕部,开始每次 1～2 分钟,每分钟来回揉搓 30～40 次,以后逐渐延长到每次 5～10 分钟,按摩时用力要适中、均匀,并要持之以恒。如果仍有顾虑,可到医院找专家咨询。如果仍没有改善,还可通过染发来掩饰。

# 15 健美头发的标准

《中国人头皮健康蓝皮书》中提出，健康头发最明显的八大特征是：①色泽均一，有光泽，没有头皮屑；②头发整洁；③头发触感柔软、顺滑；④头发滋润、有弹性；⑤头发不油腻，轻盈蓬松；⑥疏密适中，分布均匀；⑦性状稳定，有良好的耐受性；⑧容易梳理，易于造型。

实际上，健美的头发，第一，应有一定数量，一般至少10万根（正常10万～15万根，每平方厘米175～300根）。而且分布要自然、均衡，疏密适中。发际缘处头发应较纤细，为细绒毛状，而且弯曲并呈错落排列生长，不是整齐一字排开。头发在头皮上生长的边界称发际，额部的发际由遗传所决定。

第二，长势自然。毛发长出皮肤后，和皮肤表面呈一定的倾斜度（称为毛向）。以颜面部夹角最大，为50°27′，下肢外侧最小，为15°41′，头部为40°50′。许多毛发的倾斜方向是一致的，称为毛流，可以表现为许多不同的形态。通常毛流在头顶部有一个中心向外成旋涡状排列的发旋，多呈顺时针方向。大约有7%的儿童由于在前头部发生特殊毛流，呈一绺梳不平的乱发。有些儿童的头发难于梳理，这可能是因为特殊的毛流或发干的结构特殊。

毛发在体表的排列也不同。一般呈列状，与体表呈一定角度倾斜排列。排列的方向，为根部向头部，发梢向着肢体的末端，在趾骨、脐或腹部也可呈涡轮状排列。

了解毛流的方向和形态对毛发修复手术时决定头皮切开方向和皮瓣制作位置的选择等非常重要。切口走向一般应顺毛流方向，制作皮瓣时，亦应使术后皮瓣毛流方向尽可能与周围一致。与毛流不同，不同部位毛发的毛向不同，头皮手术如肿物切除尤其是额颞部除皱手术及植发手术时要加以注意，在切取或切开头皮时应与毛向平行，否则就会损伤更多的毛囊，引起新的秃发。

第三，发质优良。在某种意义上，发质比头发的数量更加重要，决定发质的因素包括：①每个毛囊单位的毛囊数目；②发干的直径；③头发的颜色；④毛发纤维；

⑤其他因素(自然角度、静电、光泽、油脂的多少等)。

发干应是粗细软硬适度,轻盈蓬松,不分叉、不打结,色泽均一,有光泽,没有斑白、黄、棕等颜色混杂。触感柔软、顺滑、富有弹性。头发性状稳定,有良好的耐受性,容易梳理,易于造型,不会因灼晒、烫发、染色而容易受损。

第四,无头发及头皮疾病。健康的头皮,应该没有任何头皮疾病,也无瘙痒、油腻等症状,皮脂分泌适中,秀发健康靓丽。头皮的微生态环境稳定,没有头皮屑产生。据《中国人头皮健康蓝皮书》报告,超过一半的国人存在头皮与头发健康问题,其中主要是头皮屑、头皮瘙痒、头皮油腻和头发脱落。

最后,毛发要清洁、整齐,无头屑、头垢,既不油腻,也不干燥。

发型是指头发的长度、颜色和形状的统称,是肉眼所能观察到的总体样式。现在这一名词被艺术化。光头是一种特殊的发型,但秃头与光头不一样,人们所产生的心理感受明显不同。

# 第二篇
## 了解脱发与秃发

皮之不存，毛将焉附？

——《左传·僖公十四年》

# 16 脱发是一世界性难题

脱发的发病率高。有报道，5个男人中就有1个秃顶(男性雄激素性秃发)。随着现代生活节奏加快、压力增大，脱发的人群越来越年轻化，脱发已不再是中年男性的专利，女性也逐渐加入这一行列中来。根据杭州“国际毛发学术研讨会”资料，中国脱发患者人数达1.68亿人，其中男性脱发患病率近20%，女性也高于3%。

毛发疾病是临床的常见病、多发病，除了常见的斑秃、雄激素性秃发、头癣外，一些遗传和代谢异常以及相关肿瘤引起的毛发病变也越来越受到人们的重视。毛发疾病的病因复杂，遗传、药物、精神心理、营养等因素都可以引起脱发，而很多疾病的确切发病机理和病理生理学变化并未完全阐明。

尽管脱发是常见的疾病，且脱发本身常不伴有身体不适，多不会殃及生命，但并不代表每一个脱发者都能坦然面对。随着脱发发展进程，脱发直接影响个人形象，随之而来的事业进程受阻、感情危机，势必又影响心理健康以及家庭和睦等。尤其是严重的脱发，已不同程度地给人们带来困惑，有些患者甚至陷入了深度的心理痛苦。因此，脱发不仅仅是一种皮肤疾病，而且是一种严重影响人们生活质量的身心性疾病，脱发的治疗需早期、联合、长期和个性化。

随着人们生活水平的提高，对外观仪表的要求也逐步提高，以往认为与身体健康无关的毛发小恙，也成了“万缕愁丝”。为获得光泽而柔顺的头发，许多患者不远万里求治，有的甚至花费巨大。然而，令人遗憾的是，迄今尚无特效或治愈的技术和方法，且多数治疗疗程长、见效慢，一些患者因担心药物不良反应，而不能坚持治疗。

自古以来，头发就被赋予神圣性色彩，它既是尊严和气节的象征，又是健康和时尚的标签，不仅涉及外观，而且关乎身份。脱发、掉发、秃发已成为困扰大众的普遍问题，如何还现代人一头乌黑、亮丽的头发，一直是医学界、美容界奋力攻克的一个重大课题。随着科学技术的发展与进步，治疗脱发的新方法、新技术不断涌现，将不仅能为脱发患者“雪中送炭”，也可为爱美者“锦上添花”，惠及众多“发友”。

# “掉头发”是脱发、秃发还是断发？

在皮肤科门诊中，因“掉头发”而就诊的人越来越多。但在临床工作中，当患者向医生咨询关于“掉头发”问题的时候，其状况可能是或者不是“脱发”“秃发”性疾病所造成的。脱发不可避免地先于或者伴随着头发掉落，且未必一定会发展为秃发。秃发通常是指某个区域的毛发几乎全部脱落。

头发是与生俱来的，自出生时就如同我们的生命一样，需经历一个生长过程，在此过程中同样也需经历风风雨雨。但头发的生命历程并不与机体生命过程同步进行，影响毛发生长、脱落的因素很多。

现已明确，正常生理状态下，平均每天有 30～80 根头发在头发休止末期脱落；但同时，也有 30～80 根新发开始生长，这样，整个头皮的头发数量得以保持恒定（成人的全部头发数量为 10 万到 15 万根），不会出现秃发。

在北半球，头发脱落有季节差异，其中每年春天和八、九月份是脱发高峰期。在这些月份，在进行毛发显微镜检查和分析头发脱落的严重程度时，必须把季节变化因素考虑进去，这种情况也可以解释为什么到了夏末咨询头发脱落的人会增多。

明显的头发脱落是指每天脱发数量超过 100 根。也就是每天脱发超过 100 根以上可能提示存在一定的疾病状态。如产后休止期脱发，生长期脱发如化疗期间的脱发，生长期—休止期混合脱发如斑秃的慢性脱发和雄激素性脱发的急性期。但临床上，是把脱发定义为任何部位的毛发密度的降低。

脱发疾病引起的毛发脱落，往往伴随有一定的临床特征，呈现不同的类型：弥漫性或局灶性，瘢痕性或非瘢痕性；且多可追溯出其可能的病因或诱因。可引起脱发的原因很多，在各种疾病或疾病的不同阶段，所起作用有所偏重。不同病因，脱发表现可能相同；同一病因脱发表现可有差异。内分泌障碍如甲减、甲亢、糖尿病都可引起弥散性脱发；斑秃所致的局限性的斑片状脱发，多与睡眠、精神刺激有关，可以自行缓解，也常复发，经过局部治疗及调节睡眠和心情，多数能够治愈。

此外，许多毛干的先天遗传性或获得性疾病与异常也可表现为“脱发”，但实为断发。这些疾病多是由于遗传或某些因素作用于毛母质，使毛发生长受到干扰，毛发的性质发生改变，从而引起毛发结构和形态的变化。患者毛发质地往往较脆，易出现断发和脱发。检查掉落的毛发，有助于鉴别诊断。

# 脱发的视诊检查

对所有脱发患者，都必须进行认真的视诊检查。

1. 头皮和毛发性状的观察　观察毛发的色泽、分布、厚度、长度、粗细，是否终毛或毳毛；毛发油腻和稀疏程度，有无脱发斑、断发、头皮屑、束发现象等；头皮的炎症浸润程度，有无脓疱、结节、囊肿或瘢痕形成。如有脱发，则需要观察是否为瘢痕性、弥漫性抑或斑状，是否突破发际线等以及脱发斑的面积。有无其他反映脂溢性体质的疾病如痤疮、湿疹、多汗症、脂溢性皮炎、干性脂溢、多毛症等。

Jacquet 征：也称为“挤捏征”，对于前额和头顶部脱发有一定的诊断意义。在正常情况下，由于该区域正好位于帽状腱膜和颅骨膜上方，且毛囊丰富，张力较大，不可能用手将该区的头皮挤捏成嵴样。雄激素秃发患者由于该区域毛囊的连续性遭到破坏，使部分区域张力减低，这时挤捏可出现嵴样隆起。

2. 拉发试验和拔发试验　拉发试验主要用于检测发干的附着程度，可以反映脱发疾病的活动性和严重程度（详见 19）。拔发试验的方法是，试验前 5 天内不洗发，用橡胶包裹的血管钳拔出 60～80 根毛发，然后用毛发显微图像分析的方法观察发根的形态。辨别出生长期与休止期发根后可得其比例，用于鉴别诊断在不同周期脱发疾病如生长期脱发、休止期脱发等。若休止期毛发计数＞25%是休止期秃发的诊断指标，＞20%提示可能存在异常。

3. 洗发试验　试验前 5 天不洗发，然后洗发、收集、计数和分析洗发中脱落的毛发，区别毳毛和终毛，计算其比例。可用于鉴别雄激素性秃发和休止期脱发，后者的毳毛比例远远低于雄激素性秃发。

4. 每日毛发计数和 60 秒毛发计数　前者是让患者自行收集和计数最近 1 周内每日脱落的所有毛发数量。后者是，在洗发前，以洁净梳子用轻力从顶枕部向前梳遍全头顶，历时 60 秒，然后收集和计数脱落的和梳子上的毛发，目的同每日毛发计数。

5. 毛发弹性试验　取顶部头发 2～3 根，将其向两头慢慢拉扯，记录拉长前后的长度，并观察头发是否能恢复到原来的长度。头发伸展而不易断，表示头发弹性大；若其弹性很大，伸展后还可慢慢缩回；若弹性不好，拉扯时能伸展，但也容易断裂。中性头发可伸展25%～30%，油性的弹性还要高些，干性头发仅能伸长到其长度的25%，甚至更低。

6. 卷曲性试验　是用来对毛发的弹性和脆性进行粗测的方法。取患处一根较长毛发，左手固定一端，右手将毛发从拇指和食指间指甲下拉过，可见毛发呈螺旋状弯曲，再将其拉直，过几秒钟再松开，观察头发的变化。如果能重新卷曲，说明其发质较好；若不能或仅小部分卷曲，说明发质很差或欠佳，需要定期养护。

7. 剃发试验　在固定的位置，剪去或剃去一小面积的毛发，定期观察该部位毛发的生长情况，可对拔毛癖的诊断提供可靠的依据。为排除原有的点状脱发区的干扰，剃发区的面积至少为2.54 $cm^2$。此检查主要针对拔毛癖患者，所以剃发的部位往往选在患者不易触及的部位。一般头发每月生长1 cm，如为拔毛癖患者，可在2～4周有相应的头发长出。

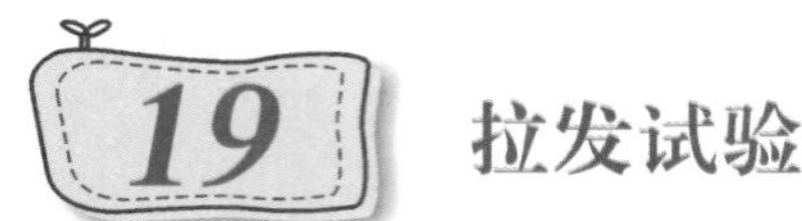

# 拉发试验

拉发试验，又称 Sabouraud 试验，常用于检测发干的附着程度，可以反映脱发疾病的活动性和严重程度。试验前 5 天内不洗发，用拇指和食指以中等力度捏起患者前额或颞区的一束 50～100 根毛发的根部，然后沿头发纵轴向发梢缓缓地向外拉。在不同部位重复 6～8 次，然后计数拉出的头发数量。

在正常情况下，总共会有 2～5 根休止期松动头发可以拉出。如果拉出的发量超过所拉毛发的 10%，即 6 根以上毛发，则试验阳性，表明有活动脱发。此外，还可用显微镜检查拉出毛发，判断是否属于休止期头发。急性休止期脱发患者，其拔毛试验脱落的毛发是正常的 3～4 倍，即每束毛发拔后就有 1～5 根头发脱落。活动性斑秃的脱发区也常阳性，发根为休止期或营养不良的生长期毛发（见下表 2－1）。

松动毛发的数量与洗发和烫发情况有直接的关系，离洗发和烫发时间越长得到的松动的头发越多。如果患者就诊当天有洗头而 Sabouraud 试验为阳性，则多考虑休止期脱发急性期。因此，在试验前需询问患者洗发的情况。部分脱发疾病拉发试验结果如表 2－1 所示。

**表 2－1　部分脱发疾病拉发试验结果**

| 疾病 | 拔发试验结果（0～5 根为阴性，≥6 根为阳性） |
| --- | --- |
| 斑秃 | 阳性，光镜下可观察到营养不良的生长期和休止期毛干 |
| 雄激素性秃发 | 多数正常，在活动期，在发病区为阳性 |
| 急性生长期或休止期脱发 | 在活动期为阳性，同时伴有生长期毛发数量增多或发育异常或正常的休止期毛发 |

续表 2－1

| 疾病 | 拔发试验结果(0～5 根为阴性,≥6 根为阳性) |
| --- | --- |
| 慢性休止期脱发 | 仅在活动期为阳性,通常为 6～8 根 |
| 拔毛癖 | 阴性 |
| 生长期毛发松动综合征 | 强阳性,在显微镜下可观察到毛根部、毛根鞘缺失 |

引自张菊芳《毛发整形美容学》

生长期的毛发根部柔软,周围有白色透明的鞘包绕,毛球卷曲;而处于休止期的毛发根部呈一头粗的棍棒状,毛根周围无白色透明鞘包绕。

# 脱发疾病的一般实验室检查

脱发疾病的一般实验室检查主要包括头皮头发的影像检查、血液学检查和毛发病理学检查。

1. 头皮头发的影像检查　全头照相，可评估毛发覆盖头皮的厚度、容量，以客观地评价毛发生长的活动性、毛发质量，主要用于雄激素性秃发中育发产品的临床试验。

毛发纤维图像分析，是使用显微镜检查上述拔发试验后所得毛发的结构和毛根形态，根据形态可以判断毛发所处的周期，同时计算出生长期和休止期的比例，用于鉴别处于毛囊周期不同时期的脱发疾病，还可进行单位面积毛发纤维图像分析。DACA 试验可用来鉴别休止期脱发：生长期头发内有内毛根鞘，用 1% DACA(溶于 0.5 mol/L 盐酸中)与内毛根鞘中含瓜氨酸的蛋白质发生化学反应，会产生一条狭长特殊的深红或鲜红色带，长度为 0.1～0.3 mm。因休止期头发内无内毛根鞘，不会出现该反应。

头皮毛发图像分析，在头皮剃发 1 $cm^2$ 的面积，第 3～5 天后拍摄取相，利用毛干延长仅限于生长期的特性，可区分生长期与退行期、休止期的毛发，用于评判毛发生长的速度、毛干直径及生长期与退行期或休止期的比例、毳毛和终毛的数目和比例等。对照增强性毛发图像分析类似增强 CT 检查。

皮肤镜和影像皮肤镜(详见后述)。毛发扫描仪是配有自动化分析影像软件、可取影像的皮肤镜。皮肤 CT(激光共聚焦显微镜)可在活体观察真皮乳头层水平的毛囊单位的内部微细结构。透射电镜可分辨毛发角化的类型、部位、凋亡细胞、细胞器的结构等。激光多普勒血流仪可观察局部的血流情况。

2. 血液学检查　有时脱发仅仅是头皮或全身其他系统疾病的一个症状，需要明确相关原因，如需要检查铁离子、铁蛋白、甲状腺功能、血细胞沉降率、血糖和性激素，进行贫血原因筛查和糖耐受试验以及自身抗体、HIV 抗体、梅毒血清学和遗传学方面的检查等。

检测外周血睾酮主要用于鉴别雄激素性秃发，绝大部分患者外周血睾酮水平正常或轻度升高。如外周血睾酮水平明显增高，要排除其他原因导致的雄激素过多，如肾上腺肿瘤、睾丸肿瘤、垂体肿瘤等。如果性激素结合球蛋白水平降低，即使外周血睾酮水平正常，也会导致游离雄激素增高，对鉴别雄激素性秃发有一定临床意义。检测雌激素对产后脱发、更年期脱发和口服避孕药引起的脱发有一定的临床意义。

血常规：目的是排除缺铁性贫血导致的脱发，尤其是女性。

血微量元素：帮助排除由于微量元素（如锌等）缺乏导致的脱发。

3. 头皮头发病理检查　虽然许多新型无创毛发及头皮检测设备如皮肤镜（毛发镜）、毛发扫描仪、皮肤 CT 等在毛发疾病诊疗中的作用日益被重视，但病理检查的作用仍然不可替代。通过毛发病理学检查可帮助判断毛发（生长期毛发、休止期毛发、终毛、毳毛）的数量是正常或减少，生长期与休止期毛囊的比例，炎症反应程度及类型、纤维变性及瘢痕化情况，皮脂腺状况等，可协助脱发疾病的辅助诊断、病情评估、预后评估，指导治疗。头皮病理切片除竖切外，还需要横切标本，甚至连续切片观察。

# 基因检测和头发微量元素检测

1. 基因检测　有报道，借助 DNA 芯片测定有或没有双氢睾酮(DHT)刺激下，额部头皮、枕部头皮和胡须等部位毛囊中的毛囊底部(包括真皮乳头细胞)细胞的基因表达差异，了解雄激素性秃发(AGA)的发病机制，并用于新的特效药物的研发以获得理想的治疗效果。

雄激素受体基因分型可以作为一种遗传风险的筛选试验，期望明确遗传因素对 AGA 的发生和严重程度的影响，从而能在早期临床表现出现之前就采取及时有效的治疗措施。

雄激素受体基因多态性分析，可帮助区分那些具有 AGA 表型的女性对抗雄激素治疗的反应性，可以改进或干预治疗手段以获得更好的治疗效果。

有报道，分析 CAG 重复序列长度多态性，有助于预测患者发生 AGA 依赖性疾病的风险。

2. 毛发微量元素检查　文献报道，头发中微量元素的含量已经被认为是在测定性别、鉴别污染、诊断疾病、测定用药量以及检测血型等方面的一个重要指标。

通过对头发微量元素的检测，揭开了百余年前拿破仑的死亡之谜，证实了他的真正死因是砷中毒。因此，有人试图通过检测毛发中的微量元素来诊断疾病。

毛发中的微量元素可检测的有 20 余种，有内源性和外源性两种来源。环境因素尤其是污染，如工业和护发品，是毛发微量元素十分重要的来源。在许多情况下，头发已经被认为是反映污染的一个重要指标。

如男性中头发的含氮量比女性高，居住在山区的人头发中含碘量比沿海地区低，电镀工人头发中铬的含量较高，身材矮小、食欲缺乏的儿童头发中含锌量较正常儿童低。但人毛发中元素的数量受所用检测方法的影响较大，不可轻易做出结论。

# 22 毛发镜检查

近年来，皮肤镜（见图 2－1）和毛干直径的测量（见图 2－2）被应用于毛发疾病的诊疗工作中，又被称为毛囊检查仪或毛发镜。皮肤镜是一种具有偏振光光源的放大镜，镜头是由带有放大镜的变焦镜组成，能放大至 150 倍，甚至 600 倍。它利用偏振光和两个滤光镜来减少皮肤角质层对光线的折射，可以清楚地看到皮表、表皮、表真皮交界处及真皮乳头层的结构，是皮肤科重要的非创伤性诊断工具。

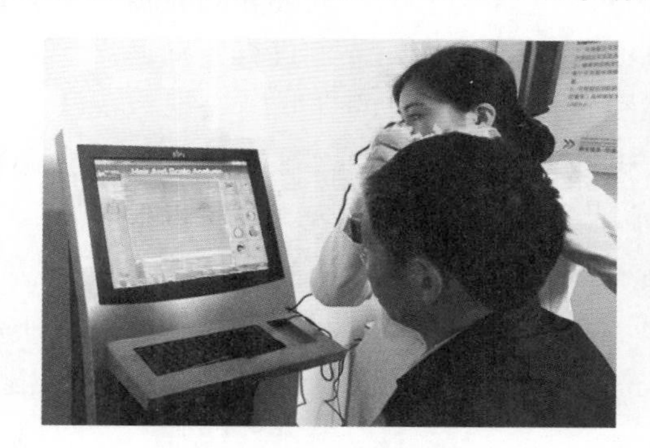

图 2－1　毛发镜检测

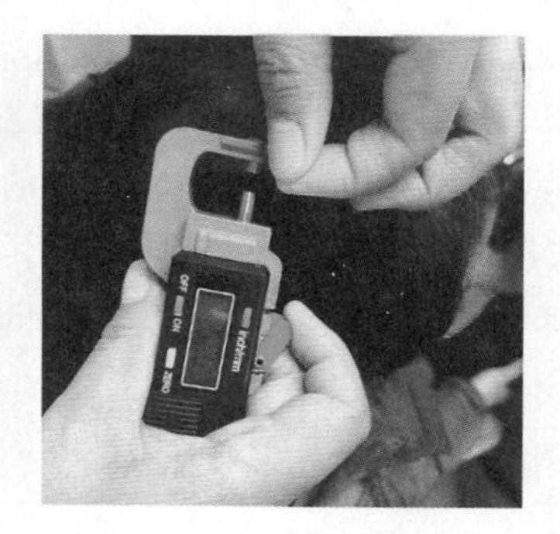

图 2－2　毛干直径的测量

实际上，皮肤镜看不见毛囊，但能提供毛囊单位在皮面开口处以及皮表微细结构的信息、毛干形态如营养不良的短毳毛和断发、真皮乳头层毛细血管扩张和寄生虫等。多数脱发疾病具有其特征性的皮肤镜征象，可用于脱发性疾病的诊断和鉴别诊断，帮助进行脱发分级、了解疾病进展情况以及检测对治疗的反应等。如斑秃、拔毛癖、头癣和头虱的诊断，瘢痕性和非瘢痕性脱发的鉴别，急性弥漫性脱发的病因甄别等。且疾病的皮肤镜征象与病理改变有一定的关联，了解其内在联系，能够在一定程度上减少病理活检的应用。

1. 雄激素性秃发（AGA）的早期诊断　AGA 患者秃发部位皮肤镜下可见 20％以上的头发直径不同程度变细，且同一脱发部位有正常直径的毛发、轻度变细的毛发以及非常细小的毛发。临床仅仅依靠肉眼较难观察到这些早期的变化，而通过皮肤镜能较容易发现。

空毛囊现象：表现为头皮黄色的小点（黄点征）。急性弥漫性头发稀疏患者，如果整个头皮（包括非雄激素敏感部位）出现大量的黄点，并伴有新生的短发，这时要考虑隐性斑秃，需进行头皮的活检以明确诊断。

毛周凹陷：又称毛周色圈，表现为围绕毛囊口 1 mm 宽的灰色/棕色的色环，可能反映了毛囊周围真皮浅层的炎症反应。毛发从色环的毛囊开口中长出，是 AGA 具有特异性的皮肤镜下表现。无论男女，该表现在疾病早期较明显，尤其局部还有较高密度的毛发时。

头皮色素沉着：常见于严重的 AGA，表现为毛囊间的表皮有网状或蜂窝状的色素沉着。这可能是由于头发稀疏后无法遮盖头皮，导致头皮过度暴露于阳光，形成自然的色素沉着。

头皮炎症反应：AGA 患者的头皮常常出现或多或少红斑，呈弥漫性或斑状。大多数情况下是由脂溢性皮炎所致。可见毛细血管扩张的环在脂溢性皮炎时是不规则的，而在头皮银屑病时则是规则的环，以此可以对它们进行鉴别。

2. 瘢痕性和非瘢痕性脱发的鉴别　瘢痕性秃发的皮肤镜表现为皮肤萎缩变薄，其下毛细血管显露，毛囊开口消失，皮表光滑平展。而非瘢痕性脱发的皮表可见毛囊开口，如若是斑秃，还可见其他的皮肤镜征象如短毳毛和黄点征等。

3. 急性弥漫性脱发的鉴别诊断　急性弥漫性脱发可为药物性、弥漫性斑秃、急性休止期脱发、女性型脱发和 SLE 等，弥漫性斑秃时断发、黑点征、黄点征和感叹号发出现率高，而女性型脱发、休止期脱发和 SLE 弥漫性脱发基本均无上述现象，可资鉴别。

4. 评判斑秃的疾病活动性和治疗效果　章星琪等报道，斑秃患者的黑点征、感叹号发、断发与斑秃活动性、轻拉发试验阳性皆呈正相关，提示患者的病情活动性大，需要积极治疗。而如果这些皮肤镜征象并不存在，又有新生短发的存在，则表明炎症过程受到抑制，毛囊已进入生长期。由此可以了解患者脱发皮损的发展阶段以指导临床治疗。

斑秃患者不同脱发部位皮肤镜表现并不一致，在斑秃秃发区边缘可发现正常、秃发、生发三个区域，短毳毛增多可以是斑秃活动性脱发或恢复期早期的标志，然而两者的形态多有不同，前者分布不均匀，粗细不均和长短不一，可有营养不良的表现；而后者一般呈片状分布，长短较一致，发梢逐渐变细。

# 23 几种常见脱发疾病的毛发镜表现

在正常头皮，毛囊单位的结构由1～4根终毛组成，常有1～2根毳毛。皮肤镜下可见毛囊单位间的血管呈红色的单环状，头顶部位还可有皮面蜂窝状色素网状结构，另可有头皮屑或灰尘颗粒。

1. 雄激素性秃发　如前所述，在男性患者毛发镜征象是毛干粗细不同，直径差异>20%，早期病变毛囊口周围可有略为凹陷的褐色晕即毛囊周征，进展期时可有黄点征。女性患者除上述征象外，严重的患者存在无毛干的毛囊开口和头皮色素沉着。

2. 斑秃　特征性的毛发镜征象是黄点征、黑点征、断发、短毳毛(长度<10 mm)和感叹号发。感叹号发表现为毛发近皮肤处逐渐变细，色素减少，形成上粗下细的感叹号形态，是斑秃的特征性改变，具有诊断意义，多发生于斑秃的急性脱发过程，与近期内毛囊营养不良有关。临床提示，黑点征、感叹号发和短毳毛与疾病活动性相关。

3. 休止期脱发　脱落的毛发是处于休止期的棒状或杵状发。毛发镜下可见存在无毛干的毛囊开口，可有短的新生毛发，最大的特点是毛干直径的差异<20%，此可与雄激素性秃发鉴别。

4. 拔毛癖　毛发镜表现与斑秃很相似，可见黄点、短毳毛增多、黑点征、断发、卷曲的短发和长短不一的发干。但拔毛癖患者断发的形态学特点有异于斑秃，表现为毛干长短不一、残端有分裂和卷曲，而且无感叹号发，另一个特点是有由拔发引起的出血点。

5. 红斑狼疮　DLE的毛发镜影像为毛细血管分支征、毛囊角栓、毛囊口减少或消失、鳞屑、色素脱失或沉着、瘢痕性白斑、毛囊红点征等。毛囊性红点征是由扩张的毛囊口、角质栓和扩张的血管围绕而成，被认为是活动期狼疮患者头皮损害的特点之一，有利于活动性DLE与毛发扁平苔藓的鉴别诊断。

狼疮发主要见于SLE，其毛发镜征象为发干细弱，色素减少，毛发密度减少，有毛囊口和短毳毛存在。SLE 非瘢痕性斑状脱发的毛发镜征象是有明显的毛囊周毛细血管扩张，毛发密度减少，毛干色素减轻、细弱，有毳毛样变的现象，与斑秃不同的是脱发斑内可见散在的外观正常的毛发生长，并非光滑的脱发区域。而弥漫性脱发的毛发镜征象为毛囊口扩张，毛囊周围毛细血管扩张，短毳毛增多，即毳毛样变的现象明显，毛发色素减退或脱失。

6. 秃发性毛囊炎　可见毛囊间毛细血管扩张、毛囊角栓、浅表溃疡、血痂和毛囊周围脓疱，进展期和晚期可见瘢痕性秃发的表现，如皮表光滑，真皮萎缩，毛细血管显露，毛囊开口消失等。

7. 毛发扁平苔藓　可见毛囊周角化过度性白色鳞屑、毛囊周红斑和毛囊周白点。

8. 前额纤维性脱发　肉眼或镜下观察可见残存的毛囊口角化过度。

# 头发状态的自我检查

一些简单的试验，可用于头发状态的自我评估。如有人提出“54321”法则：5:用五指触摸前额和后枕部头发，感觉发量变少了；4:用 4 个手指遮不住额头；3:用 3 个手指拉扯 6～8 处头发，掉落头发多于 3 根；2:掉落头发超过平时 2 倍；1:单根头发急速变细等，说明已有脱发或秃发。

1. 比较发根与发尖　拔下两根长发，将发根与发尖并排，比较头发直径、颜色与光泽。如发尖直径比发根小，说明发质将会变坏，从健康走向不健康。看发尖是否有不健康的颜色，如发呈浅褐色或浅棕色，说明毛发黑色素在减少。若发根比发尖更有光泽，说明头发将不再顺滑。

2. 光环试验　站在一盏灯光强而均匀的灯下，在镜子之前让灯光从后头部照射过来，一般在镜中看不到光线的反射，如能看到一圈光环，说明头发不健康。

3. 面粉试验　在盘子里倒上小堆面粉，将测试的头发在面粉上拉过，若拉出来毛发带上的面粉很少说明毛小皮很正常。如头发上的毛小皮翘起，排列不齐，毛发则会带起许多面粉。

4. 手指试验　也可检查毛发表层结构性能。取一根头发，将两端拉紧，用指腹在头发上轻轻滑动，先从发根向发尖方向滑，然后反过来从发尖向发根方向再滑一次。如毛发健康，顺着滑、反着滑无大区别；如感觉粗糙，说明头发表层的完整性差或有明显损伤，需要很好养护，近期不宜烫发或染发。

5. 猛拉头发试验　用拇指与示指捏紧头发从发根处猛力往发尖处拉。若毛发健康，就会卷曲且很均匀；若毛发不健康，则头发可卷曲但不均匀。

6. 水测试　将拉成卷曲状的毛发放进水中，健康的头发会很快恢复原来的直发形状，说明健康毛发弹性好；不健康的头发也能恢复垂直，但较慢，说明其弹性差。通常单根头发在水中可以拉长 1/3 不断，说明弹性好；如头发在水中拉不到 1/3 就断了，说明头发弹性差。

## 25 脱发、秃发的类型

脱发、秃发可分多种类型，因而出现多种不同的命名。目前关于脱发、秃发的分类还非常混乱。在广义上，脱发可划分为生理性和病理性两种。生理性脱发是指在正常的新陈代谢状态下的头发脱落，包括每日正常的头发掉落、婴儿枕秃和老年性脱发等。病理性脱发，也称秃发病。

按时间上划分，脱发可分为暂时性脱发和永久性秃发。暂时性脱发的脱发区毛囊结构没有被破坏，经过及时的治疗新发还可再生，常见的有斑秃、休止期脱发、药物性脱发等。各种原因造成毛囊结构的破坏，导致新发无法再生，将形成永久性秃发(见图 2－3、图 2－4、图 2－5、图 2－6)。

按毛发生长周期，可划分为休止期脱发、生长期脱发、生长期毛发松动症等。

按病因划分，包括神经精神性、内分泌性、营养代谢性、物理性、化学性、感染性、症状性、先天性、免疫性以及原因不明性脱发等。

但通常是根据外形、进程和病因等进行综合分类，一般分为两种主要类型：累及整个头皮的弥漫性脱发和累及部分头皮的局部脱发。弥漫性脱发根据其病程又分为急性和慢性两类，局部脱发根据损害类型分为瘢痕性秃发和非瘢痕性脱(秃)发。瘢痕性秃发往往并无肉眼所见的瘢痕形成，单凭肉眼临床上有时也较难鉴别瘢痕性秃发，这时必须依靠组织活检来确定有无瘢痕形成。

弥漫性脱发是指头皮比较均匀的脱发。如果难以确定是弥漫性脱发还是多发性灶性脱发时，可进行头皮显露宽度对比试验，即用双手将头发向两侧分开，透过头发所见到白色头皮宽度即为头皮显露宽度。它反映了头发的密度，头皮显露宽度宽表明头发密度低；反之，表明头发密度高。大多数雄激素性秃发的女性患者，头皮显露宽度对比试验可提示头顶部头发密度比枕部稀。

灶性脱发包括单个或多发性和局限灶性或较广泛的灶性脱发，或可局限在头皮的某一较大的区域，如雄激素性秃发的男性患者。尽管某些类型的“灶性”脱发(如斑秃)可以相当广泛，但它们不可能表现为典型的“弥漫性”脱发那样头发密度均匀一致地降低。灶性脱发中，除了雄激素性秃发外，一般都可以找到特征性的短发或断发。如急性斑秃头发的典型改变是小于 4 mm 的短发，其远端直径大于近端直径，即“感叹号样发”。

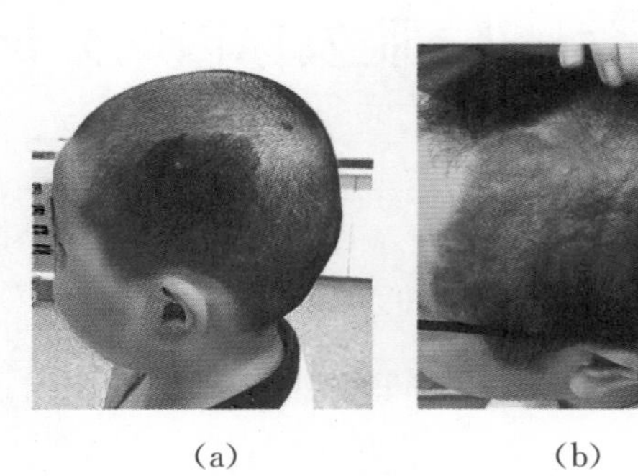

(a)　　(b)

图 2-3　先天色素痣

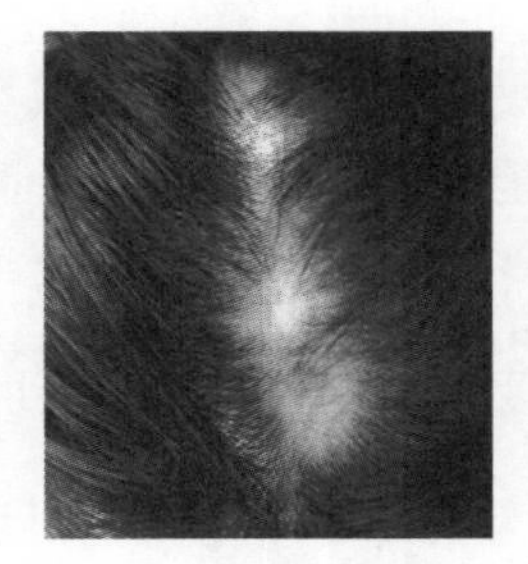

图 2-4　局部注射类固醇激素导致的头皮萎缩与秃发

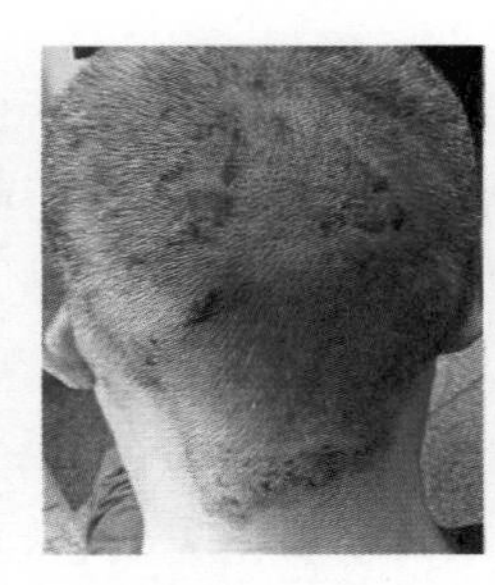

图 2-5　搔抓头皮所致脱发

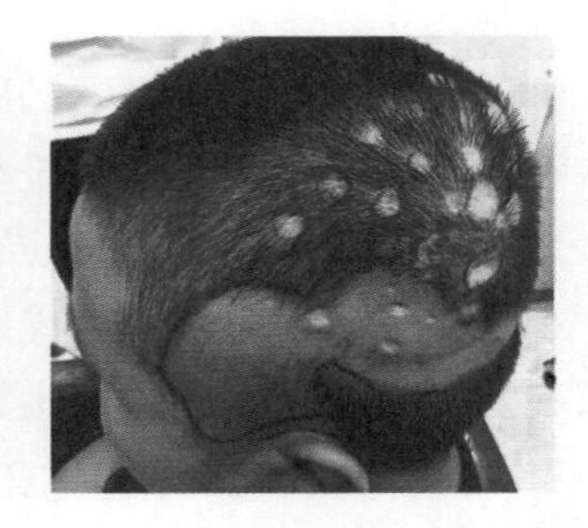

图 2-6　秃发性毛囊炎所致秃发（下部为游离植皮区）

# 26 脱发原因的分析

可导致脱发的疾病和原因很多，不同的疾病有不同的原因，同一种疾病可能存在多种原因，但在疾病的不同阶段所起作用不同，同一病因在不同个体导致的脱发形式也可能不同，应综合分析病史、临床体检、毛发试验、实验室检查、心理特征等，进行仔细甄别。

纯属头发本身的疾病引起脱落的情况，临床并不少见。但更多的脱发或秃发是头皮的疾病或全身其他系统疾病所致，部分病例还可能属于其他疾病的一种临床表现或伴发症状。因此，诊断脱发或秃发时，不能只是考虑头发疾病，还要综合分析神经精神、内分泌、营养代谢、物理化学、感染、先天遗传等多方面的相关表现，以求找到脱发或秃发的真正病因。

1. 发病年龄　如出生时或婴幼儿期发生秃发者，多为遗传性或先天性因素引起。儿童期起病者，常见头癣、拔毛癖等；青少年发病者，多见机械性脱发、斑秃等；中老年发病者，常见老年性脱发、染发皮炎、AGA 等。

了解起病过程、脱(秃)发范围、脱发数量也利于查找病因，短时间内大量脱发者多为生长期脱发。休止期脱发一般进展则较为缓慢，而且脱落的头发不超过50%。头发斑片状脱落，主要应考虑为斑秃、拔毛癖等。

2. 心理压力　精神性脱发是精神压力过度导致的。充满压力的生活容易导致精神长期紧张或是压抑，从而使头部的局部微循环发生障碍，导致头发的病态性脱落。精神因素分析在毛发疾病诊治中的意义不可忽视。

3. 新陈代谢失衡　新陈代谢紊乱可导致脱发。因营养或代谢障碍引起的脱发，常见于蛋白质缺乏、铁缺乏、锌缺乏等。

4. 内分泌失调　内分泌系统调节人体的各项生理活动维持在正常的状态，当人体的内分泌失调，很容易引起头发的脱落。因内分泌功能障碍所致内分泌性脱发，如甲状腺功能低下或亢进等。

5. 免疫调节失衡　当免疫能力正常时，人的各项功能皆处在正常状态，当免疫调节失衡时，就容易产生免疫性脱发，如斑秃、脱发性毛囊炎、红斑狼疮等。

6. 头皮疾病　患者先有其他的躯体疾病，脱发或秃发属于症状性。头皮发生功能性或器质性病变，都可导致毛囊萎缩或破坏，发根营养缺乏，从而容易导致头发的脱落，如瘢痕性痤疮等。

7. 化学危害　过度地染烫头发，或使用劣质的染发剂和洗发香波都容易导致头发的发质遭到破坏甚至伤及头皮和毛囊，从而导致化学性脱发。

8. 物理因素　多种物理因素可引起脱发或秃发，如 X 线、紫外线辐射、机械性、烧伤、热吹风等。机械性脱发是指纯机械因素引起的脱发，如牵拉性脱发、摩擦性脱发、拔毛癖等。

9. 不明原因的脱发　如儿童小斑片性秃发、假性斑秃、脂肿性秃发、Cronkhite-Canada 综合征等，病因尚不明了。

值得提出的是，某一因素可引起不同类型的脱发或秃发，如由一些药物包括保健品等系统或局部应用所致的药物性脱发，可为休止期脱发或生长期脱发。一些感染性疾病所致的感染性脱发，可为瘢痕性和非瘢痕性脱发。

# 防治脱发的一般措施

脱发疾病的治疗应早期治疗、规范治疗、综合治疗、个性化治疗，但预防是最重要的。

1. 避免和克服引起脱发的原因　是脱发疾病防治的关键。

杜绝不良习惯和行为，少抽烟，少饮酒。

避免长期戴帽子、头盔，注意帽子和头盔的通风，防止头发长期处在密闭闷热的环境中。

远离强辐射源、放射性元素、高压线和大型变压器等。不要整天低头看手机或长时间待在电脑或电视前，如不可避免，应该注意每小时适当地休息几分钟。

不熬夜，保持充足的睡眠。

不挑食、不贪食，少食辛辣、油腻食物，合理饮食，科学减重。

2. 正确护理头发　根据脱发的原因和程度，可选择到医院皮肤科就诊或个人家庭护理。

最好不要使用梳齿过密的梳子梳头，以防过分的物理外力拉扯导致头发脱落，使用梳齿密度适中的梳子梳头，既能防止过分拉扯头发，又能按摩头皮，促进血液循环。

勤洗发，洗头的间隔最好是 2～4 天，洗发的同时按摩头皮，这样既能保持头皮清洁，又能使头皮活血。

不用脱脂性强或强碱性的洗发剂，脱脂性和脱水性很强的洗发剂容易使头发变脆或脱落，应选择对头皮和头发无刺激的，或根据自己的发质选用洗发、护发产品。

3. 心理治疗　放松心情，减轻压力。精神状态不稳定，长期焦虑不安容易导致脱发，而且焦虑的程度越深，脱发的现象也越严重。深呼吸、散步、做松弛体操，有利于消除疲劳，保持愉快的精神状态。对心理顾虑重者，可进行必要的精神减压，耐心疏导。

4. 药物治疗 针对不同类型的脱发,可通过局部或(和)全身用药以达到病因治疗的目的。如雄激素性秃发,可局部外用米诺地尔溶液,也可单独或联合口服非那雄胺治疗,以达到延缓、减少毛囊微型化、毛发脱落及促进毛干变粗的目的。

5. 物理治疗 包括激光、冷冻、紫外线、超声波等。

6. 新型治疗方法的应用 包括中胚层疗法、PRP、干细胞治疗、激光生发仪等。

7. 中医中药 包括按摩等保健方法。

8. 毛发移植 对于采用上述方法治疗无效而又有充足毛发供区的患者而言,可采用毛发移植方法解决秃发问题。

9. 生活美容 对于供区不足或不愿接受手术而又想随时变化发型的患者而言,可借助化妆、文饰、发艺(如织发、发套、发品或发块)等来掩盖、遮饰脱(秃发),从而改善形象。

# 脱发的常见诊疗误区

关于脱发，病人最易走进的误区有两个：一是不把脱发当回事，不重视，忽视早期诊疗；二是当出现较严重脱发或秃发时，病急乱投医，或自购生发产品/药品，却又不能坚持治疗。

1. 不把脱发当成一种病，认为脱发不需要治疗　约有5%的脱发可不治而愈，但多数脱发需要及时治疗。脱发本身常不伴有严重不适症状，也不会殃及生命，因而不少人可能觉得脱发没有什么，不需要治疗。但实际上，脱发不仅仅是一种皮肤病，而且是一种可严重影响人们心理健康的身心性疾病，无论是从改善容貌、还是恢复自信等方面考虑，都应接受合理治疗。脱发早期，应积极查找并去除诱因，养成良好洗护发习惯和作息制度，必要时积极采取药物治疗和物理治疗。当出现明显秃发时，植发是惟一的治疗手段。

2. 自己买育发、生发产品或药物治疗　一般来说，病人自购药物治疗疾病，往往会因为医学知识的不足，容易错治、误治。确实，目前尚无治疗脱发的特效或治愈药物及育发、生发产品，因此不可轻信广告，谨防上当受骗。另外，有人认为脱发是肾虚所致，肾虚可以引起脱发，但脱发并不都是肾虚所致，有人拼命花钱买补肾药，而不辨证施治，结果是越补越虚。

3. 治疗不规范　在患者复诊时医生会发现，要么口服的非那雄胺没有按时吃，要么外用的米诺地尔没有按时使用。因此医生应强调患者必须定期复查，并做好教育工作，强调规范治疗和综合性整体治疗方案的重要性，而不是让患者认为口服药物才是最重要的，其他的可有可无。或者患者因为担心药物如非那雄胺的不良反应，只是外用米诺地尔，这也是不可取的。

4. 不坚持治疗　患者急于见效，短期内未看到自己期望的理想效果，便放弃治疗或者改变治疗方案。毛发生长的周期性决定了不会在1～2个月就看到明显的效果，因此要告知患者脱发治疗是一个长期的过程，需要坚持长期治疗，而且只要坚持长期、规范的治疗（至少6个月）就一定会有好的效果。一般来说，需3个月来控制脱发的严重程度，6 个月才可长出新的毛发，坚持使用 1 年以上或可达到较佳的美容疗效。

5. 轻信民间偏方　因为脱发的治疗效果缓慢，不立竿见影，不少脱发患者会对治疗失去信心，会自己到处寻找偏方、单方、验方、秘方等进行治疗，如涂抹大蒜、生姜或白酒等，但因使用不当，把皮肤擦破，甚至引发感染，导致毛囊坏死、瘢痕形成。

6. 频繁洗护　有患者错误地认为洗发的频率会影响脱发，盲目减少或增加洗发次数。尤其是头皮多油者，频繁使用碱性、刺激性大的产品或方法洗头、去油。洗发有防脱发的辅助作用，但要适当。此外，因头痒而使劲搔抓，24 小时戴帽子遮掩等，也是不正确的。

7. 认为生活方式与脱发无关　脱发的发生具有一定的遗传易感性，但脱发是遗传因素和环境因素共同作用的结果，某些人即使有雄秃家族史，但如果能减少或规避诱发因素，秃发可晚发生，且程度轻。不当的生活方式是引起脱发的重要危险因素，如不适当的减肥、熬夜、睡眠不足、吸烟、酗酒等，或加重脱发，或使其提早发生。

总之，治疗脱发，要避免误区，正确对待，保持良好心态，及早治疗，合理治疗，才是正确的选择。

# 雄激素性秃发

雄激素性秃发(AGA),既往又称脂溢性脱发、早秃、“谢顶”等,是一种发生于青春期和青春期后的毛发进行性减少性疾病,即遗传易感的毛囊在雄激素的作用下发生微型化,进而出现具有特征性的脱发(见图 2-7)。不同种族其患病率明显不同,在我国男性患病率高达 21.3%。

遗传因素通过雄激素对 AGA 的发生起决定作用,社会-心理因素显著影响 AGA 的发生,其他可产生脱发的方式或环境也可启动或影响 AGA 的进程,如心理因素可诱发 AGA 或使其恶化。帽子太紧,夜间戴压发帽,用过冷或过热的水洗头等都可加重脱发。本病对患者的心理健康和生活质量都有重要影响。

但 AGA 的关键不是脱发,而是雄激素易感毛囊逐渐地、进行性地从终毛毛囊转变成毳毛样毛囊。在这过程中,毛发的直径逐渐变细,毛囊位置不断变浅,毛囊的生长期进行性缩短(这一病理过程称为毛囊的微型化)。毛干变细是最早的表现,应用毛发镜较容易观察。毛发的生长期进行性缩短,而休止期长度没有变化,这就意味着 AGA 也可以出现脱发量增加,甚至出现休止期脱发,从而使 AGA 病情更加恶化。毛发生长周期异常的另一个表现是休止期后再次进入生长期毛囊数减少。休止期毛发脱落后,空毛囊维持时间延长(有人将此期称为生长前期/空毛囊现象)。

AGA 的起病多发生于 20~30 岁。某些患者起病的特点是前额两侧或鬓角处头发逐渐卷曲,这是由于此处毛发逐渐萎缩微型化,使生长的头发细小而变得弯曲。但多数表现为从前额两侧开始,头发密度下降,头发纤细、稀疏,逐渐向头顶延伸,额部发际向后退缩,前额变高,形成“高额”,前发际线呈 M 形(有人称之为“M 型脱发”),或变成“C”型,如脱发严重则变成“U”型。也有先从头顶部头发开始脱落的,或前额和头顶部同时脱落。脱发渐进性发展,额部与头顶部脱发可融合,严重时仅枕部及两颞残留头发。脱发区皮肤光滑,可见纤细的毳毛样发,但皮肤无萎缩,可伴有头皮油脂分泌增加(皮脂不需去滋润头发而留在了光光的头皮上),脱发量的多少及秃发的程度与皮脂分泌无直接关系。

拉发试验可能有助于确定疾病的活动区域。但 AGA 患者通常是阴性的；如果是阳性的话，也常只局限于头顶部；如为弥漫性阳性，则应考虑合并了休止期脱发。短于 3 cm 的休止期毛发提示为微型化毛囊的休止期，这是诊断 AGA 的依据。毛发显微镜检查，毛发直径变小，生长期毛发的直径＜40 μm，提示生长期与休止期毛发比例减少。毛发镜检查可见头发直径差异增大，有空毛囊现象，毛周凹陷，头皮色素沉着，头皮炎症反应。

本病仅头发脱落，但胡须、阴毛和腋毛不脱。早期诊断和及时正确的治疗，大部分患者可获得较满意的疗效。治疗措施主要是口服非那雄胺，外用米诺地尔，控油，减少头皮刺激。如出现了秃发斑(仅由毳毛组成的脱发区域)，再生的概率就变得很小，多需毛发移植或戴假发。通常从开始注意到有脱发后 1 年左右即会出现秃发斑。

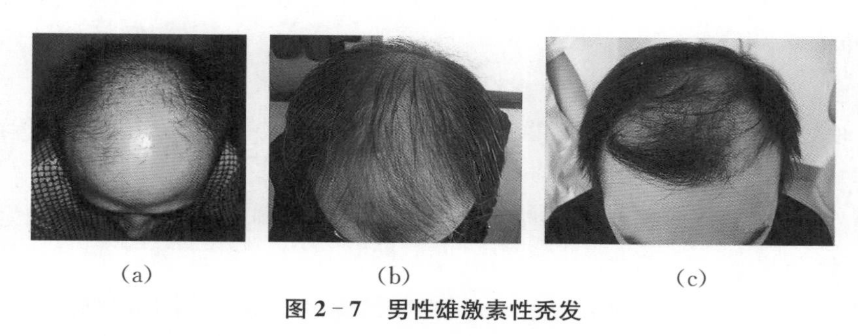

(a)　(b)　(c)

图 2－7　男性雄激素性秃发

# 雄激素性秃发的分类和分级

雄激素性秃发(AGA)的病情严重程度分级，目前普遍采用的是 Hamilton-Norwood 分类法。Hamilton 于 1951 年首次对 AGA 进行了系统分类，1975 年，Norwood 在此基础上做了进一步修改和完善，即目前被广泛运用的 Hamilton-Norwood 分类法，该分级法共分为 7 个等级 12 个类型，即 8 个经典类型和 4 个变异型(见图 2-8)。

Ⅰ级：发际线正常，仅颞部极其轻微地向后退缩。

Ⅱ级：颞部轻度向后退缩，同时伴前额发际线处毛发变细。两侧发际线向后退缩是对称的。

Ⅲ级：脱发量达到脱发定义的最低标准，额部头发明显退缩，仅剩少量或几乎没有头发。

Ⅲ级头顶型：脱发局限在头顶部，同时额部头发明显退缩(其退缩的程度轻于Ⅲ级)。

Ⅳ级：表现为前额和颞部发际线明显退缩，毛发变细，同时头顶部毛发稀疏，甚至秃顶。头顶与头皮前部的脱发区之间仍然有一条狭窄的毛发生长连接区。

Ⅴ级：头皮前部和头顶部大片秃发区，其程度大于Ⅳ级，顶部与额部之间的连接区非常狭窄，其中仅有稀少的毛发。

Ⅵ级：顶部与额部之间的连接区消失，秃发向两侧和后方扩展。

Ⅶ级：是最严重的脱发类型。秃发的边缘扩展至耳周及枕部低位，两侧对称，仅在头皮两侧和枕部残留狭窄的马蹄形毛发生长区，且毛发密度降低，有些病例枕部的下界也有明显上移。

Norwood 发现有 3%的 AGA 患者属于 AGA 的变异型(A 型)。其中有两种情况：一是整个前发际线都向后退缩，没有前额正中部突出的稀疏毛发生长区。二是不会同时发生顶部秃发，头皮前部脱发不断向后发展，直至整个头顶部头发脱落，从而形成秃顶。

$Ⅱ_A$ 型：前额发际线较高，后移不超过 2 cm。$Ⅲ_A$ 型：秃发区接近或正好位于冠状区中线。$Ⅳ_A$ 型：秃发区超过冠状区中线。$Ⅴ_A$ 型：是变异型中最严重的类型，但秃发区未到达顶部，进一步进展将无法与普通Ⅴ、Ⅵ级区别。

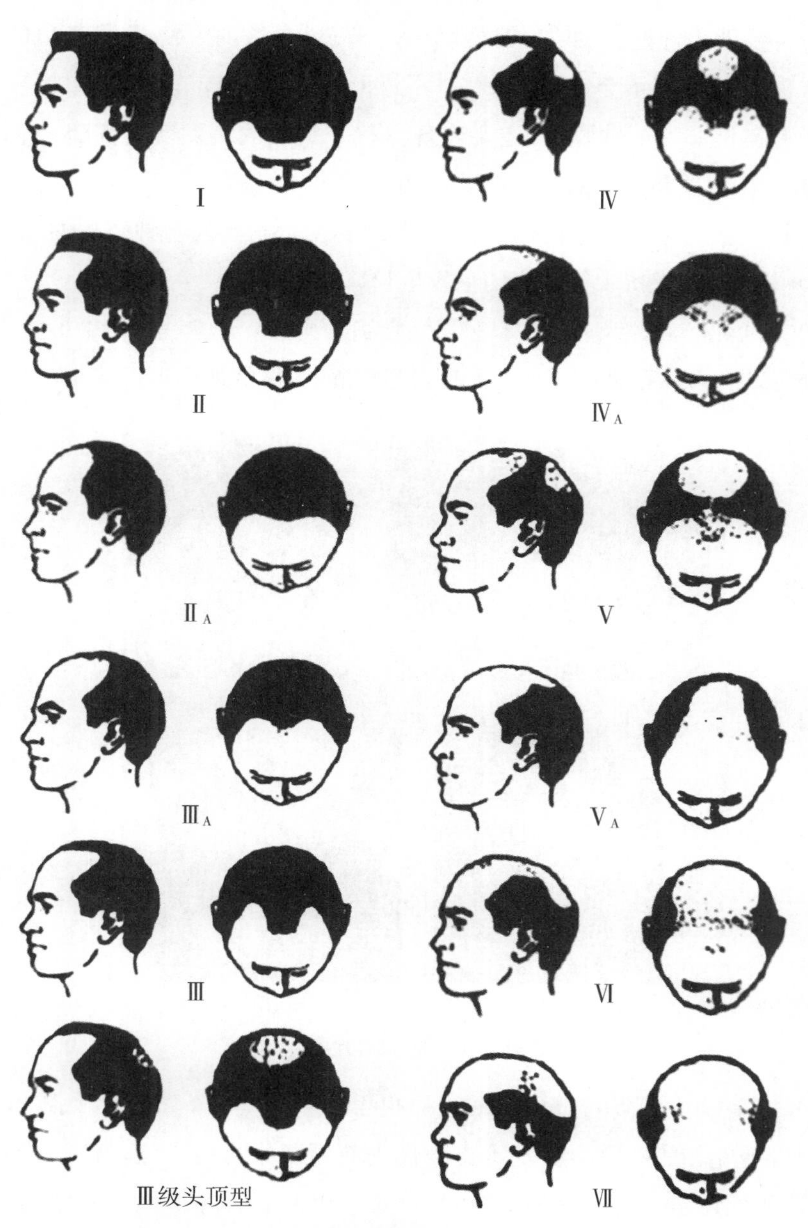


图 2-8 雄激素性秃发的 Hamilton-Norwood 分类法

男性雄激素性秃发实例(见图 2-9)。此外,临床还经常能遇到 Norwood 分级以外的男性型脱发。主要包括两种类型:一是整个头皮的头发弥漫性变细变稀;二是头皮某一局部头发持续生长,而其周围头发均已脱落。

(1) 弥漫性男性型脱发:类似于常见 Norwood 分级的脱发,受累部位的毛发变得稀疏,毛发变细,但不会完全脱落。

(2) 弥漫性非特征性脱发:主要表现为整个头皮的头发变得稀疏,毛干变细。有时也可以在头顶和头皮前部更严重一些。

(3) 持续性前额毛发生长型:这种类型的脱发常与其他各种类型的脱发并存,但在前额中部至少保留中等密度的毛发生长区。

(4) 持续性前额边缘毛发生长型:表现为前额边缘部位毛发几乎不受影响,而此边缘向后的区域,毛发明显变稀疏或完全脱落,受累的面积可以非常广泛。

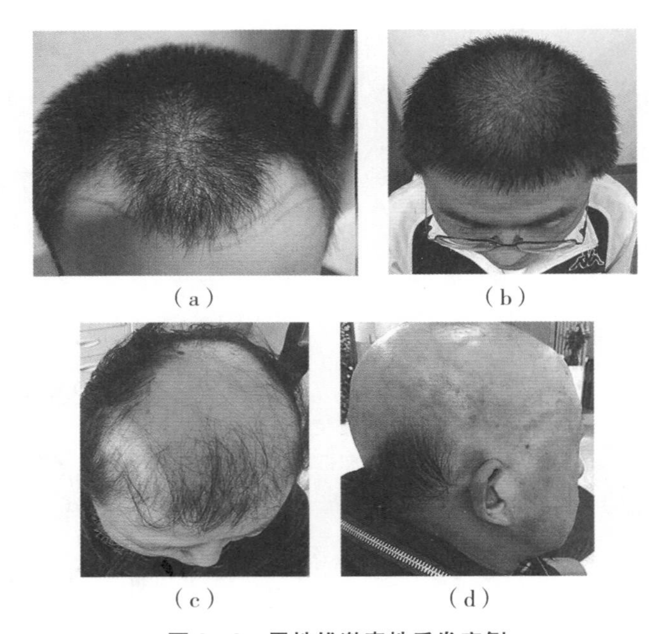

(a) (b) (c) (d)

**图 2-9 男性雄激素性秃发实例**

2007 年,韩国人 Wo-Soo Lee 等提出 BASP 分类法,分为 4 个基本类型和 2 个特殊类型(见图 2-10)。基本类型代表前额发际线的形状,特殊类型代表前额和头顶两处特定部位毛发的密度,最终类型由两者合并而来。其中,基本类型必须选择一种,而特殊类型根据存在与否进行选择。每个类型按严重程度再分为3、4个等级。

**基本类型**　根据前额发际线的形状分为4种类型。

L型：前额发际线无后移，成线形，表示无脱发。

M型：额颞部发际线退缩较中部明显，呈对称性，类似字母“M”。按严重程度进一步分为4级：①M0：原始发际线可见，呈M型，无脱发史；②M1：额颞部发际线出现可察觉的退缩，但未超过原始发际线到顶部的前1/3；③M2：两侧发际线退缩更明显，但未超过原处至头顶的中1/3；④M3：两侧发际线退缩超过原处至头顶的中后1/3。

C型：前额发际线的中部后退较两侧显著，呈半圆形，类似字母“C”。按严重程度进一步分为4级：①C0：原始发际线可见，呈C型，无脱发史；②C1：前额发际线中部后退，但未超过原始发际线到顶部的前1/3；③C2：前额发际线中部后退，但未超过原处至头顶的中1/3；④C3：前额发际线的中部明显后移至原处到顶部的后1/3。

U型：前额发际线后移明显超过顶部形成马蹄铁状，类似字母“U”，是最为严重的类型。进一步分为3级：①U1：发际线位于顶部至枕部隆突部位的前1/3；②U2：发际线位于顶部至枕部隆突部位的中1/3；③U3：发际线位于顶部至枕部隆突部位的后1/3。

**特殊类型**

F型：头发密度弥漫性降低，前额区尤为显著，常见于女性型脱发。进一步分为3个等级：①F1（轻度）：冠状区头发稍稀疏；②F2（中度）：冠状区头发明显稀疏；③F3（重度）：冠状区头发非常稀少或缺失。

V型：头顶部头发明显稀疏，且超过前额区；与F型的区别点在于脱发主要在头顶部，且脱发是起始于顶部。进一步分为3个等级：①V1（轻度）：顶部头发稍微稀疏；②V2（中度）：顶部头发明显稀疏；③V3（重度）：顶部头发非常稀少或缺失。

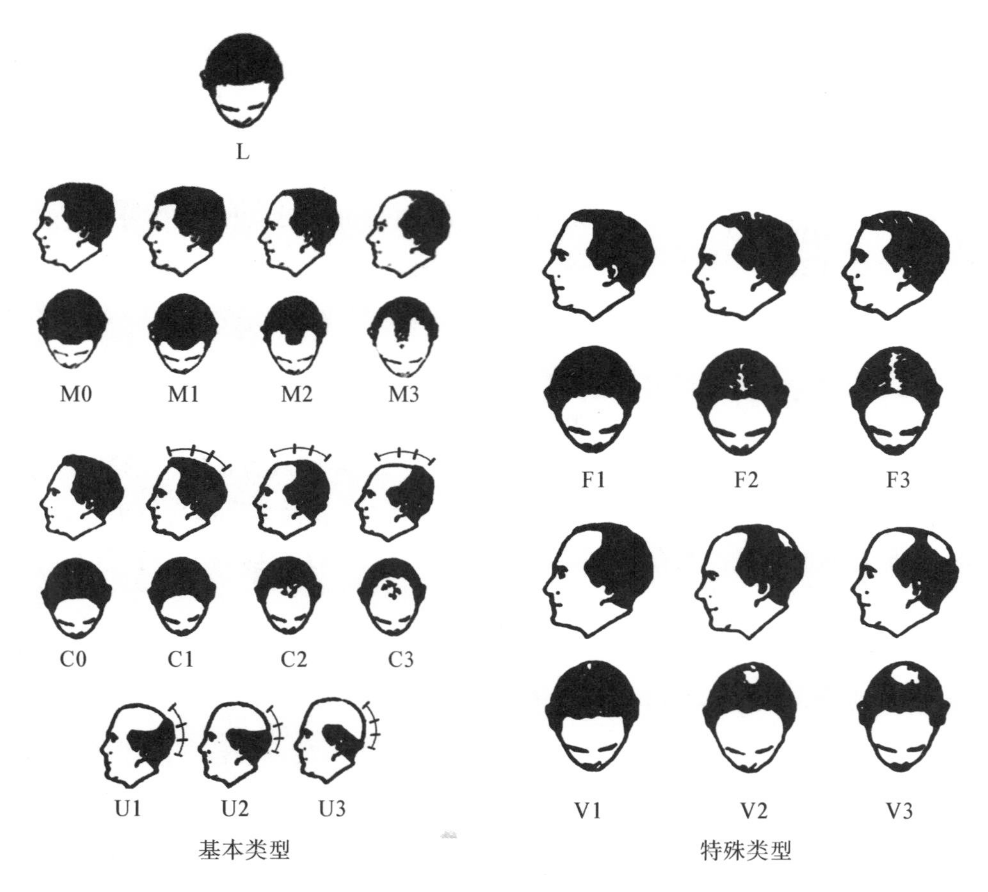


包括4个基本类型(L、M、C、U)和2个特殊类型(F和V)。基本类型代表前额发际线的形状,特殊类型代表特定部位毛发的密度(前额及顶部)。最终类型是基本类型和特殊类型的组合。

**图2-10 BASP分类法**

# 31 女性型脱发

由于发生于女性的雄激素性秃发与雄激素的关系并不明确，故有专家认为，女性型脱发(FPHL)的命名比女性雄激素性秃发(FAGA)更合适。根据《中国雄激素性秃发诊疗指南》，FPHL 发病率为 6%，多在育龄期发病，儿童和青春期也偶可发病，第二个发病高峰在绝经期，迫切需要治疗者多在 25～40 岁(见图 2-11)。

除遗传因素外，其他因素对 FPHL 的发病也十分重要，可能包括睾酮水平、心理应激、高血压、糖尿病、吸烟、多婚史、缺少防晒、高收入和少运动等。有文献报道，FPHL 与体质指数(BMI)＞26 $kg/m^2$、空腹血糖＞6.1 mmol/L、16 岁前进入青春期、低生育数(≤3)、口服避孕药≥1 年以及每周日晒≥16 h 等因素均呈正相关，而与母乳喂养、防晒或月经周期＜35 d 呈负相关，提示 FPHL 与过高的雌激素有关。

FPHL 患者多表现为头发变细和密度下降，导致头发总面积减少。在临床上，FPHL 可以表现为以下 3 种类型：①头顶部毛发弥漫性变稀疏，前发际线正常(Ludwig 型)。②头皮中线处头发变稀疏，中缝变宽，前发际线有缺口(圣诞树型)。③两侧额角发际线退缩(Hamilton 型)。

头皮显露试验，即 Part width 试验。用双手将头发向两侧分开，透过头发所见到白色头皮显露的宽度。该检查反映了头发的密度，头皮显露宽度大，表明头发密度低，反之，表明头发密度高。FPHL 患者根据病情都会表现出不同程度的头皮显露增宽。牵拉试验阳性提示休止期毛发数量增多，但严格限于患区；如弥漫性阳性提示休止期脱发或弥漫性斑秃。若存在＜3 cm 的休止期毛发，表明萎缩的毛囊处于休止期，强烈提示 FPHL 的诊断。

毛发镜检查有助于早期 FPHL 的诊断，主要表现为毛发粗细不一，萎缩毛发数量增加，特别是在额顶骨区，只要有超过 10%的细发即强烈提示诊断；毛囊单位中毛发数量下降，可从 2～4 根头发降为 1～2 根。FPHL 早期常出现毛发周征，毛囊周围可见一个轻微萎缩的亮棕色区，本质为病理上所见的炎性浸润，严重者可见黄点，可能是皮脂腺和角质堆积在扩张的毛囊的结果。随着毛发逐渐稀疏，紫外线对头皮的照射增加，会导致某些光老化的改变。毛发图像分析和毛发扫描仪检查，可用于生长期脱发、头发松动综合征、休止期脱发的鉴别诊断。

大多数 FPHL 成年患者无雄激素过多症。而青春期患者则有可能存在多囊卵巢综合征，造成雄激素过多的症状和体征，如月经周期的变化、不育、阴蒂肥大、性欲改变、多毛症、痤疮、油性皮肤、音质改变，应进行临床评估、卵巢 B 超、性激素测定等。2011 年的欧洲共识推荐游离雄激素指数(FAI)和泌乳素作为筛选试验用于临床评估雄激素水平。FAI 是指总睾酮和性激素结合球蛋白之间的关系[(总睾酮×100)/SHBG]，FAI≥5 则提示多囊卵巢综合征，激素避孕药可导致 SHGB 水平的改变，故检查应在停药至少 2 个月后进行。甲状腺功能紊乱可能会导致 FPHL 相关性脱发，因此促甲状腺素也需要监测。

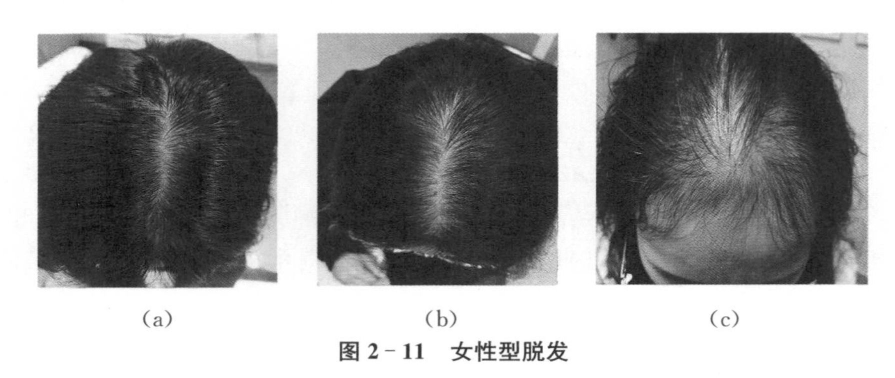

(a) (b) (c)

**图 2-11 女性型脱发**

# 女性型脱发的鉴别诊断

诊断女性型脱发，应详细询问病史，深入了解引起或加重脱发的可能因素，仔细询问慢性病、营养状况、代谢及内分泌改变、应激、近期手术及药物治疗，特别是有无服用雄激素、合成类固醇等可能引起或使其加剧的因素。医生应询问患者月经期、间隔及周期等变化；观察患者有无高雄激素的征象，如痤疮、皮脂分泌多、多毛、生殖系统、体格及嗓音的改变等，必要时进行妇产科检查，并询问是否口服具有高度雄激素作用的黄体酮制剂类避孕药或最近是否停用已服用很长时间含雌激素的口服避孕药。

部分患者雄激素水平明显升高，常伴有雄激素过高的其他症状，如妇女多毛症、痤疮、男性型脱发。这种伴有多毛症的 FPHL 患者，称为伴多毛症的 FAGA。

一些患者首先出现前额顶部、耳周和颞顶部脱发，其表现与男性的雄激素脱发表现相同，这种类型的 FPHL，称为女性男性型雄激素性脱发（FAGA. M）。

FAGA. M 由 Ludwig 于 1977 年首先报道，采用 Ludwig 分类法分为Ⅰ～Ⅴ级，常见于睾酮水平增加或毛囊靶器官对雄激素具有高度敏感性的女性。仅有前额顶部发际线后退者，为 FAGA. MⅠ级；如果为Ⅳ或Ⅴ级 FAGA. M，须尽快排除内脏肿瘤。

FAGA. M 主要见于以下几种情况：①持续性肾上腺功能初现综合征：患者肾上腺雄激素分泌增加；②肾上腺或卵巢肿瘤性脱发：患者体内雄激素明显增加，表现为 FAGA. MⅤ级，常伴其他高雄激素特征；③子宫衰退后脱发：雌/雄激素比率失调引起雌激素分泌降低性脱发，雌激素替代治疗通常无法改善；④退变性脱发：与遗传因素相关，与男性型脱发相似，可能为非激素依赖性，常与该时期全身皮肤萎缩和营养缺乏有关，60 岁以上多见。

女性型脱发的实验室指标的变化见表 2－2 所示。

表 2－2　女性型脱发的实验室指标的变化

| 实验室指标 | FAGA | 伴多毛症的 FAGA | FAGA. M |
|---|---|---|---|
| DHEA－S | 正常/升高 | 正常/升高 | 升高 |
| T | 正常 | 正常/升高 | 正常/升高 |
| TeBG | 正常 | 减少/正常 | 减少/正常 |
| T/TeBG | 正常 | 升高 | 升高 |

弥漫性斑秃者脱发常很严重，甚至要戴假发，需要和女性型脱发相鉴别。除非进行仔细的检查或 trichogram 分析，否则对弥漫性斑秃很难诊断。要特别注意对颅顶部和枕部毛发进行检查。与女性型脱发不同的是，此型斑秃也能出现在枕部区域。

需要与女性型脱发鉴别的疾病还有其他原因所致的非瘢痕性弥漫性脱发，如慢性休止期脱发、老年性脱发、假性斑秃、头发松动综合征、梅毒性脱发等。近期分娩、近期发热性疾病、快速的体重下降、涉及全身麻醉的重大外科手术及一些药物（如口服避孕药中含有高雄激素指数的黄体激素）、内分泌紊乱的症状及体征（如肾上腺或卵巢过度产生激素导致的睾酮过量综合征、甲状腺功能异常及低铁蛋白血症等），都可以导致广泛性毛发脱失，需与女性型脱发进行鉴别。

此外，更年期妇女突然出现脱发（有人将其称为更年期脱发），一般不是由绝经引起，与卵巢功能衰退无关，可能与服用具有雄激素作用的药物或补品有关，也可能由卵巢肿瘤引起。但绝经期妇女 FAGA. M 多为两侧颞部脱发。

# 33 女性型脱发的分类与分级

了解女性型脱发及临床分型、分级，将有助于其治疗。

女性型脱发，最常见的脱发形式有两种：一种是脱发部位主要集中在头顶正中线及两侧，发际线常不受影响（Ludwig型）；另一种是Olsen圣诞树型脱发，发际线不受影响，脱发呈前阔后窄的三角形。

1. Ludwig分类法　于1977年由Ludwig首先介绍，不同于Hamilton分类法，是基于女性AGA患者冠状区毛发弥漫性减少而前额发际线保持完整的特点，按严重程度分为三级。Ⅰ级（轻度）：冠状区前部毛发变薄，需改变发型掩盖其毛发变少的情况，而前发际线保持完整。SAHA综合征的青年女性可出现该型脱发。Ⅱ级（中度）：冠状区毛发明显变薄，无法以改变发型掩盖或掩盖困难。此型标志雄激素过多，主要为卵巢源性，血中可检测到增多的雄烯二酮、游离睾酮及二氢雄酮。Ⅲ级（重度）：头顶毛发几乎完全脱落，前额发际线仍保持完整，患者可能用前额毛发遮盖顶部脱发区，但不用扒开头发亦可见头皮裸露，在绝经期妇女可发生，也可见于肾上腺疾病（肿瘤或非肿瘤）的患者，伴高水平的雄烯二酮、游离睾酮、催乳素及二氢雄酮。（见图2－12）

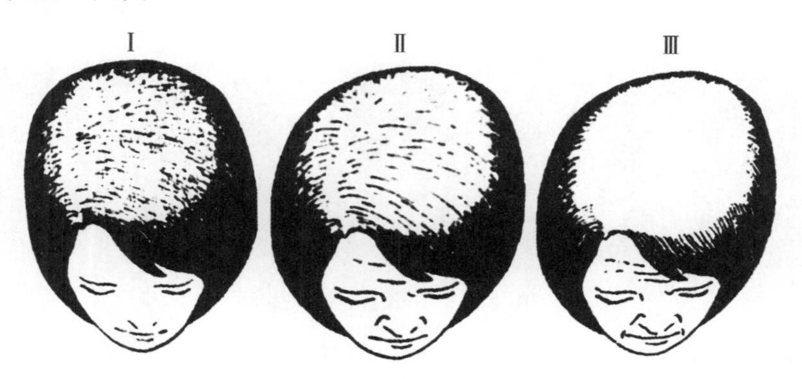


**图2－12　Ludwig分类法**

2. Olsen分类法　1994年Olsen发现女性AGA患者并非仅表现为Ludwig分类所描述的头顶部毛发弥漫性脱落，更多见是表现为前额部脱发，甚至前发际线无法保持完整，提出了“圣诞树”型分类法。（见图2-13）

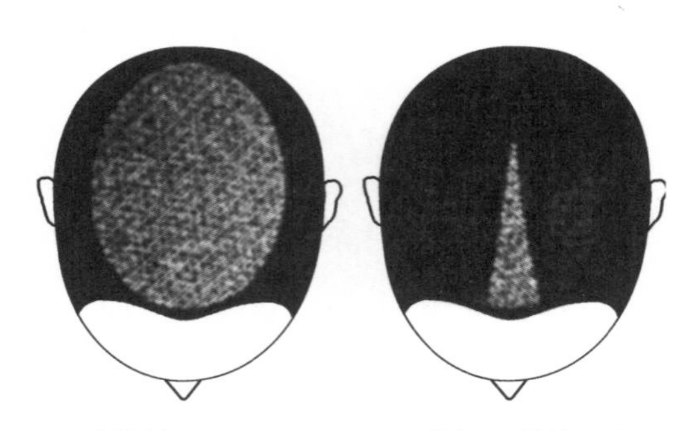

(a) 弥漫性(Ludwig)　(b) 前额显著性(Olsen)

**图2-13　女性型脱发**

2001年Olsen又将女性型脱发分为早发(青春期)伴或不伴雄激素增高及晚发(绝经期)伴或不伴雄激素增高的4个亚类，并强调需要明确雄激素过高的原因。除了监测血浆游离或总睾酮外，可能还需进一步的试验，如测定血浆脱氢表雄酮、雄烯二酮、催乳素及黄体酮水平，行胰岛素释放试验、地塞米松抑制试验及糖皮质激素刺激试验，并注意多囊卵巢综合征的诊断。

3. Sinclair分类法　2004年Sinclair等对Ludwig分类法进行改良，通过描绘中线头皮的宽度及阴影的范围体现毛发的密度，将脱发严重程度可视化。按严重程度分为5级，来评价AGA的秃发程度和对治疗的反应。1级：无脱发；2级：头顶中线增宽，大多数患者表示梳马尾辫时发量下降；3级：头顶中线进一步增宽且中线两边发量变少；4级：头顶部出现弥漫性的脱发；5级：提示脱发进展至晚期。（见图2-14）

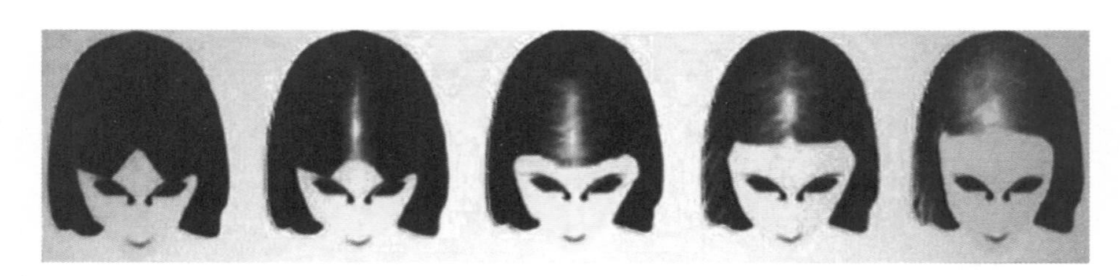

**图2-14　Sinclair分类法**

4. Hamilton-Norwood分类法和BASP分类法　同前。

表 2-3　AGA 男女患者特征比较

| 特征 | 男性 AGA | 女性 AGA |
| --- | --- | --- |
| 大片中央型秃发 | + | − |
| 中央弥散型秃发 | − | + |
| 前发际线存留 | − | + |
| 终毛 | + | + |
| 未定型毛 | + | +/− |
| 毳毛 | + | − |
| 生长期缩短 | + | + |

# 34 斑 秃

斑秃是一种非瘢痕性的炎症性脱发疾病，约占皮肤科门诊初诊的2%。典型临床表现是头部突发性边界清晰的圆形斑状脱发(图2-15)，部分患者病情迁延，反复发作，还可导致全秃和普秃，对美容和心理的危害性很大。但目前病因不确定，可能是T细胞介导的免疫相关性疾病，诱因可能与遗传、过敏、神经精神因素、内分泌障碍、免疫功能失调、感染、中毒或其他内脏疾患等有关。

本病多突然发生，因无自觉症状，常于无意中发现或为他人发现。患处头皮正常，无炎症，脱发区表面光滑，毛囊口存在。皮肤镜检查可见黄点征、黑点征、断发、短毳毛(长度<10 mm)和感叹号发。感叹号发或同一条毛干的不同部位粗细不一是斑秃的特征性改变。如秃发区边缘处毛发相对牢固，不易拔出，此时脱发可维持现状或逐渐恢复。若病情活动，则秃发区周缘毛发疏松，易拔出(拉发试验阳性)，此时损害逐渐增大，数目也随之增多。如病程进一步发展，可致全秃或普秃。

本病进程徐缓，可自行缓解或复发。总病程常在3年以内，单个斑秃可在6个月内长头发，6%发生全秃。当毛发重新生长时，开始先长黄白色纤细柔软的毳毛，嗣后日渐粗黑，直至恢复正常。目前国内外把重症斑秃定义为脱发面积大于头皮面积的1/3(或累计面积>30%)。但也有全秃20～30年自行恢复的。初发于儿童者复发较多，以后也易发生全秃；全秃发生于儿童者较难恢复。因此，在斑秃诊疗中，首先应明确其临床类型、有无合并其他疾病尤其是自身免疫性疾病、遗传过敏、高血压及其家族史、明确机体免疫状态以及疾病的活动性等。

治疗斑秃，首先要解除患者的精神负担，坚定治愈的信心，积极寻找并去除诱因。应告诉患者，即使头发全部脱落，治疗或不治疗都有可能完全再生。但斑秃的病程、病情严重程度及其复发情况存在不可预见性，目前斑秃无根治方法，有效的治疗方法有很多，但是没有哪一种疗法对所有斑秃患者都有效，而且任何有效的治疗方法均不能防止其复发。治疗中需要特别注意避免长期使用药物带来的严重不良反应，对于难治的或重症患者，遮饰不失为一种有效的手段，放弃药物治疗并不

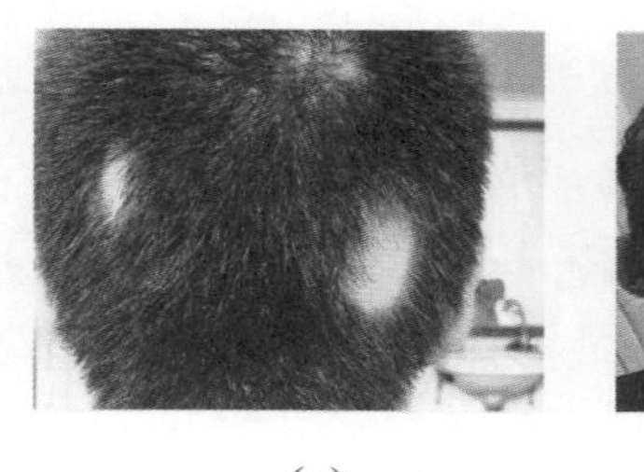

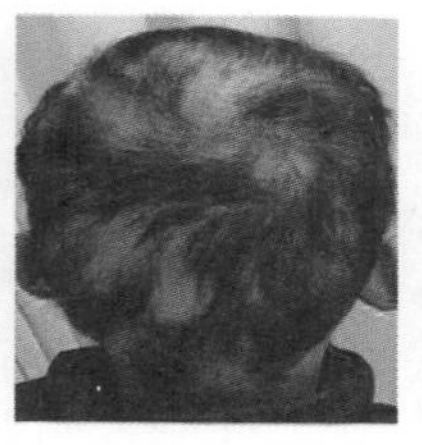

(a)　　　　　　　(b)

**图 2-15　斑秃**

等于放弃希望。通常,是依据患者的年龄和疾病程度酌情应用药物及其他治疗。

1. 儿童　通常仅使用一种疗法。①10 岁以下患者:单用 5%米诺地尔,或与低效激素、地蒽酚联合外用。②10 岁以上、头皮累及面积<50%者:皮损内注射激素,也可单独或与强效激素联合 5%米诺地尔(均每日 2 次)。③头皮累及>50%者,至少 24 周的局部免疫治疗,如秃发区无反应则采取皮损内注射激素,可单独或与强效激素、地蒽酚联合外用 5%米诺地尔至少 6 个月(起效时间需 12 周)或外用强效激素局部封包等。

2. 成年　①毛发脱落在 50%以下者,可选用皮损内注射激素、外用米诺地尔或蒽林或米诺地尔+蒽林、米诺地尔+强效激素霜等。②毛发脱落在 50%以上者,可选用激素口服、长效激素肌注、接触性皮炎诱导剂、PUVA、米诺地尔、强效激素霜等。所有的局部治疗必须试用至少 3 个月,因在 3 个月内可能不出现早期毛发再生。

其他可用于治疗的口服药物包括复方甘草酸苷、复合维生素 B 或维生素 $B_6$、胱氨酸、异丙肌苷、辅酶 Q、硫酸锌和葡萄糖酸锌等锌制剂以及环孢素 A、他克莫司等。

# 35 斑秃：类型不同，预后不一

通常，根据脱发区域的形态、预后等，斑秃在临床上可分为以下类型：

只有单个脱发斑者，称单灶性斑秃；出现多个孤立脱发区者，称多片性斑秃。如多片脱发斑部分融合，呈网状外观者，则称为网状斑秃。全秃是指头发全部脱落，多数情况眉毛、睫毛也脱落，但体毛完好。普秃则是头发、眉毛、睫毛、胡须、腋毛、阴毛、体毛等都脱落。弥漫性斑秃为急性发作的全头弥漫性脱发，常造成全部毛发脱落，但往往在毛发全部脱落以前，新发已经开始长出。

匍形性斑秃也称蛇形斑秃(见图 2-16)，表现为沿枕部、前额或耳后发际处对称性条带状脱发区，突破发际线，好发于儿童，且多有特应性体质。马蹄形斑秃(见图 2-17)的脱发区从前额直到枕部，距离发际线 3～4 cm，形似马蹄，脱发区域的分布与雄激素性脱发分布大体一致。

本病有自愈倾向，尤其是初发的、局限性斑秃患者，多数可在 2 年内自行恢复，预后常较好。其中 30%～50%的患者在 6～12 个月内新发长出，逐渐恢复正常。但个体差异很大，2/3 的患者在 5 年后才恢复。影响斑秃预后的因素包括发病年龄、家族成员和自身特应性体质、病程、复发频率、治疗措施、伴有自身免疫性疾病等。

通常，青春期后发病尤其是 50 岁以后的迟发者，家族成员和自身无特应性体质，无遗传过敏性疾病或其他免疫性疾病者，病程小于 1 年，对接触致敏治疗有反应者，恢复较快。相反，青春期前发病，特别是发病年龄偏小者，家族成员和自身为特应性体质，伴有遗传过敏性疾病或其他自身免疫性疾病者，病程大于 1 年，对接触致敏治疗无反应者，预后差，尤其是匍形性、马蹄形、弥漫性斑秃、脱发面积>30%的复发性多发性斑片型斑秃、全秃、普秃和“隔夜白”，特别是伴有甲损害者，大多对治疗抵抗，治疗效果不明显，且易复发。

脱发区不断扩大、增多，脱发区边缘外观正常的毛发易于拔除而无痛感(拉发试验阳性)，表示疾病往往处于活动期，特别是局部头皮松软、伴有刺痒、疼痛、触痛或感觉异常者，提示病情的严重性。

对于活动性斑秃，建议给予系统治疗。推荐糖皮质激素短程治疗方案：成人，第一个疗程，泼尼松片 20～25 mg，每日早饭后(上午 8 点)一次口服，连服 4 天，休息 11 天；第二个疗程，泼尼松片 20～25 mg，每日早饭后口服，连服 3 天，休息 12 天；如此连用 3 个月。儿童依体重(0.5 mg/kg)口服。

对于难治性斑秃可采取强效激素外用封包疗法。近年来，针对常规治疗无效的斑秃患者，采用口服 JAK 抑制剂治疗，约半数中、重患者在治疗后毛发几乎完全长出，疗效明显，被认为是治疗较严重斑秃、全秃和普秃的一种较为安全有效的方法。JAK 抑制剂有托法替尼、鲁索替尼和巴瑞克替尼等。

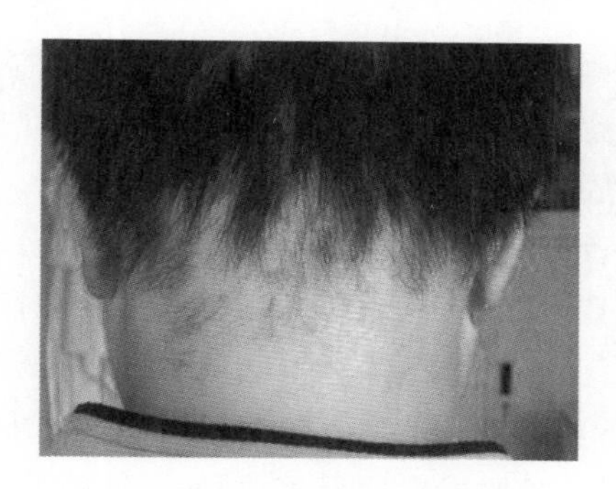

图 2-16　匍形性斑秃(蛇形斑秃)

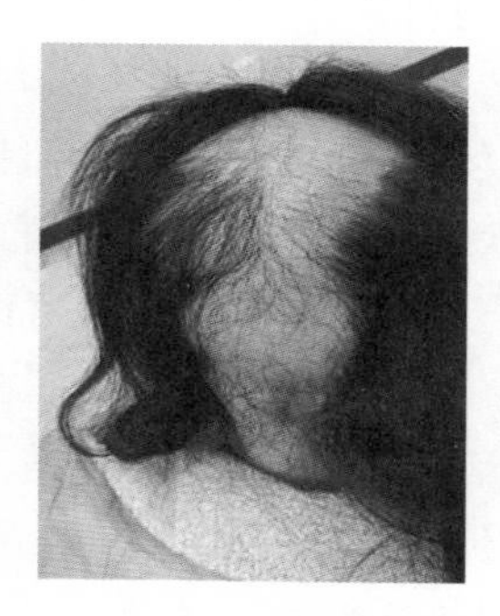

图 2-17　马蹄形斑秃

# 斑秃样脱发：应小心梅毒、麻风

斑秃，即通常所说的“鬼剃头”，常表现为一个或多个境界清楚的圆形或椭圆形片状脱发区，局部头皮外观正常，无鳞屑及毛囊变化，多突然发生，无自觉症状，常是无意中发现或为他人发现。但拔毛癖、梅毒、麻风以及结缔组织病如红斑狼疮等其他多种疾病或原因也可引起斑秃样脱发。

据报道，约有10%的二期梅毒患者可发生脱发，且往往缺乏二期梅毒典型的皮疹或皮疹不典型，如无警惕，容易导致漏诊、误诊。因此，病人在就诊时不可隐瞒不洁性生活史。梅毒性脱发多数表现为头皮出现多发性、圆形和/或椭圆形小斑片脱发，如虫蚀状。部分患者可呈大斑片状或弥漫性脱发，直径0.3～5 cm不等，但在脱发区尚可见参差不齐的稀疏断头发，且脱发区边界不清楚，如同鼠咬状或虫蚀状。梅毒性脱发常好发于后枕部和侧头部，偶见外侧1/2眉毛、睫毛、胡须和阴毛脱落。拉毛试验发现，梅毒性脱发皮损边缘的毛发易从根部折断，折断处整齐如刀切，不同于斑秃的感叹号样头发。但梅毒性脱发不是永久性秃发或瘢痕性秃发，如及时进行抗梅治疗，6～8周内头发可以再生，甚至不治疗也可以再生。

麻风患者毛发脱落最引人注意的部位是眉毛，瘤型麻风中最常见，通常自眉毛外1/3开始，睫毛也可脱落。皮损处的毳毛（俗称汗毛）脱落在结核样型麻风中比较常见，出现也较早。中、晚期瘤型麻风患者的鼻毛、胡须脱落较常见，腋毛和阴毛也可脱落。头发脱落的部位多在颈后发缘，渐渐发展至颞部头发脱落，造成鬓角消失，大部分脱发呈斑状脱发，极似斑秃。但与颞动脉走向一致的头发和枕部的头发一般不易脱落。值得一提的是，有些非瘤型麻风患者和部分瘤型麻风患者的头发非但不脱落，反较正常人的头发更致密。

盘状红斑狼疮发生在头皮时，消退后可遗留萎缩性瘢痕，导致永久性秃发。狼疮性脂膜炎患者可发生极似斑秃的斑片状脱发。但系统性红斑狼疮和亚急性皮肤性红斑狼疮患者多为弥漫性脱发。“狼疮发”主要见于系统性红斑狼疮，表现为头发变细易折断，不易梳理，脱发多发于前额发际，于缓解期毛发可再生。

HIV 感染和艾滋病患者也常出现多种毛发的改变。有报道，发现大部分艾滋病患者(70%以上)在 T 细胞水平下降到 $0.15\times10^9$/L 以下时，出现毛发和头皮疾患，如：①休止期脱发，是艾滋病患者最常见的毛发改变，毛发图研究显示休止期毛发为 24%～50%；②生长期发松动综合征；③早期灰发；④获得性长睫毛；⑤结节性脆发症；⑥斑秃；⑦直发综合征等。

银屑病也可导致脱发甚至秃发(见图 2－18)，但常常被忽视。此外，在使用肿瘤坏死因子-α抑制剂的患者中也可发生银屑病样秃发，常见于克罗恩病患者，还见于表皮生长因子抑制剂使用者。典型表现为累及头皮各区域的结痂性银屑病斑块伴秃发，甚至可出现斑秃样皮损。

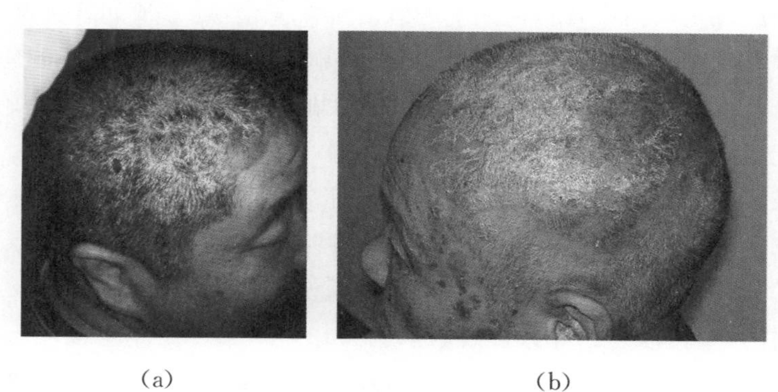

(a)　　　　(b)

**图 2－18　银屑病所致的脱发**

# 37 先天性脱发

先天性脱发是指由于发育性缺陷所致的毛发完全/部分缺如或稀疏，可为孤立缺陷或合并其他畸形。先天性脱发并非所有病例出生时都无毛，有的患者胎毛正常，只是无终毛来替代；有的患者在5或6个月内毛发正常，以后才开始脱落。另一个全部无毛的现象是：即使有毛，长度不超过1～2 cm。

本病较少见，无详细的组织学和遗传研究分类。通常根据疾病的进展分为：①先天性非瘢痕性脱发（见图2-19）：毛囊数目减少和缺乏（少毛或无毛），包括伴毛发稀疏的遗传性皮肤病。②先天性瘢痕性脱发：分弥漫性瘢痕性脱发、局限性瘢痕性脱发、伴瘢痕性脱发的先天性皮肤病。

1. 先天性非瘢痕性脱发　先天性非瘢痕性脱发，可分为无毛和毛发稀少。真正先天性无发者极少见，多为头发稀疏而细小。

（1）无毛：由于毛囊发育不良导致毛发缺失，可累及全部毛囊，也可累及部分毛囊，分三种类型：①全部无毛，包括早老症，出汗性外胚叶发育不良，Maynahan脱发、癫痫、精神幼稚综合征、无毛症伴角蛋白囊肿、Baraitser综合征；②局限性无毛；③区域性无毛，指头皮以外身体其他部位的毛发脱失，如眉毛等。

（2）毛发稀少：即少毛症，可分为泛发型和局限型。

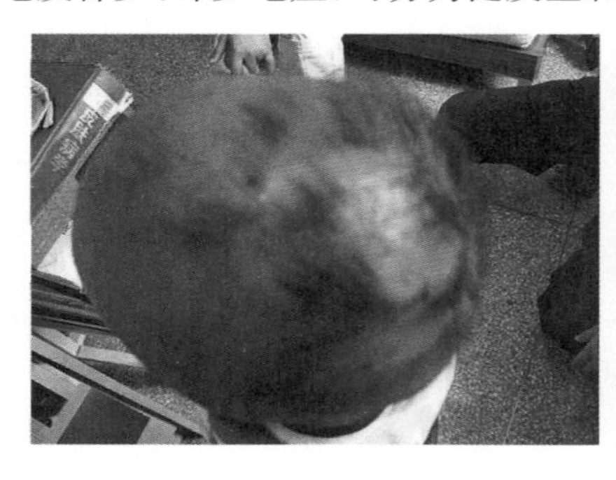

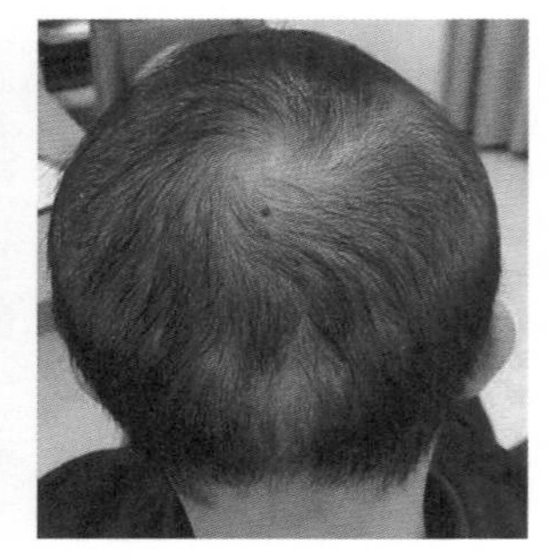

**图2-19　先天性非瘢痕性秃发**

2. 先天性瘢痕性脱发 (1) 弥漫性先天性瘢痕性脱发:包括 Marie Unna 型遗传性毛发稀少、瘢痕性毛囊角化病、泛发性毛囊错构瘤、伴丘疹损害的无毛症等。

先天性脱发伴丘疹的诊断标准为:①脱发遗传模式符合常染色体隐性遗传;②临床表现有:头发完全脱落或几乎完全脱落,眉毛和睫毛稀疏,无腋毛、阴毛、体毛,头皮、前胸、肘部、膝部、大腿等处出现群集性丘疹,无生长发育障碍,牙齿及指甲发育正常;③组织病理:毛囊减少或缺失,毛囊内充满角质栓;④HR 基因突变。

(2) 局限性先天性瘢痕性脱发:见于先天性皮肤发育不良、进行性面部偏侧萎缩(Romberg 综合征)、局限性真皮发育不良(Goltz 综合征)、皮脂腺痣、表皮痣、Mibelli 汗孔角化病等。

先天性三角形脱发,又被称为颞部三角形脱发,可在出生时即出现或在十岁之内首次发现,注意与斑秃鉴别。日本学者提出以下诊断标准:①额骨与颞骨接合处附近头皮的三角形或柳叶刀状的脱发;②毛囊开口正常,其内有毳毛生长,脱发区周边有终毛围绕(皮肤镜下);③皮肤镜下未见断发或感叹号样发、黄点征、黑点征;④出现毳毛样发 6 个月后头发未见明显生长(临床上和皮肤镜下)。

# 38 内分泌疾病所致脱发

因内分泌功能障碍所致的脱发，称内分泌性脱发，常见于以下情况。

1. 甲状腺疾病　甲状腺素能缩短毛发的生长期。切除甲状腺能延缓毛发生长期的启动，补充甲状腺素可以加快生长期的启动，但甲状腺素达中毒水平时，却会产生抑制作用。甲状腺功能亢进和减退都可减少毛发生长期/休止期的比例。甲状腺功能恢复到正常状态后，毛囊生长周期亦正常化。甲状腺功能异常引起的毛发改变，经过适当的治疗是可逆的。

甲状腺功能亢进患者的毛发细而易碎，早期变灰白，有时呈弥漫性脱发，发生斑秃的机会也增加。

甲状腺功能低下可引起毛发脆而细软，或弥漫性脱发，前发际线尤其明显。脱发的严重性与甲状腺功能低下的程度和时间无关。有时，渐进性弥漫性脱发只是甲状腺功能低下的一个征象。毛发干燥是因为皮脂腺分泌的减少。毛发生长速度变缓，体毛和头发均稀疏。眉毛外1/3脱落具有特征性，但不是甲状腺功能低下的特异性表现。甲状腺功能减退的儿童，以毳毛增多为特征，但较罕见。在先天性甲状腺功能减退中，胎毛滞留几个月，头发干燥。

2. 垂体疾病　全垂体功能减退症、席蒙病和席汉综合征等疾病，垂体功能衰竭，生长激素、黄体生成素、促甲状腺激素（TSH）、ACTH缺乏，早期表现为体毛和腋毛减少、胡须稀疏，女性阴毛全部脱失，有时男性阴毛也脱失。头发细而干燥，眉毛外1/3脱失。在不全性垂体功能减退中，毛发改变与原发性受累器官的临床表现一致。垂体性侏儒症中，常全身无毛发，补充生长激素和睾酮可恢复。

3. 卵巢疾病　卵巢分泌的雄性激素可引起雄激素性秃发和妇女多毛症。多囊卵巢综合征导致脱氢表雄酮和雄烯二酮的水平增高。卵巢肿瘤可产生雄性激素，如雄烯二酮。

4. 睾丸和性别分化疾病　男性获得性睾丸雄性激素缺乏可导致胡须和体毛的减少，在合并睾丸间质细胞衰竭的先天性综合征和性别分化性疾病中，几乎没有腋毛和阴毛的形成，但是头发的生长无改变。

5. 糖尿病　糖尿病患者毛发生长速度减慢，易发生弥漫性休止期脱发。

6. 肾上腺皮质疾病　在毛发的形成中，肾上腺皮质非常重要，特别对于妇女。雄激素需要皮质醇的存在。Addison 病患者，女性毛发减少，男性也轻度减少，毛发变黑。库欣综合征，肾上腺皮质功能亢进，根据遗传体质不同，可引起雄激素性秃发或妇女多毛症，通常出现颊、前额侧面毛发增多。肾上腺生殖器综合征由于肾上腺雄性激素的产生，引起腋毛和阴毛的过早生长，引起妇女雄激素性秃发。

7. 甲状旁腺疾病　在甲状旁腺机能减退中，弥漫性脱发的同时或之前有抽搐发作。毛发增粗、稀疏，受轻度损伤即易掉落，呈片状脱落。在多腺体机能亢进或减退综合征中，可有体毛和头发的全部脱失。

8. 口服避孕药与脱发　目前国内常用的避孕药主要是复方炔诺酮片、复方甲地孕酮片等，其主要成分都含有雌激素和孕酮。孕酮的代谢衍生物具有雄性激素特征，也可致男性型秃发或斑秃。避孕药中往往含有雌激素或类似成分，使用后血液中雌激素水平很高，抑制妇女自身产生雌激素。停药后体内雌激素水平突然降低，身体短期内不适应，故出现脱发。待自身产生的雌激素逐渐恢复，脱发可自行停止。避孕药会影响维生素代谢，并消耗太多的维生素 $B_6$ 等，间接干扰头发的生长。避孕药还对甲状腺功能产生不利影响，使得营养代谢失去平衡，最后也导致脱发。口服避孕药的妇女部分在停药 3～4 周后发生弥漫性脱发，服药期间出现脱发形式与男性秃发相似。

也有少数女性在服用避孕药时就出现大量脱发现象，这主要是没有同时服用适量的维生素，造成体内维生素 C、叶酸及维生素 $B_{12}$ 缺乏所致，可以通过配合使用此类维生素来避免。故服用避孕药的妇女应当补充维生素 $B_{12}$、维生素 $B_6$、叶酸和维生素 C 等。

# 39 营养和代谢性脱发

一种或几种基本营养物质的缺乏，导致营养不良，这可能与食物供给缺乏、吸收障碍、营养物质利用不良或者代谢增加有关。皮肤和黏膜的变化是营养不良的重要临床表现，毛发也常常受累。

1. 蛋白质—能量缺乏　蛋白质缺乏的早期即影响毛发，这组疾病包括Kwashiorkor病（以蛋白质缺乏为主的重度营养不良）、消耗性疾病以及介于两者之间的营养不良。在消耗性疾病中，毛发受累程度不一，毛发纤细而易碎，有时成胎毛样。Kwashiorkor病患者的毛发干燥、稀疏，颜色变淡，黑发转呈略带红颜色发。介于中间状态的营养不良，毛发产生明暗带，类似“彩旗”（又称“国旗征”，预示恶性营养不良），休止期毛囊数目增加，生长期的毛球直径减小、色素减退，毛干较细。

低能量饮食引起的脱发，长时间的低蛋白营养缺乏症、佝偻病、脂泻性疾病等也可引起脱发。每天摄入500卡的减肥饮食，1～6个月后可引起休止期脱发，脱发的原因不是体重的减轻，而是能量的限制。

2. 必需脂肪酸缺乏　常见于儿童。由于胆道闭锁、囊性纤维化和其他肠道疾患引起的脂肪吸收改变。在皮肤改变中，可见毛发脱失。

3. 铁缺乏　铁缺乏影响角蛋白的产生，以致生长期毛发结构异常，如毛干较细，毛发干燥而脆。铁缺乏的妇女和献血者，即使没有贫血症状，也常出现弥漫性脱发，补充铁、增加血清铁的水平，可以逆转脱发。

4. 锌缺乏　锌是许多代谢酶的必需辅助因子。锌缺乏往往伴随吸收障碍综合征，或者由于肠道外营养不良而没补充足够的锌、神经性厌食、肠病性肢端皮炎，以及锌不能充分吸收的常染色体隐性遗传性疾病。腹泻是锌缺乏的最初表现，随后出现情感淡漠、精神错乱和抑郁，在肢端和口腔周围可见到角化过度的湿疹样皮炎以及泛发性的毛发脱失。血浆和毛发的锌水平降低可确定临床诊断。补充锌可完全缓解症状。

5. 硒缺乏　硒是抗氧化酶谷胱甘肽过氧化物酶的必需成分,在土壤中硒缺乏的地区,以及肠道外营养不良的患者可发生硒缺乏,显著症状是心脏和肌肉症状,但可见到皮肤表现,如皮肤和毛发的色素减退。

6. 生物素缺乏　生物素缺乏可以是获得性,也可以是先天性的。获得性的较罕见,是由于生鸡蛋的过度摄入。生鸡蛋含有丰富的卵白素,可以和生物素结合。先天性的多是新生儿和婴儿。两型除皮肤表现外,都有全秃或普秃。另有报道,斑秃患者也可伴有生物素酶缺乏,每天补充 20 mg 的生物素治疗有效。

# 40 休止期脱发

休止期脱发是一种由于毛囊周期紊乱、以大量休止期毛发同步脱落为特征的弥漫性、非瘢痕性脱发疾病，由 Kligman 在 1961 年命名。休止期脱发是弥漫性脱发的最常见的病种，根据病程长短可分为急性和慢性。目前尚未发现休止期脱发与遗传相关。

1. 急性休止期脱发　起病急，患者往往能够说出脱发增多的日期。每日脱发量常达 200～300 根，甚至更多。男女均可罹患，但女性多见。患者可有头皮微痛或敏感的伴随症状。患者常比较焦虑，恐惧是否会全部脱光及大病的征兆。部分患者脱发严重，可造成毛发稀疏。脱发多突然停止，也可以是缓慢停止。病程多持续 4～6 个月，95%的患者脱发能在半年内自行得到控制。

常见原因包括发热、重病、住院、手术、出血、药物、节食、产后、重金属(如砷、铊、硒等)、日光性、头皮接触性皮炎、离婚、丧偶等重大应激事件，亦可发生在每年 7～10 月份季节转换之时。脱发的程度与刺激时间的长短和刺激的强度有关，也与个体差异有关，通常在刺激因素发生和临床脱发之间常有数周潜伏期，如产后脱发在 11～13 周。发热性疾病引起的脱发，持续到热退后 1 个月左右，休止期毛发可达 54%，通常伴有甲表面横沟(Beau 线)，未脱落的毛发上有 Pohl - Pinkus 印记。

2. 慢性休止期脱发　持续时间超过 6 个月的，被称为慢性休止期脱发，往往与慢性病伴发，少数属特发性，无明显病因。常累及中年女性，病程长且有波动。病程常>6 个月，可长达 2～3 年。

弥漫性头发脱落为唯一症状，患者发现在梳头或洗头时头发脱落增加。在早期患者诉有脱发，但临床还未见头发稀疏。

慢性休止期脱发的诱因包括甲状腺疾病、缺铁性贫血、肠病性肢端皮炎、锌缺乏、节食、低蛋白血症、胰腺疾病所致营养不良、恶性肿瘤晚期、SLE 和皮肌炎、HIV 感染、厌食症。药物性诱因包括维 A 酸、细胞毒性药物、抗甲状腺药、抗惊厥药、抗凝药、抗高血压药如β阻滞剂和血管紧张素转换酶抑制剂、锂剂、重金属镉、HPV疫苗、多巴胺激动剂、拉莫三嗪、丙戊酸镁等。

3. 生理性休止期脱发　季节性休止期脱发可发生于正常人，脱发量较正常略多，但一般不超过100根，且持续时间＜1个月。多发生于7～10月，可能是日光照射所致。

婴儿期脱发（枕秃），发生在新生儿，应该在胎儿8个月时脱落的胎毛没有脱落，而在生后6个月脱落。毫无疑问，枕头的摩擦对枕部脱发也有很大影响。

休止期脱发一般不会涉及50%以上的头发。不伴随炎症反应或瘢痕形成。在脱落前，休止期头发还在头皮保持约100天，所以一般要在诱发事件后3～4个月才会注意到脱发。头部检查，脱发为弥漫性，全头均匀分布，枕部与其他部位同等受累，但前额短发和颞部毛发变薄是本病较为明显的征象。头皮正常，无炎症表现，毛干无变细，并可有大量新生短发。脱落毛发的发根多为杵状发，休止期毛发计数＞25%（必须多于20%），不同于斑秃患者多具有生长期发根的改变。如拉发试验中见有营养不良的生长期毛发，应想到为隐匿型斑秃，即弥漫性斑秃。皮肤镜检查主要表现为多量毳毛生长，毛囊单位的毛干数目正常或略为减少，终毛发干直径较均匀，粗细差异＜20%，无断发、黑点等。

急性休止期脱发是自限性疾病，绝大部分患者的脱发常在数月内自行缓解。如果长期不缓解，需要考虑雄激素性脱发和弥漫性斑秃，以及肠道吸收不良、贫血、慢性失血的可能性。治疗重点是积极查找和去除病因，并在可能的情况下改善病情。病情通告及心理辅导非常重要，使用刺激毛发生长性药物、补充胱氨酸、维生素B可能有益。外用5%米诺地尔，以促进休止期毛囊转入生长期，加速生发过程。测定血清铁水平，如有缺铁性贫血需要补充铁剂。

# 产后脱发，不必紧张

产后脱发是指孕妇生产后 7 个月内出现的生理性超常脱发现象。有估计，产后脱发的发生率为 35%～45%。且有的比较严重，不仅影响了其做妈妈的喜悦，有的甚至成为产后焦虑、抑郁的原因。其实，产后脱发是由于生产前后内分泌变化的影响结果，不必紧张。

人体毛发，包括头发和体毛，其生长周期并不同步，而是处于不同的周期，因此不会出现像动物一样的“换毛”现象。正常年轻人头皮至少 80%的毛囊处于生长期，4%～24%处于休止期，仅 1%处于退行期。进入生理性休止期末 2～4 个月后正常的杵状发会随之脱落。

产后脱发是因为妊娠后期生长期毛发到休止期的转换率明显延缓，此时正常应进入休止期的头发并不进入休止期，一直到产后才转入休止期，以致产后进入休止期的毛发数量增加。也就是，生产前那些“超期服役”的头发，在产后由于体内雌激素含量减少并恢复到孕前状态时，便纷纷“退役”，而新的秀发又难以在短时期内长出，这样“脱的多，新长的少”就形成产后脱发现象。此外，初为人母的兴奋，护理宝宝的紧张，以及中国传统“月子”饮食的影响，也可成为加重脱发的精神因素和营养因素。

正常人平均每天有 30～80 根头发脱落，同时也有 30～80 根新发开始生长，这样整个头皮的头发数量得以保持恒定。明显的头发脱落是指每天脱发超过 100 根。头发脱落未必一定会发展成秃发。60 秒头发计数常超过 100 根(这一方法常用于监测休止期脱发的进展和最终转归)。

产后脱发，属于休止期脱发。常累及 1/3～1/2 的产妇，但与个体差异性有关。产程延长和难产者多见，经常烫发、染发，产后更易脱发。产后秃发与多次妊娠的关系是胎次愈多脱发愈严重，也可见于自然流产或人工流产。弥漫性头发脱落为其唯一症状，一般在产后不足 1～4 个月开始脱落，持续时间一般不超过 6 个月，亦可长达 1 年。更多影响双侧太阳穴(颞侧)和耳周头发。开始时，患者发现梳头或洗头时头发脱落增加，但临床上还未见头发稀疏。

产后脱发，头发可以自然再生至与原来一样，一般在 6 个月内可恢复正常，但恢复至原来数量头发需要 1 年以上时间，但也有部分患者可发展为女性型脱发。放松心态，平衡膳食，按摩头皮，补充维生素类和含硫氨基酸等，可以促进头发再生。急性期避免局部使用米诺地尔，因为它在休止期会加速毛发脱落，早期应用会使头发脱落增多，但在急性期过后，可以促进头发再生。

# 42 生长期脱发

致病因素选择性作用于活跃的毛根结构，使正在生长的头发脱落者，称为生长期脱发，可导致80%～90%的头发弥漫性脱落。常见于应用细胞毒性药物时，引起生长期脱发的药物包括：维生素A、左旋多巴、硫脲嘧啶、普萘洛尔等。

若休止期的毛发脱落大于正常脱落率时，称为休止期脱发。生长期脱发常由外源性毒性物质引起，休止期脱发常由于内环境的改变引起，如产后或发热后脱发。仅残留10%～20%头发的患者，几乎可以肯定是生长期脱发。休止期脱发和生长期脱发鉴别要点如表2-4所示。

表2-4 休止期脱发和生长期脱发的鉴别要点

| 临床表现 | 休止期脱发 | 生长期脱发 |
|---|---|---|
| 损伤后脱发发生时间 | 2～4个月 | 1～4周 |
| 脱发百分比 | 20%～50% | 80%～90% |
| 脱落头发类型 | 正常杵状发(白色毛球) | 生长期头发(含色素毛球) |
| 毛干 | 正常 | 变细或破碎 |

生长期脱发的临床表现与致病因素的毒性程度及毛发的周期状态有关，有的在去除病因后可恢复，有的则为永久性秃发，如大剂量放射线引起的脱发。头发平均有90%处于生长期，所以严重的毒性可导致较重的脱发。

短期、大量、弥散性头发脱落，常提示生长期毛发的损害。因生长期头发占所有头发的85%～90%，任何全身性的损伤都会影响快速分裂的毛母质细胞。对这些损伤毛发可出现两种反应，或过早地终止生长期而进入休止期，或暂时中止或减慢生长期正常的细胞分裂和分化。结果，前者在临床上出现常见的休止期脱发。由于从生长期毛发的转变都需要一段时间，所以休止期脱发的出现必然要比损伤滞后3～4个月。因此，休止期脱发患者的病史必须包括首次出现脱发前几个月的情况。而后者是生长期毛发生长的暂停而并非生长终止，这种损伤仅造成部分毛干脆弱，而后其继续生长。所以，毛发对损伤的第二种反应出现较早。

如前所述，正常生长期头发生长速度每月 1 cm。而生长期毛球部在皮下组织中距头皮大约 0.4 cm。生长期毛发受损的那部分从毛球部长到头皮表面大约需要 2 周时间，当受损而变得脆弱的那部分毛干长出头皮，失去了毛囊管的支持后，就很容易在脆弱的部位折断。所以，对于生长期毛发有折断或破损的患者，病史的重点应放在出现脱发前的 4～6 周。

判断是否有慢性损伤的存在，可通过观察身体其他部位是否有脱发而得到提示。如前所述，绝大多数头发处于生长期，而身体其他部位的生长期毛发的比率、生长期和休止期持续的时间变化也很大。一旦遇到损伤因素，很快会在头皮表现出来。而身体其他部位的毳毛休止期比较长，绝大部分处于休止期，所以不出现生长期脱发，不出现明显的脱毛，除非损伤性刺激持续相当长的时间，使相当数量的生长期毛发受累。通常患者就诊时只主诉脱发，但体格检查时还是应当同时检查身体其他部位脱毛情况。这样对估计患者的病情和区分脱发的原因是系统性因素还是局部因素很有帮助。

本病无特殊治疗方法，尽量寻找病因并去除病因是治疗的根本。

# 药物引起的脱发:化疗脱发与其他

许多药物与脱发有关,尤其抗肿瘤药、抗反转录病毒药、口服避孕药、抗凝药及抗精神疾病药等。药物引起的脱发对患者来说是一种不愿接受的不良反应,严重影响患者的生活质量,导致治疗依从性降低,从而影响治疗效果。同时,药物引起的脱发也给脱发的诊断与鉴别诊断增加了困难。

1. 化疗导致的脱发　脱发是化疗引起的最常见的皮肤毒性反应。脱发与化疗药物种类、剂量、剂型、联合化疗方案、给药途径等有关。常见可引起明显脱发的药物有多柔比星、柔红霉素、环磷酰胺、依托泊苷、紫杉醇等,尤其是与其他药物联合化疗时。静脉内间歇性大剂量给药常引起严重的脱发,而小剂量口服给药很少引起明显脱发。

正常情况有60%～85%的头发处于生长初期,生长初期的生发细胞不断快速分裂增殖,易受化疗药物的影响,引起部分甚至全部生长期头发脱落。脱落的发呈“铅笔尖”发或锥形发。

生长期脱发可发生于首次化疗后1～2周,于全部化疗周期结束后1～2个月最明显。生长终期脱发可发生于化疗后3～6个月,也可由心理紧张、高热、感染、营养不良、其他药物等原因引起。毛发脱落主要发生于头皮,头发变得稀疏而无光泽或片状脱落,严重时可全秃。睫毛、眉毛、胡须、腋毛、阴毛脱落很少发生,但在多疗程、大剂量化疗时,个别病例也可发生。脱发是暂时的,化疗结束后3～10个月又可长出新发,再生毛发的颜色、粗细、质地可能会发生一些变化,时间长了,新发依然完好如初,甚至更黑更密,有的还会发生卷曲。

脱发造成患者的个人形象变化,会影响患者的自尊,甚至引起严重的心理和情感障碍、心理创伤,还将影响进一步化疗的实施。因此,化疗开始前后医生应将这一可能发生的不幸事件坦诚地告诉患者,加强宣教,说明脱发是暂时的,可重新长出新发,以便患者有心理准备和树立治疗的信心,让患者事先去选购合适的假发备用。

尽管缺乏行之有效的预防脱发的方法，但采用以下措施可减少脱发的发生：①化疗开始前，剪短头发，理成易梳理的发式，梳理时要顺其自然，避免用力梳理。②洗头时动作要轻柔，使用含蛋白质的软性洗发剂，洗后头发宜自然风干。③避免烫发，尤其是化学烫发和染发。④化疗过程中戴冰帽，以降低头皮温度，使头皮血流减少，毛囊生发细胞代谢下降，可减少脱发，但白血病、淋巴瘤或易转移的肿瘤患者不宜采用。⑤口服维生素 E 等自由基清除剂，临床疗效并不确切。2%的米诺地尔外用不能预防化疗引起的脱发。

2. 抗凝药物致脱发　抗凝药物在 20 世纪 50 年代就已普遍使用，随后陆续发现抗凝药可引起脱发。抗凝药物可致生长期脱发、休止期脱发、弥漫性脱发、斑秃、甚至全秃。但药物使用剂量和持续时间与脱发的关系缺乏一致性。

在使用抗凝药物后出现脱发增加，需要排除躯体疾病所致症状性脱发、AGA、斑秃、精神性脱发、物理性脱发、产后脱发及其他原因所致的脱发。脱发在停止使用抗凝药物治疗后可以消失，但在重新使用后脱发便会重新出现。符合以上标准则可以诊断为抗凝药物所致脱发。抗凝药物包括华法林、肝素、低分子肝素以及一些新型口服抗凝药物等。

除了在心理上对患者进行疏导外，积极治疗脱发也至关重要。抗凝药所致脱发的预后良好，通常在停用抗凝药后可恢复，采用弱激光、富含血小板凝胶注射等治疗效果良好。

# 物理性脱发:压力性脱发和牵拉性脱发

物理性脱发包括牵拉性脱发、摩擦性刺激性脱发等机械性脱发以及烧伤、烫伤性脱发和放射性脱发等,根据明确的诱发因素,不难诊断。

1. 压力性脱发(PA,见图 2-20) 或称术后脱发,包括一组头皮缺血性改变后发生的瘢痕或非瘢痕性秃发性疾病,其发生的病理生理过程与长期卧床所致的压力性溃疡相类似。临床上由于住院医师对该病认识不足,常常不能在发病前注意积极预防,甚至不能及时诊断,而延误治疗。

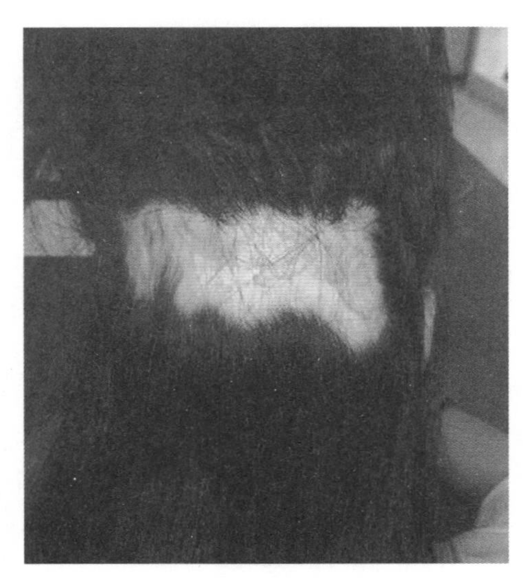

**图 2-20 压力性脱发**

目前已有文献报道发生于心脏科、儿科、妇科、胸腹部及面部等手术后的 PA 病例。有报道,在术中及术后每隔不同时间改变一次患者头位,当头位每 30 分钟改变一次时,PA 的发病率为 0。PA 通常呈散布的脱发区域,常发生在枕部。在过去数周内曾有手术或较长时间在重症监护病房的持续静卧、头位固定史。有些患者脱发前曾有头皮压痛、肿胀甚至溃疡,但在部分病例可能仅直接表现为脱发。如果能及早认识到这一疾病并做相应处置,则病情可能是可逆的、可以预防的,否则可能导致永久性的秃发。有时脱发将一直持续到术后 28 天,因此在最初几周进行治疗是不必要也是不可能的。部分或全部毛发将会再生,在对剩余脱发斑尝试治疗之前,需慎重观察至少 12 个月。

2. 牵拉性秃发　与拔毛癖类似,牵拉性秃发是一种慢性、机械拉力性秃发。其发生与患者毛发浓密、毛干粗重,同时将头发扎成某种发型有关,如扎马尾辫。此时,整个发辫的重量集中于发际线边缘的头发,这样其实是在进行慢性长期的坠拉。所用卷发器太紧,用力梳发或发夹牵拉头发,或有用手盘绕头发的习惯等均可引起脱发。脱发不完全,可见有短发。如果脱发发生于发际线边缘,如耳前和前额,且脱发是由于牵拉的结果,又称为边缘性脱发。

# 45 黏蛋白性脱发和脂肿性头皮伴脂肿性脱发

1. 黏蛋白性脱发　黏蛋白性脱发又称毛囊性黏蛋白沉积，是由于黏蛋白沉积和随后的毛囊变性所致的斑片状脱发综合征。由 Pinkus 于 1957 年首次报道。但脱发并非其恒定的特征，病因也尚不清楚。

本病临床特征是毛囊性丘疹融合而成硬结性斑块，伴有脱发（见图 2－21）。1989 年 Pezzarossa 将本病分为三型：急性黏蛋白性脱发（皮损几个月后自动消失）；慢性黏蛋白性脱发（病程进展缓慢、复发，良性经过）；伴淋巴瘤的黏蛋白性脱发（约占 15%）。

大多数在 11～40 岁发病，男性稍多见，无家族倾向。最轻微的损害为群集的肤色的毛囊性丘疹，有融合倾向，覆有少到中量鳞屑，边界相对清楚。斑块的表面可见到扩张的毛囊口和脱发，有时从受累的毛囊可挤出黏蛋白。皮肤镜显示毛囊口下陷。其他还可表现为：①毛囊性丘疹相互融合而成的斑块；②稍隆起的肉色、平滑的毛囊性角化过度的斑块；③结节性胶质性浸润性肿块，覆有红斑和鳞屑。

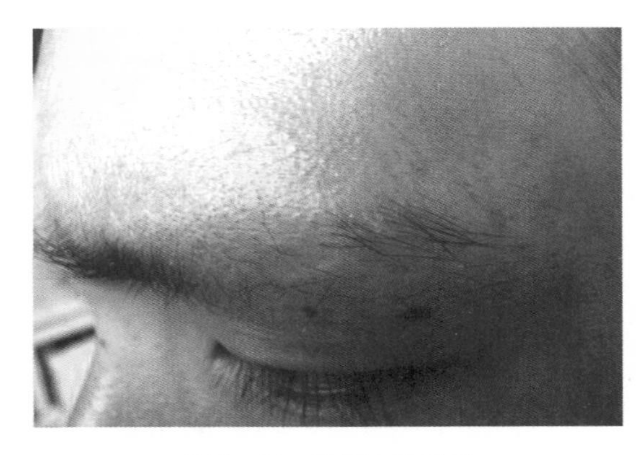

**图 2－21　黏蛋白性秃眉**

大多数病例脱发明显，尤其累及头皮和眉毛区者。皮损可无自觉症状，或瘙痒，或有感觉异常(触觉减轻)。但 40 岁以上者常与皮肤淋巴瘤并发。

有明显毛囊性斑块，有毛发脱落而很少炎性变化者应考虑为本病，临床诊断多无困难，但无特效疗法，预后一般良好。因皮损可能自发性消退，故疗效难以评价。外用、口服或病灶内注射糖皮质激素的疗效不一，广泛性病变可试用浅部放射治疗或电子束疗法，抗疟药、氨苯砜和 PUVA 等会有一定疗效。

2. 脂肿性头皮伴脂肿性脱发　脂肿性头皮伴脂肿性脱发是一种罕见的以头皮疼痛、感觉异常或瘙痒、秃发、短发和头皮增厚为主症的综合征，多发生于成年黑人女性，病因不明。

临床表现头皮增厚、水肿、柔软，多发生于头顶及枕部，触之似“沼泽样”或“吸水的海绵样”，用力压之，可触及颅骨，松手后头皮立刻回弹，恢复原样。脂肿性头皮伴有头皮增厚区弥漫性非瘢痕性脱发或短发，最长不超过 2 cm。大部分脂肿性脱发患者无自觉症状，而脂肿性头皮患者可伴随头皮瘙痒、疼痛或感觉异常。患者一般无系统性症状，但部分患者可并发糖尿病、慢性肾病、雄激素性秃发、皮肤弹性过度、关节过伸、卵巢囊肿等。

超声检查示脂肪层增厚，CT、MRI 示头皮厚度 10～16 mm(正常人的为 5～6 mm)，结合临床表现及体征即可诊断。

脂肿性头皮伴脂肿性脱发为皮下脂肪层增生的良性疾病，目前尚无特效疗法，以对症处理为主。

# 46 精神性脱发和拔毛癖

精神性脱发常有两种表现。一种表现为正常密度的头发，并且没有任何令人信服的脱发证据，被认为是“假想脱发”或精神性假性脱发。在这些情况下，应考虑到潜在的心理障碍，包括抑郁、焦虑、忧伤及紧张不安等。另一种表现为斑秃。通常，精神性脱发是暂时性脱发，经过改善精神状况和减轻生活压力后，常常可以自愈。

“拔毛癖”一词是由 Hallopeau 于 1889 年提出的，用来描述“拔自己头发的病态冲动”。患者自己反复牵拉、扭转和摩擦毛发引起的脱发。部分患者用手折断毛发或用剪刀将毛发剪断，称为“断发癖”或“剪毛发癖”。少数患者嗜食拔下的毛发，可在胃内形成毛发团块甚至毛石，导致胃肠道症状，称为“食毛癖”。其发病原因多有精神或心理方面的因素，或头部外伤等。拔毛癖可能是一个单独的症状，也可与其他神经精神疾病并发，如拔毛癖并发抽动秽语综合征、寄生虫妄想、多动症等。最常见的受累部位是手较容易触及的部位，如前额、颞部、枕部。单独拔眉毛与睫毛的拔毛癖也有报道。

本病分为两型：聚焦性和非聚焦性（或无意识性）。聚焦性拔毛是为控制不良情绪而发生的有意识行为。非聚焦性拔毛通常是习惯性拔毛。门诊就诊的患者多为后者。部分患者可同时具备两种特点或者重叠发生。年龄较小者（小于 5 岁）病程多数较短，预后较好。大龄儿童至青春期的发病者病情一般较重，预后相对较差。询问病史时患者多表现出对脱发的病因漠不关心，提供病史多不明确。患者或其家长通常主诉患者头发不会超过 1.5 cm，认为头发是周期性脱落。

使用皮肤镜观察脱发区可发现：①带有锥形末端的新生短发；②断裂的短发；③毳毛或中间型毛发；④出血点；⑤空的毛囊。在病程长的严重病例，头发退化成毳毛，受累区域的头皮变得很光滑，类似瘢痕性脱发。除了头发，其他毛发如眉毛、睫毛或阴毛均可受累。本病常合并咬甲癖，尤其在儿童。

检查可发现，斑状脱发区多在患者的优势手侧。在顶部或顶后的圆形不完全秃发斑，周围环绕着未受影响的头发，这是拔毛癖的特征（又称“塔克修士征”）。仔细检查可发现，斑状脱发区有很多长短不一的断发。

拔毛癖（见图 2－22）为慢性、反复发作性拔掉毛发的行为。世界卫生组织制定的国际疾病分类将儿童拔毛癖归为精神与行为障碍章节中的习惯与冲动控制障碍，并制定了拔毛癖的诊断标准：①不能克制的反复拔掉毛发的冲动行为，导致引人注目的毛发缺失；②拔毛前常有不断增加的紧张感；③拔毛后有轻松感或满足感；④与原有皮肤炎症无关；⑤不是幻想、妄想等精神症状所致。

目前尚无有效药物可以治疗拔毛癖，主要包括药物治疗、心理导向治疗和认知行为治疗。小部分患者可给予口服氯丙嗪或非典型精神病药如奥氮平等。药物治疗多需配合其他疗法。停止拔毛后，经过一段时间，脱发区可再长出头发。

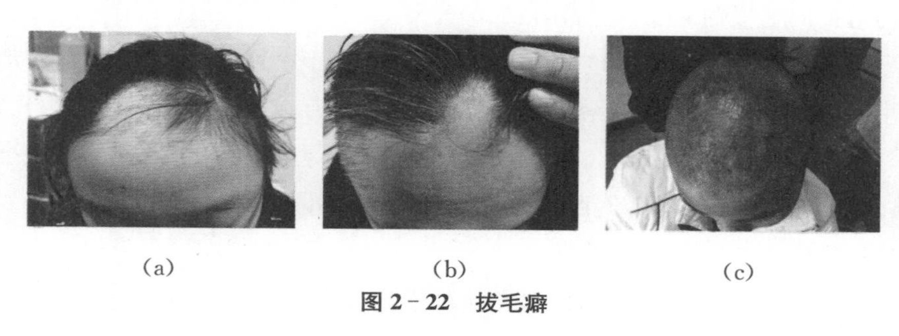

(a)　(b)　(c)

**图 2－22　拔毛癖**

# 47 生长期头发松动症

生长期头发松动症，以生长期头发容易拔出且无疼痛为其特征。本病的发生可能与毛囊内毛根鞘的发育异常有关。

根据有无伴随其他发育异常，生长期头发松动可分为：①生长期头发松动症，本型不伴随其他发育异常，正常生理情况下，头皮也存在散在个别松动的生长期头发；②生长期头发松动综合征，本型伴随其他发育异常，主要包括 Noonan 综合征、甲-髌骨综合征、毛发-鼻-指(趾)骨综合征和少汗性外胚叶发育不良。

根据发病年龄也可分为两种。

(1) 婴儿及儿童期头发松动：婴儿和儿童就诊的主要原因是毛发稀、分布不均匀及质地异常，家长多陈述患儿头发“不会长长”，很少需要理发。通常头发稀疏、干燥，有点难梳理，呈风吹样外观，头发生长难以超过耳朵，但仍然能遮盖头皮，头发色泽为金色或棕色不等。当用手指沿头皮水平捏着一簇头发向远端慢慢牵拉时，很容易就能拔出 15～20 根头发，且无疼痛。儿童可以表现为类似斑秃样的斑状脱发，可能是儿童在玩耍时松动的生长期头发被其他儿童拔出所致。

(2) 成人生长期头发松动：成人患者毛发密度和长度的异常并不突出，唯有依靠拔发试验和显微镜的形态学检查才能明确诊断。一部分患者并不知道自己的头发很容易拔出。绝大多数患者的头发松动并不十分明显。唯有详细地询问病史，这些患者才会提供其在儿童时期头发稀疏、短，而且头发生长缓慢，很少需要理发等病史。

光学显微镜下，拔出的头发多数(98%～100%)处于生长期，毛根部扭曲、变形，缺少毛根鞘，近段毛干的毛小皮皱缩，呈波纹状。

生长期头发松动症的诊断需要依靠拉发试验和拔发试验中毛发松动的数量和百分比。Tosti 等提出基于拉发试验和拔发试验的诊断标准：①拉发试验阳性为至少无痛拔取 10 根松动的生长期毛发；②拔发试验中存在不低于 70%的松动的生长期毛发。Cantatore - Francis 和 Orlow 等提出只有在拔发试验中松动的生长期毛发超过 50%时才能诊断。需要根据患者的病史、显微镜检查和毛球、毛干的特征才能确诊。

本病目前无有效的治疗方法，多数病例随年龄的增长逐渐好转，因此，除了对特别急切治疗的患者外用米诺地尔外，一般不应用药物治疗。

# 48 瘢痕性秃发

瘢痕性秃发(cicatricial alopecia,CA)临床表现类似斑秃,大多出现多发性圆形、椭圆形或不规则的秃发区,并渐进性地导致毛囊萎缩和永久性秃发。瘢痕性秃发大部分属于获得性,也有很少比例属于遗传性的,其发病率在国内没有统计数据。目前获得性瘢痕性秃发可分为原发性和继发性两类。

1. 获得性瘢痕性秃发

(1) 原发性瘢痕性秃发:根据炎症细胞的不同,北美毛发学会 2003 年将其分为:

①淋巴细胞性:这类病人头皮的炎症反复发作,常呈慢性化过程。常见病种包括:盘状红斑狼疮等慢性皮肤型红斑狼疮、毛发扁平苔藓、黏蛋白性秃发(又称毛囊性黏蛋白沉着症)、经典型假性斑秃、中心离心性(瘢痕型)脱发等。

② 中性粒细胞性:这类病人常有头皮的急性炎症发作征象。常见病种包括:脱/秃发性毛囊炎(又称脱发性痤疮),头部脓肿性穿凿性毛囊周围炎,丛状毛囊炎,分解性蜂窝织炎等。

③ 混合性:这类病人既有头皮反复发作的急性炎症,也有炎症慢性化过程。常见病种包括:脱发性棘状毛囊角化病,坏死性毛囊炎(痤疮),脓疱糜烂性皮病,瘢痕性毛囊炎(痤疮)等。

④ 非特异性。

(2) 继发性瘢痕性秃发:指造成脱发的毛囊损害只是皮肤结构被破坏的一部分。致病的原因为肿瘤、感染、理化因素(外伤、烧伤、放射损伤、化学伤等)或为症状性(结节病、硬皮病、硬红斑等)。不同类型的继发性瘢痕性秃发会具有潜在疾病的典型特征性的临床和组织学表现。

①肿瘤:常见的有毛囊错构瘤、硬斑病样基底细胞癌、头皮鳞状细胞癌、淋巴瘤、附件肿瘤、转移肿瘤等均可破坏毛囊。

②感染:包括:细菌性,如麻风、寻常狼疮以及疖、痈等;真菌性,如脓癣、部分黑

点癣、黄癣、黑毛结节菌病等；螺旋体，如雅司、梅毒等；病毒性，如天花、水痘-带状疱疹、HIV 等；原虫性，如黑热病、皮肤利什曼病等。

③物理化学性损伤：包括：深Ⅱ度和Ⅲ度的烧伤或烫伤、冻伤、头皮外伤包括电击伤等（见图 2－23）；放射性秃发；机械性损伤，如产钳损伤；局部接触强酸、强碱或外用化学药物等。

④症状性：脱发继发于某些疾病或作为某些疾病的部分症状，如硬斑病、结节病、淀粉样病变、瘢痕性类天疱疮、类脂质渐进性坏死、良性黏膜类天疱疮、萎缩性硬化性苔癣、扁平苔癣、卟啉症光敏脱发（迟发性或先天性）、大疱性表皮松解症、Graham－little 综合征等。

2. 先天性/遗传性瘢痕性秃发　这类瘢痕性秃发大多数属于头皮局部发育缺陷累及头发，或者是属于遗传基因表达异常的结果，或是某些遗传性疾病的头皮部位表现。常见于：先天性皮肤发育不全，凹凸不平头皮综合征，器官样痣、皮脂腺痣、疣状痣和表皮痣，汗管角化症，萎缩性毛周角化症和面部毛周角化症，毛囊角化病，钙化性软骨营养不良（Conradi 病）和色素失禁症，性连锁隐性遗传性鱼鳞病，鱼鳞病样红皮病，脱发性棘状毛囊角化病等。

对瘢痕性秃发的患者进行头皮组织活检不仅可以帮助诊断，而且有利于评估炎症和干细胞区域损害的程度。头皮活检标本直径至少应有 4 mm 且应达到脂肪层，做垂直切面和水平切面或连续切片进行观察。

瘢痕性秃发致病因素繁多，治疗方法各异，总体的治疗原则是去除病因。

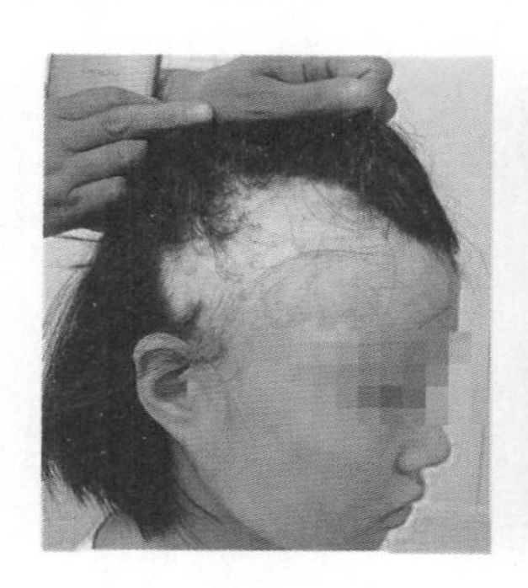

(a)

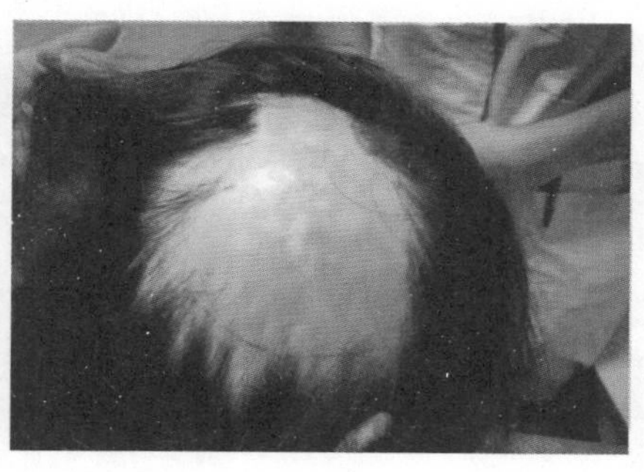

(b)

**图 2－23　烧伤所致的瘢痕性秃发**

# 49 中央离心性瘢痕性秃发

中央离心性瘢痕性秃发(CCCA)(见图 2-24),曾名热梳秃发、毛囊变性综合征、中央头皮假性斑秃、颅顶及中央头皮脱发性毛囊炎等,包括了几种相关的炎症性瘢痕性秃发,可能是种族差异或个体间的免疫反应性不同导致了不同亚型间的差异。

各种 CCCA 亚型间有以下共同特征:①呈慢性进展性,并可能会在数年后出现自发性"耗竭"——秃发;②病变主要集中在顶中部(冠状区)或顶后区(发旋区);③以一种大致对称的方式进展;④活动性周边区域在临床及病理上均有显著的炎症表现。

脱/秃发性毛囊炎是一种临床上炎症强烈的瘢痕性秃发,以频繁发作的毛囊周围丘疹和脓疱为特征,并几乎都是以顶后区最为严重,被认为是 CCCA 病谱中炎症最强烈的一端。

瘢痕疙瘩性痤疮(瘢痕疙瘩性毛囊炎)也与 CCCA 相关。临床表现为毛囊周围瘢痕化和偶尔丘疹形成,则称为"毛囊退变综合征"。

簇状毛囊炎应是多种不同病症的终末状态。表现为枕部的慢性瘢痕性秃发中有成簇的毛发(众毛症)。众毛症常见于 CCCA,也见于穿掘性蜂窝织炎、炎症性头癣、寻常型天疱疮、瘢痕疙瘩性痤疮、生物化学治疗后以及毛发扁平苔藓和 DLE 中。

CCCA 是一种炎症性的慢性脱发疾病,以冠状区或头顶为中心,慢性、进行性、对称性瘢痕性秃发。最具特征的组织学表现是内毛根鞘不成熟剥离。北美毛发研究协会(NAHRS)命名为中央离心性瘢痕性秃发,具体病因不明。每个病例都应进行组织活检提供病理诊断。

恰当的治疗取决于能否做出特异的诊断,但当前 CCCA 的治疗仍然非常困难。首先应规避各种致病因素,如停止头皮物理和化学性的损伤,包括不要过紧地编织和牵拉毛发,停止使用劣质化妆品及"热梳",避免涂抹油脂产品等。口服四环素类抗生素,局部的抗炎如使用强效糖皮质激素、吡美莫司、他克莫司软膏,头皮皮损内注射糖皮质激素等，可能有效。短期服用糖皮质激素可减少炎症反应。炎症严重时，可使用利福平和克林霉素联合应用10周。如果炎症得到控制，可使用2%或者5%米诺地尔溶液促进毛发生长。稳定期即秃发停止扩展至少一年，可进行毛发移植，但存活率低。

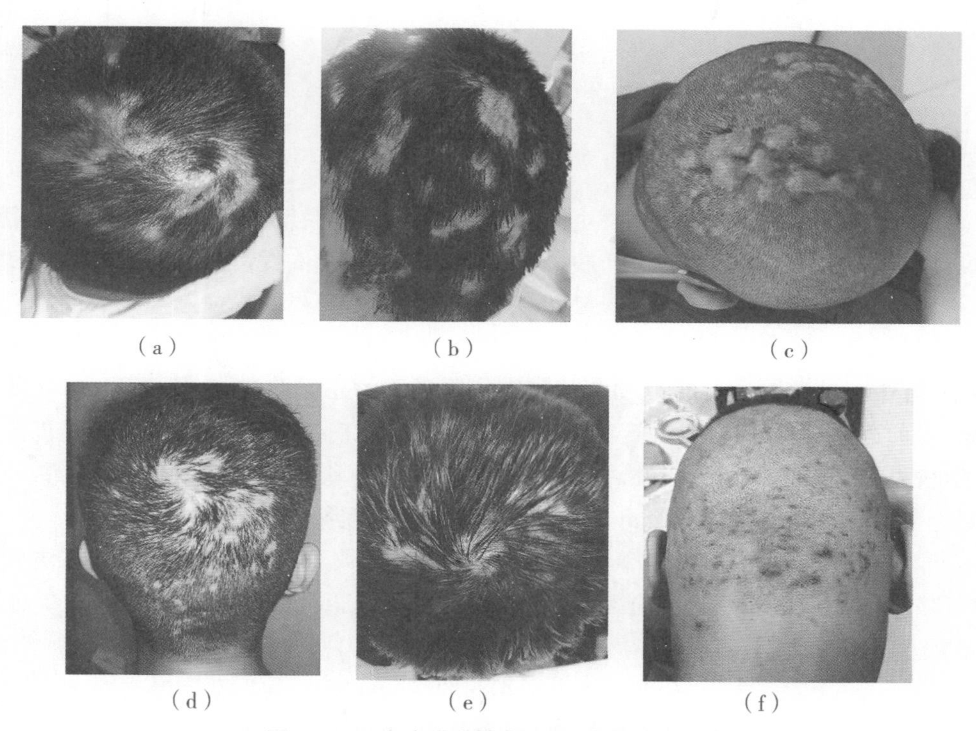
(a)　(b)　(c)　(d)　(e)　(f)

**图2-24　瘢痕疙瘩性痤疮和秃发性毛囊炎**

# Brocq 秃发（Brocq 假性斑秃）

1885 年，Brocq 首次描述本病。本病患者有特殊的脱发模式，是一种罕见的瘢痕性脱发，头皮的脱发区类似于斑秃，但患处不能再长出头发。病因尚不清楚。

初起时，在头皮往往只有 1～2 处小片损害，为圆形、椭圆形或不规则形的脱发区，以后逐渐扩展、增多，可以散在分布，类似“雪地里的脚印”，也可以相互融合成片。其中可见数块残留的毛发散布其中。脱发区为正常肤色，表面萎缩，略显凹陷，表面光滑发亮如薄纸，毛囊口不清楚，无脓疱和痂皮，也无断发。脱发区境界清楚，脱发区边缘拉发试验阴性。Brocq 秃发一般无自觉症状，发生于儿童病例，初起毛囊口较黑，有白色鞘，1 cm 大小毛发稀疏区，成铺路斑状脱发。

本病好发于头顶部和枕部，病情逐渐进展，经过数月或数年以后，往往不再发展，较晚期头顶部出现近似全秃的秃发斑，尽管可侵犯全头皮，但总留有 1～2 cm 正常发际区，已脱发部位不能再长出头发。

Braun - Falco 等于 1986 年提出了本病的诊断标准。①临床标准：边界不规则和融合的脱发斑，轻微毛囊周围红斑（早期）或中度萎缩（晚期），2 年以上的病程，缓慢发展伴自行终止的可能。②组织学标准：缺乏明显的炎症、广泛的瘢痕和明显的毛囊栓，皮脂腺缺乏或减少，表皮正常，纤维束延伸至皮下组织。③直接免疫荧光检查阴性或仅有 IgM 沉积。本病需与斑秃、盘状红斑狼疮、毛发扁平苔藓、硬斑病、黄癣、毛囊黏蛋白病、汗管淋巴样增生伴脱发、毛囊炎性脱发等疾病进行鉴别。

多数专家认为 Brocq 秃发并非一个独立疾病，而是瘢痕性秃发的一种临床模式，或是代表着其他各种类型的瘢痕性秃发的终末期或临床变异型。如能明确为某一特定疾病，则不能使用 Brocq 秃发这一诊断。

本病目前尚无确切有效的治疗方法。

# 头皮穿掘性蜂窝织炎、头癣和糜烂性脓疱性皮病

1. 头皮穿掘性蜂窝织炎　头皮穿掘性蜂窝织炎，又称头部脓肿性穿掘性毛囊周围炎，分割性蜂窝织炎/毛囊炎，是一种罕见但有特征性、消耗性疾病，是毛囊闭锁四联征一部分。四联征包括头皮穿掘性蜂窝织炎、化脓性汗腺炎、聚合性痤疮和藏毛窦。但是常见孤立的头皮病变。

本病好发于年轻男性。皮损初发为多发、坚实的头皮结节，常发于冠状区、顶后区及上枕部。结节迅速进展为潮湿的、波动性、卵圆形和线状隆起，最后排出脓性物质。皮损常相互贯通，所以压迫一个波动区域可导致数厘米外头皮穿孔排脓。尽管炎症区域大而且位置深，却少有疼痛，患者常因毛发脱落和恶臭分泌物而就诊。

一些病例报告显示异维 A 酸(每天 0.5～1.5 mg/kg 直到临床消退后 4 个月)对该病治疗可能有效，但常见复发。遗憾的是，异维 A 酸并不总是有效。也有人提出阿维 A 酸比异维 A 酸效果好。其他治疗手段包括皮损内注射皮质类固醇、口服抗生素，以及外科治疗如切开、引流和切除后移植。对于严重难治的病例采用 X 线脱毛有时可获得较好的疗效。

2. 头癣　头癣是由皮肤癣菌引起的头皮和头发的感染，包括黄癣、白癣、黑癣和脓癣(见图 2－25)。最常累及儿童，随着宠物增多，现在并不少见。基于致病真菌和宿主免疫应答的不同，可能会出现多种不同的临床表现，可以是看似正常头皮的带菌状态，或为伴有细小鳞屑或无鳞屑的秃发区，或为轻度脂溢性皮炎样表现，也可表现为瘢痕状态，或是高度炎症性、脓疱性、水肿性、结痂的斑块，有时类似头皮穿掘性蜂窝织炎。断发毛癣菌侵入皮肤表面以下的毛干并在内部繁殖，可导致毛发变脆和断裂，其结果是导致脱发斑，伴充满角质碎片的毛囊口或黑点(黑点癣)。对于头皮的化脓性损害都应考虑到头癣的可能并进行检查评估。淋巴结病表现有助于鉴别头癣和其他非炎症性秃发斑，真菌培养和药物敏感有助于确定感染和指导治疗。

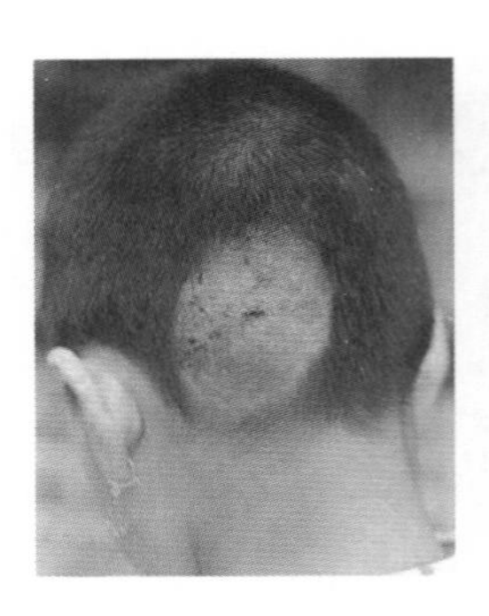
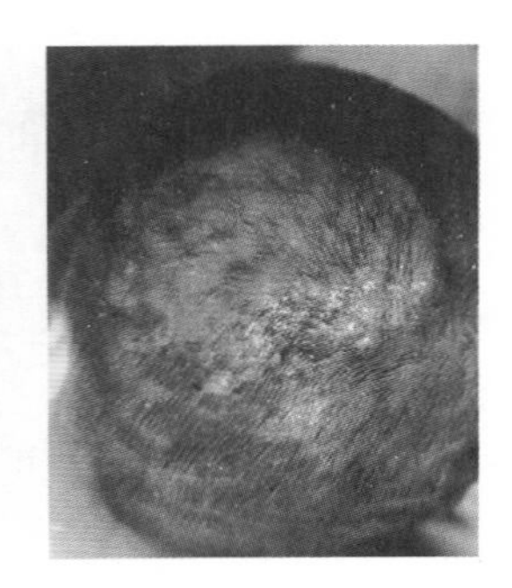

图 2－25　头癣(脓癣)

3. 脓疱性糜烂性皮病　脓疱性糜烂性皮病几乎总是发生于老年人，最常为女性，多伴有雄激素性秃发和慢性日光损伤，常与皮肤损伤有关，如带状疱疹、二氧化碳激光汽化治疗、头皮手术、冷冻和辐射治疗、光动力治疗和涂抹 5－氟尿嘧啶治疗等。皮损表现为持久的、大面积的、湿润的、糜烂性斑块，伴不同程度的脓疱形成和结痂，但实验室检查如细菌学和真菌检查通常为阴性，组织病理学也无特异表现。治疗包括外用强效类固醇皮质激素、口服异维 A 酸和外用他克莫司等。

# 52 毛发扁平苔藓

毛发扁平苔藓，包括经典的毛发扁平苔藓、前额纤维性秃发、Graham - Little综合征等。毛发扁平苔藓脱发形式多样，最常为几个散在的部分脱发灶伴毛囊周围红斑、毛囊棘和瘢痕形成。

1. 经典的毛发扁平苔藓　通常影响中年人群，多见于女性，也可见于儿童，出现圆顶或尖顶紫红色毛囊性丘疹，丘疹中央角化过度，形成棘状角栓。毛囊性丘疹可聚集成紫红色斑块，无明显瘙痒，以后逐渐引起局限性或泛发性秃发、瘢痕性秃发。损害可以仅累及头皮，也可发生于头皮和身体其他毛发生长部位，包括眉部、腋窝和耻部，有时可见皮肤、甲和黏膜的典型扁平苔藓损害。

发生于头皮者，称头皮部扁平苔藓，表现为单个、多灶性或泛发性萎缩性瘢痕及永久性脱发。往往在瘢痕性秃发区域内或边缘残留有一丛或多丛外观正常的毛发。病理检查有助于诊断和鉴别诊断。

2. 前额纤维性秃发　最早由 Kossard 等于 1994 年首先描述。该病是一种获得性瘢痕性秃发，目前被认为是毛发扁平苔藓的一种临床变异，其特点是额部或额顶部的头发呈带状退行性变，伴有眉毛稀疏或完全脱落，主要发生在绝经后女性。

本病发病年龄以女性绝经期后多见。平均 68 岁，病程较长，多数患者通常无法准确描述发病时间。本病具有其特殊的临床表现，前额发际线发生对称性退行性改变，中间型毛发和毳毛消失，病变处毛囊周围轻度红斑，局部头皮轻度萎缩呈苍白色，毛囊口减小或消失，肉眼或放大镜观察可见残存的毛囊口角化过度。部分患者伴有眉毛部分或全部脱落。拉发试验阴性。少数患者脱发可以同时发生于枕部。

2000 年，Zinkernagel 等描述了一种“模式分布的纤维性秃发”，可能是毛发扁平苔藓的一种变异型。患者常有雄激素秃发的诊断，经过数年极其缓慢的逐步稀疏后，进入脱发和头皮炎症的加速期，表现为原秃发区发生炎症性瘢痕性秃发、毛囊周围红斑、毛囊口消失和毛囊角化或脱屑。

目前尚缺乏有效治疗。局部外用或皮损内注射糖皮质激素制剂均无明显疗效，局部外用 5%米诺地尔亦无效。但部分患者口服非那雄胺(1 mg/d)可阻止疾病进展，提示雄激素可能在本病的发病中起一定作用。

3. Graham - Little 综合征　即瘢痕性脱发—毛周角化病—毛发扁平苔藓三联征。主要由三征组成：①萎缩性瘢痕性秃发，尤其在头皮呈斑片状；②躯干和肢端成群的与小棘苔藓或毛周角化病相似的棘状毛囊性丘疹；③腋窝和趾骨区非瘢痕性秃发，无瘢痕形成。本病与典型的口腔和皮肤的扁平苔藓损害并存，通常无自觉症状。

# 皮脂腺痣和头皮先天性皮肤发育不全

1. 皮脂腺痣　又称器官样痣。组织学上，不是皮脂腺的增生，而是不同程度的毛囊、皮脂腺和顶泌汗腺畸形。

皮脂腺痣是一种经典的痣或先天性畸形。在出生时，皮损常轻微隆起并隐约可见。通常发生于头皮或面部，有时可累及颈部，但很少累及躯干。皮损呈线状排列，沿 Blaschko 线分布，皮损小时这种特点不易辨认。发生于头皮时，痣表面无毛发生长，但在周围有毛发围绕。在儿童期，典型皮损稳定或轻度增厚，呈淡黄色或橙色。到青春期时，皮损进行性增厚，表面呈鹅卵石样，在一些患者中，皮损表面呈疣状，如图 2－26 所示。应与疣状表皮痣(见图 2－27)等鉴别。

现已明确，皮脂腺痣可继发其他附属器肿瘤，通常为良性，但有时为恶性。继发性 BCC 的发生率不超过 1%。文献报道皮脂腺痣继发的肿瘤，最常见的是毛母细胞瘤，其他相对常见的是毛鞘瘤(包括结缔组织增生异型)、皮脂腺腺瘤、顶泌汗腺瘤和汗孔瘤。只有很少数会继发皮脂腺癌或顶泌汗腺癌，这种情况可能仅发生在那些为时甚久或被忽视的皮损中。

由于皮损好发于头颈部，随着时间推移，皮脂腺痣会呈疣状而难看，以致多数患者不能忍受。在很多情况下，保守的深达脂肪或筋膜的完全切除是有必要的。儿童头皮的皮损在临床上观察困难，切除可防止发生隐匿的继发改变。建议在其发展成疣状之前，可考虑在儿童期切除，此时切除形成瘢痕的风险最小，可以尽量少切除正常边缘。不推荐采用刮除或激光消融术去除，其治疗效果通常不可靠。

2. 先天性皮肤发育不全　先天性皮肤发育不全是指先天性皮肤缺如。不伴相关异常(Frieden Ⅰ类)的头皮先天性皮肤发育不全是其最常见的临床亚型，常被家长误认为是产钳或胎儿宫内监测造成的损伤。

受累部位多分布在头皮顶后发旋附近，大小、形状不一，多为 1 处，也可 2～3 处(见图 2－28)。出生时，缺损处可为深在溃疡、表浅糜烂或完全愈合形成瘢痕，可见毛领征。在进一步干预之前，应进行影像学检查以明确其下方结构有无缺陷。

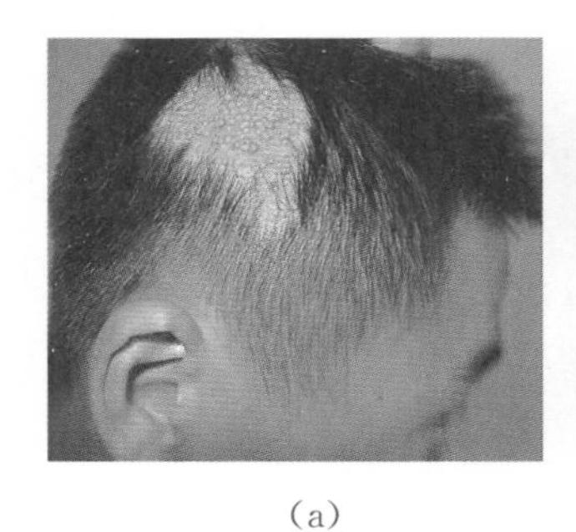

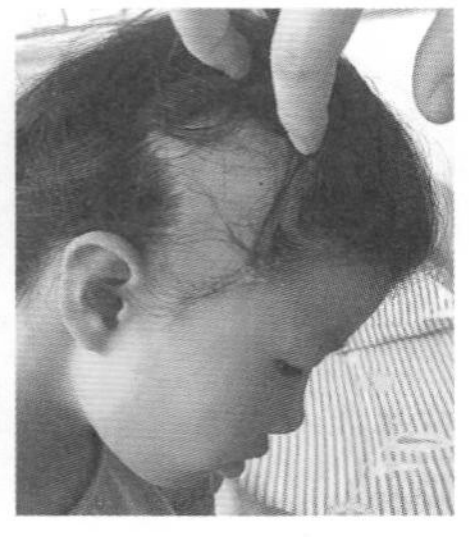

(a)　　(b)

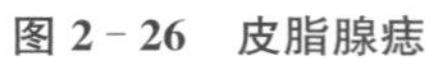

图 2－26　皮脂腺痣

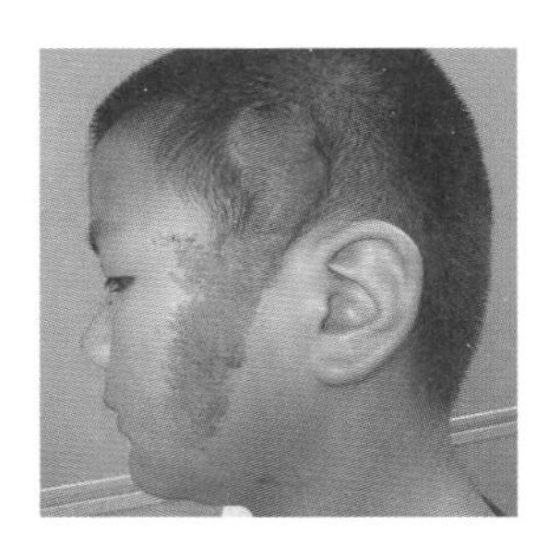

图 2－27　疣状表皮痣

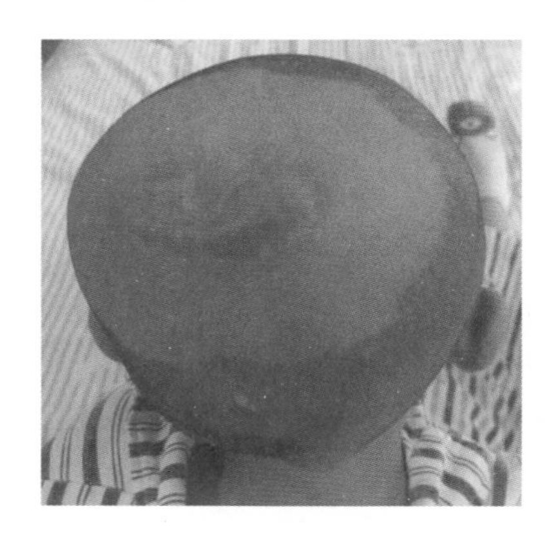

图 2－28　先天性皮肤发育不全

# 54 老年性脱发

老年性脱发主要有两种类型，即生理性脱发和病理性脱发。但通常意义上所说的老年性脱发，与老年灰发、白发一样，是一种生理现象。中年以后，尤其到了老年，神经、内分泌的调节功能及器官逐渐退化，毛发根部的血运和细胞代谢减退，新生毛发的数量日渐减少，头发的生长周期缩短、生长率降低、休止期延长，部分毛囊逐渐丧失生长毛发的功能。

生理性老年性脱发仅表现为随年龄增长而头发稀疏，缓慢发生，不易发觉，一般人在50岁时才察觉到。有报道称，50岁后，约有50%的男性额部的发际有不同程度的后退。脱发无固定位置，表现为头发弥漫性稀疏，以头顶部多见、最重。同时，阴毛及胡须亦变得稀疏、灰白，躯干部的毳毛减色、变稀，但眉毛、鼻孔及耳道的短毛变粗、变硬，额部发际线有不同程度的后退。

更年期女性随着卵巢机能的逐渐停止，会产生一种类似男性型脱发的头发脱落，这是由于暂时转变的较多的雄性激素引起的，通常更年期越短脱发进展越快。更年期结束后，女性的身体将逐渐获得新的激素平衡，脱发可能有所恢复，但并非所有脱落的头发都会重新长出来。

1988年Kligman提出了老年性秃发或老年性秃顶的诊断标准为：无男性型秃发的家族史，且50岁以后才出现较明显的毛发密度降低。并建议在诊断老年性秃发之前需首先除外其他形式的秃发。

老年生理性脱发不属于疾病范畴，不需特殊治疗。

# 55 毛干疾病

许多毛干的遗传性先天性或获得性疾病与异常也可表现为“脱发”,但实为断发。这些疾病多是由于遗传或某些因素作用于毛母质,使毛发生长受到干扰,毛发性质发生改变,从而引起毛发结构和形态的变化。患者毛发质地往往较脆,易出现断发和脱发。检查掉落的毛发,有助于鉴别诊断。

近年来多把毛发结构性异常分为两大类,即与毛发脆性增加相关以及与毛发脆性增加不相关的类型。另一种分类体系将毛干异常分为四种主要类型,包括:①脆裂(结节性和套叠性脆发症、裂发症和结节性脆发症);②不规则(纵嵴、沟、发叉状发和念珠状发);③扭转(扭曲发、羊毛状发、结毛症和环圈毛发);④外界物质附着于毛干如头虱。

毛发结构性异常伴毛发脆性增加的疾病包括以下六种。

1. 泡沫状发　特征性的毛干异常多见于年轻女性,呈局部不均匀的脆性发。创伤性头发护理技术如由于吹风机故障导致的热损伤会导致这个问题,一旦将受损的头发修剪并行适当的发型处理可使症状完全消退。

2. 念珠状发　患者在出生时通常毛发外观正常,但在出生后最初的几个月内这些毛发纤维被短、脆、易碎的头发代替,还常见毛囊周围红斑和毛囊角化过度。毛干表现为特征性的均匀分隔的椭圆形结节,据称口服阿维A酸可使之暂时改善。

3. 扭曲发　出生时毛发可稀疏或异常,或者出生时正常,在婴儿期被易碎的脆性头发代替。体毛也可稀疏或缺失。光镜检查显示扁平毛发的成簇扭曲。对于扭曲发尚无有效治疗,但可在青春期改善。迟发型扭曲发于青春期后出现,表现为斑状头皮脱发,但是儿童期眉毛和睫毛纤维出现折断。

4. 套叠性脆发症　也称为竹节状发,常见于Netherton综合征的患者伴发迂回线状鱼鳞病。受累患者常有特应性表现,常在婴儿期头发异常,出现短、稀疏、极脆的毛发,镜下可见沿毛干出现多个不规则间隔的膨大,膨大处宛如远端套入近端的杵臼样关节。

5. 结节性脆发症 表现为毛干上小的、白色或灰色斑点，受累头发易折断，从而导致斑状或弥漫性秃发，光镜检查显示毛干折断处个别皮质细胞和其碎片向外展开，像两把毛笔的末端互相插入。

6. 毛发硫营养不良 患者常伴有发育延迟、智力障碍、身材矮小、鱼鳞病、眼异常、感染和光敏等。诊断时，毛发硫含量降低及下列任何一项表现有提示作用，包括裂发症(断发症，狭窄的、从毛小皮到皮质横贯毛干的横断)、偏振光检查发现明暗交替条带、扫描电镜发现毛小皮缺失或严重受损。

毛干检查有助于毛干疾病的诊断：①光学和位相显微镜：可观察毛干是否有断裂、卷曲、扭转、串珠等毛干疾病的存在；发梢是否变细、裁剪、分叉等；是否含有真菌菌丝和孢子。位相显微镜可用于鉴定由蛋白质组成异常导致的营养不良性毛干疾病等。②光学相干断层扫描：俗称光学 CT，可在不截断毛发的情况下观察毛干的横截面状况及测量直径。③扫描电镜：多用于毛干疾病和遗传性毛发疾病的诊断。④原子力显微镜：可直接观察毛干，显示毛小皮的结构损伤程度。

在分析毛干异常时，最好是分析毛干近端 2.54～5.08 cm 区域。理想情况下，应在头皮基部将毛纤维切断，然后用常规显微镜油镜和偏振光检查，或收集毛干用透射扫描电镜进行研究，也可以进行氨基酸分析以检测低硫水平。横切面折断见于脆发症、裂发症、套叠性脆发症、结节性脆发症；斜向折断见于锥形发；纵向折断见于羽样脆发病。

# 56 毛发的风化

毛发风化，常表现为生长中的头发游离缘的磨损。所有人，不论其头发类型和保养方法如何，或多或少都会受到不同程度的风化。毛发只有刚从头皮长出时才是“完美”的。暴露于环境中，毛干从根部到发梢都会逐渐受损，导致毛小皮保护功能降低，毛皮质的保湿功能以及结构完整性降低。

风化引起的后果可以通过光学显微镜和扫描电镜观察到。正常毛小皮细胞呈“叠瓦状”排列，表面光滑，可以反射表面的光线，并使头发之间的摩擦变小。受风化作用影响的头发，微观上可见到毛小皮的完整性被破坏，如毛小皮翘起、断裂，甚至脱落，严重的可有毛干毛纤维断裂。宏观上表现为头发表面的光泽度降低，头发之间的摩擦力增大，甚至见到断发。风化的程度在不同个体之间大不相同，一些头发损坏特别严重的个体，常常是由于头发护理不当造成的。

有 3 个主要因素会引起风化更加严重：①机械性摩擦。毛发表面的摩擦力加大会导致风化程度加重。这也会导致头发更加难梳理，因此受到更大的损害。②过度受热。头发暴露于过高的温度下会对毛纤维结构产生重大影响。经常使用头发加热器具的人通常会患“泡沫状发”，是潮湿的头发局部受热，形成水蒸气和水解角蛋白所引起。③不专业的美发操作。化学处理本质上是使毛纤维结构永久性改变，通常是改变毛纤维的颜色或者形状。有研究发现，标准的氧化性头发着色剂会使原本黏着在头发表面的脂肪酸脱落，使头发由疏水状态变为亲水状态。如果操作不专业，化学过程（尤其是烫发）会导致毛纤维自身结构的损坏。

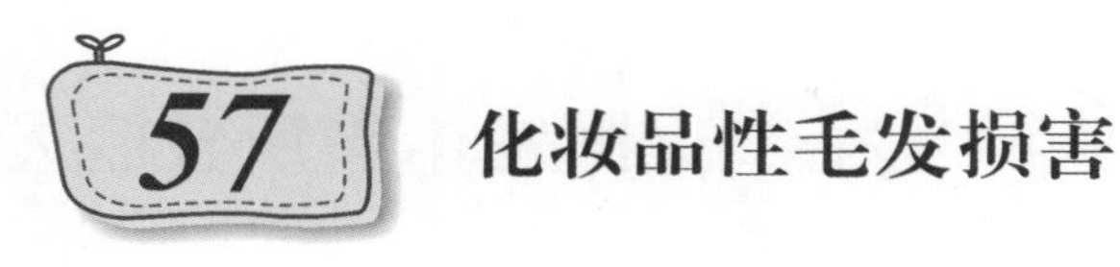

# 57 化妆品性毛发损害

化妆品性毛发损害是指应用化妆品后引起的毛发损伤。随着美发、染发、护发等系列产品的出现及新项目的开展，由化妆品引起的毛发损害病例逐渐增多。化妆品性毛发损害的机制多为物理或化学性损伤，与化妆品中所含成分如染料、去污剂、表面活性剂、化学烫发剂以及其他添加剂等有关。

化妆品性毛发损害主要根据病史、临床表现及毛干、毛囊的显微镜检查结果，根据患者停用可疑化妆品后的反应和恢复情况进行识别诊断，并与未受损害的毛发进行比较。对单独表现为脱发的患者，皮肤斑贴试验无诊断价值。发生损害后应对可疑化妆品进行质量鉴定，核实是否为伪劣产品，限量物质是否超标、污染和变质等。

也就是说，识别化妆品造成的毛发损害，必须有发用化妆品接触史，如洗发剂、护发剂、发乳、发胶、染发剂、生发水、眉笔、眉胶、睫毛油等；在使用上述化妆品后出现毛发脱色、变脆、分叉、断裂、脱落、失去光泽、变形等现象；应排除其他原因引起的毛发损害，如头癣、发结节纵裂、管状发、斑秃等；停止使用毛发化妆品后可逐渐恢复正常；必要时对毛发化妆品及损害的毛发进行分析检查以协助确定病因。

处理化妆品性毛发损害，应停用原来使用的毛发化妆品，清洁毛发，除去残留化妆品，做一般的护发处理，严重时到医院皮肤科就诊。

关于化妆品性毛发损害的定义、诊断和处理已有明确的国家标准。

# 饰发不当所致脱发

美发过程引起的脱发多数不是由美发产品本身引起，而是不正确的美发过程所造成的。

梳理：为了解除头发打结而猛烈地梳理会使脱发增加。许多脱落的头发末端在光镜下可见一条“尾巴”，成分为外毛根鞘。这表明这根头发还未成熟就被从毛囊中拔出。

牵拉性脱发：反复、持续性地牵拉，如扎很紧的马尾辫，会导致额部边缘和耳周出现永久性脱发。但是，在多数情况下，改成适当的发型，脱发会停止，在受损区域内会有新发长出。

泡沫状发：在潮湿状态下，毛纤维直径可膨胀30%，内含大量水分。受高热时，水分不能迅速排出，于是在毛纤维中形成气泡，毛纤维迅速增粗，易断。断面可见毛皮质部分呈现蜂窝状结构。

化学损害：烫发剂、漂白剂和直发剂中的许多化学成分会对毛纤维造成永久性损害。如果在头发上停留时间过长、浓度过高、伴有加热过程，都会导致毛纤维的损害甚至毛纤维完全溶解，导致断发。

因此，饰发要慎重。烫发不宜太勤，尤其是头发特别细软的人，以间隔半年至1年烫发1次为好。烫发后的48小时内不可进行染发。洗脸、洗澡时勿弄湿以免烫发吸湿变形。烫发后，也不能为了保持发型而过久不洗或减少梳头次数，否则头发不卫生、不美观。长期露天作业者、妊娠期及分娩后半年内的妇女、患传染病后2个月左右的病人以及儿童和少女不宜烫发，已患脱发症的人更应对烫发、染发持慎重态度，千万不能再去损害头发。

此外，有贫血倾向、头皮破损者及妇女经期不宜染发，不可用染发剂染眉毛、睫毛、胡须等。

# 可致眉毛和(或)睫毛脱落的疾病

1. 斑秃　是一种可突然发生于身体任何长毛部位的局限性斑状脱发,包括眉毛和睫毛,但脱发区的局部皮肤正常。

2. 二期梅毒　睫毛、外 1/3 眉毛及体毛也可脱落。梅毒性脱发是暂时的,不管患者是否得到治疗,均可再生。

3. 麻风　瘤形麻风以脱眉常见,早期自眉外 1/3 处开始,先稀疏脱落后全部脱光。

4. 眉部瘢痕性红斑　特征性表现是小的毛囊性丘疹,为红斑性,通常发生于儿童期早期,好发于眉部,并可造成外侧眉毛毛囊萎缩和瘢痕性脱落。眉毛脱落伴细小的毛囊性丘疹,进行性脱落萎缩。

5. 毛囊黏蛋白病　又称黏蛋白性脱发,多见于成人。好发部位为面、颈与头皮,可单独累及眉(见图 2－29)。

6. 拔毛癖　拔毛癖为慢性、反复发作性拔掉毛发的行为。拔毛癖可能是一个单独的症状,也可与其他神经精神疾病并发,如拔毛癖并发抽动秽语综合征、寄生虫妄想、多动症、咬甲癖等。最常见的受累部位是手较容易触及的部位,如前额、颞部、枕部。单独拔眉毛与睫毛的拔毛癖也有报道。秃发区奇形怪状。

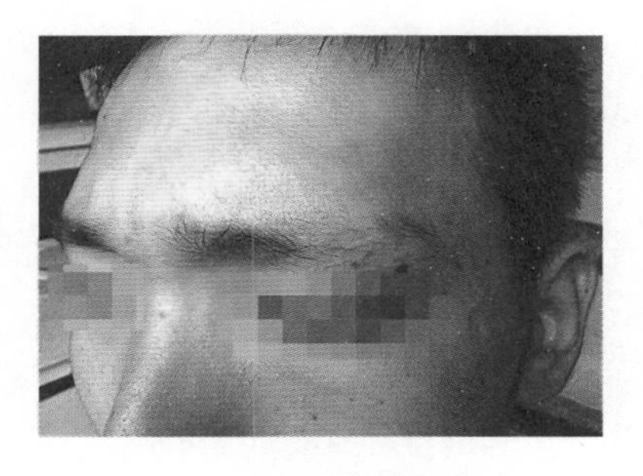

图 2－29　毛囊黏蛋白病

7. 特应性皮炎　由于剧痒导致搔抓或摩擦，可引起眉毛和睫毛部分脱落。外侧部分的眉毛常缺失或稀疏，称 Hertoghe 征。类似的情况也见于慢性湿疹、神经性皮炎等瘙痒性皮肤病。

8. 外胚叶发育不良　如少汗性外胚叶发育不良，毛囊稀疏，无眉毛，眉弓突起。

9. 免疫抑制的毛发发育不良　也称棘状毛发发育不良。多见于肾、心脏移植患者正在接受免疫抑制治疗时。临床表现为面中部密集的红斑丘疹，伴有不同程度的毛发脱落，眉毛通常受累明显，毛囊口有脆性毛囊棘刺。据称可用 3%西多福韦治疗。

10. 其他　包括红皮病、家族性眉发育不良、甲状腺功能减退症（眉外 1/3 脱落）、念珠发（脱屑可见毛囊周围红斑、毛囊角化过度）、毛发扭曲（毛发扁平，沿长轴扭曲）、早老症、Rothmund－Thomson 综合征、簇状脱发、文身肉芽肿（文眉后肉芽肿，见图 2－30）、血管瘤治疗后（见图 2－31）、外伤等，也可伴发眉毛或睫毛脱落。

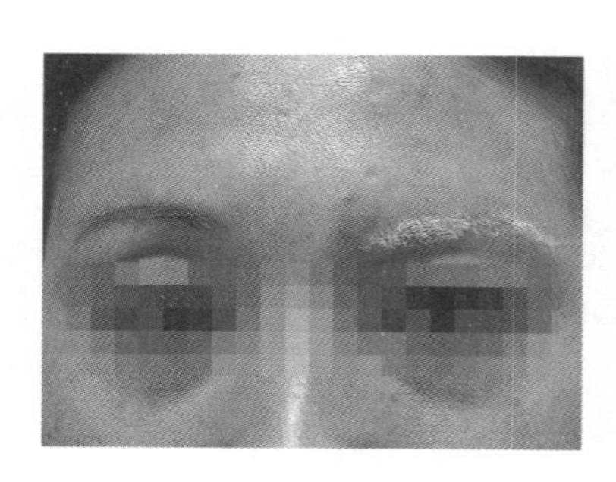

图 2－30　文眉后肉芽肿

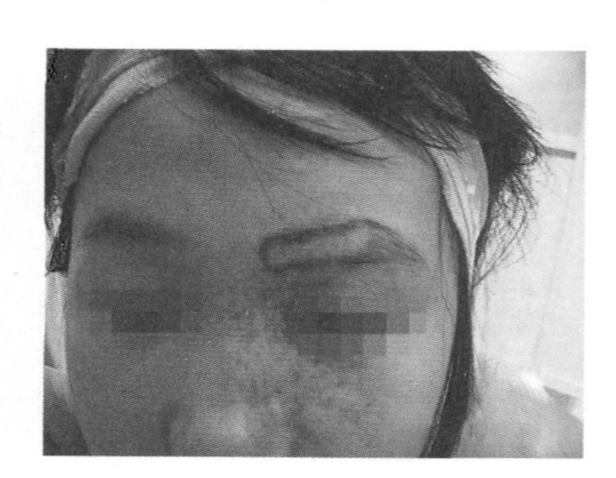

图 2－31　血管瘤治疗后眉毛缺损

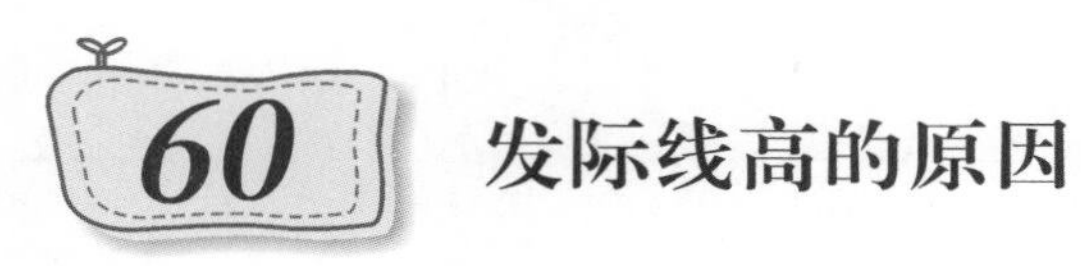

# 60 发际线高的原因

可致高发际线(高前额)的情况有：①家族性高发际：为一种遗传现象。②雄激素性脱发：常以发际线后退为表现。③牵拉性脱发：见前述。④前额纤维性秃发：表现为前额发际和眉毛发生进行性脱落。前额纤维性秃发的鉴别诊断见表2-5所示。

表2-5　前额纤维性秃发的鉴别诊断

| 疾病 | 年龄性别 | 头皮秃发的类型 | 萎缩性瘢痕性秃发，毛囊破坏 | 毛囊周围红斑/炎症 | 眉毛脱落 | 腋毛脱落 | 其他主要诊断体征 |
|---|---|---|---|---|---|---|---|
| 前额纤维性秃发 | 60岁妇女 | 额部发际退缩 | 有 | + | 有 | 有 | |
| DLE | 年轻妇女 | 多灶性皮损 | 有 | ++ | 无 | 无 | ANA阳性率50%，DLE其他表现 |
| 扁平苔藓 | 中年妇女 | 多灶性皮损 | 有 | ++ | 无 | 无 | |
| 牵拉性脱发 | — | 额部发际退缩 | 有 | — | 无 | 无 | 不规则牵引导致头发打结，不规则边缘和断发 |
| 假性斑秃 | 40岁妇女 | 多灶性皮损 | 有 | 初期(+) | 无 | 无 | — |
| Graham-Little综合征 | 30～70岁妇女 | 多灶性皮损 | 有 | ++ | 有 | 有 | 躯干及四肢滤泡角化性丘疹 |

续表 2-5

| 疾病 | 年龄<br>性别 | 头皮秃发<br>的类型 | 萎缩性瘢<br>痕性秃发，<br>毛囊破坏 | 毛囊周围<br>红斑/炎症 | 眉毛<br>脱落 | 腋毛<br>脱落 | 其他主要<br>诊断体征 |
| --- | --- | --- | --- | --- | --- | --- | --- |
| 斑秃 | 20 和 40 岁<br>达到高峰 | 多灶性<br>皮损 | 无 | — | 无 | 无 | 毛球周围淋巴<br>浸润 |
| 女性型<br>秃发 | 中、老年<br>妇女 | 额部弥散<br>性秃发 | 无 | — | 无 | 无 | 毛囊萎缩变小 |
| 家族性<br>高发际 | — | 额部发<br>际后退 | 无 | — | 无 | 无 | 毛囊变小或缺<br>失、无炎症 |

# 第三篇

## 细说养发与生发

Sometimes to cure, often to help, always to console
有时是治愈,常常是帮助,却总是抚慰
——E. L. Trudean

# 61 养发、生发的概念及其意义

从字面意思看,"养发""护发"就是保养、护理头发,有防脱、保健作用。而"育发""生发",则是促使毛发再生或促进头发良好生长的方法。

正如人们需要护肤、美容一样,养发、护发、美发也是不可缺少的,与生俱来。头发的形状和色泽,可通过人为方法进行改变,根据个人的要求进行设计,使其卷曲、拉直、发亮、变色等,创造一个令人心怡的形象。一般来说,黄种人的健康头发乌黑油润、光亮而有弹性,如果头发干枯而没有光泽、易断易分叉,甚至大量脱落,那就说明头发早就需要养护、甚至需要"育发""生发"了。

养发、护发的目的,是维护头发的数量、质量处于最佳的状态。健美的头发,首先应有一定数量。没有一定的发量,也做不出适合的发型。出汗、油脂堆积、灰尘污染、头发风化、衰老,洗头以及不适当的梳理等,都会不同程度地给头发带来伤害。一旦头发的毛小皮及毛皮质受到明显损伤,就很难完全修复,因此头发护理(养发、护发)的首要目的在于预防损伤,而减少头发损伤的最好方法就是系统地、有规律地使用优质的发用化妆品进行护理。它有助于减少头发表面的摩擦力,降低头发上的静电作用,从而保持毛小皮及毛皮质的完整性。

随着环境污染以及烫发、染发、造型等各种因素影响的增加,头发受损的概率也加大了,因此对于头发头皮的护理更要重视和加强。如果头发损失严重、出现明显脱发甚至秃发或头发头皮疾病,则需要采用育发、生发技术和方法,甚至药物、理疗、手术等进行治疗,恢复或重建头发头皮的正常状态。

美丽从"头"开始。人们对护发、美发的需求由来已久。与皮肤养护一样,人类很早就开始了利用大自然的资源来进行头发的养护。但随着社会的发展与进步,全球范围的洗发护发产品不断更新面市,各类针对头发的养护药物的诞生,养护技术和医疗手段的运用，人们对头发养护的概念和实践范畴有了逐步加深的认识，人们更注重在日常生活中调节，更注重科学性和全面性。

烫发、染发、造型都是头发美容效果十分显著的手段，但也不可避免地会给头发头皮带来一定的伤害。只有做好对头发的护理，才能补偿烫发、染发、造型等带来的损失。清洗和护发是一切头发美容的基础，只有在保持头发清洁并护理良好的基础上，根据自己的需要选择适当的头发美容方法，才能达到最佳的美发效果。

# 62 养发、护发的基本原则

如前所述，养发、护发的主要目的，是维护头发的数量和质量处于最佳的状态。毛发和头皮生物学是养发、护发、育发、生发和美发、饰发的基础，在进行一切养发、护发的实践中，在运用任何一种方法或技术之前，都必须认识和遵循头发头皮的生物学性质，并把握一些基本的原则，否则将会事与愿违。

1. 养发、护发，应从日常做起，从现在做起　头发头皮的日常养护主要包括正确洗发、护发、梳理和防伤病等环节。要把握好各个环节，重视并做好细节，养成好习惯，从现在做起，不能等到出现这样那样的问题才想到要养护头发，要长期坚持，要科学地护理头发、美发和饰发，不随意使用所谓的“偏方”“秘方”，不能用药物代替洗护产品。

2. 养发、护发，应从护理头皮做起　健康的头皮是毛发健美的基本保障。毛发是皮肤的附属器官，皮肤结构和功能的正常是毛发正常生长的最根本的保障。要注意保护头皮，维护、重建或恢复头皮头发生态环境，避免外来因素的损伤，积极防治头皮和毛发伤病。

3. 养发、护发，应从养身、养心开始　健美的头发是全身各器官功能协调、身体健康的标志，毛发的生长状态可反映出全身的健康状态。拥有健康的身体，才会有美的皮肤和美的毛发，应注意调整全身状况，保持身心健康。毛发的生长发育和代谢过程，是受人体内分泌影响和调节的，无疑人体心身健康状况将直接或间接影响毛发的生长周期。

保持良好的心态和健康的身体是维护毛发健与美的基础。学会调整心态和情绪，经常进行深呼吸、散步，做放松操，可消除疲劳。头发的生长需要一定量的能量和营养，要合理搭配饮食结构，注意营养均衡，少食辛辣、油腻食物。戒烟，少饮酒。正常作息，不熬夜，保证睡眠时间(晚上 10 点至早上 6 点)和睡眠质量。

4. 养发、护发，应从娃娃抓起　要重视对儿童的教育，让孩子了解毛发养护与疾病防治相关知识，学习正确洗护方法，从小树立科学的养发护发理念，养成主动意识和良好的行为习惯，规避不良行为。

5. 养发、护发，还应遵循个性化原则　应根据自己发质特点，并依据身体状态及季节不同做出适当调整，不能人云亦云，也不能崇洋媚外。应学会如何判定自己的发质，正确选用发用化妆品和洗护、美发、饰发方法。

# 63 健康的秀发,从头皮开始

健康不仅仅是没有疾病或体格的虚弱,而是身体的、精神的以及社会幸福的完满状态。世界卫生组织(WHO)提出了健康人的10条标准,其中,“头发有光泽、没有头皮屑”是10条健康标准之一。可见,头皮和头发状况已成为人体健康的重要指标。要达到“头发有光泽、没有头皮屑”这样高度概括的一句话,其要求是基于必须要拥有健康的头皮。

健康的头皮应该没有任何头皮疾病,也无瘙痒、油腻等症状,头皮皮脂分泌适中,所有毛囊皮脂腺单位在头皮健康生存,可为头发的生长提供良好的环境和充足的营养,让秀发健康靓丽。头皮的微生态环境稳定,没有头皮屑产生,为健康头发的生长提供条件。

古人云:“皮之不存,毛将焉附?”。毛发的发生、发展与皮肤息息相关。头皮是皮肤的一个重要组成部分,是头发生长的基础,为头发生长的土壤。从解剖结构上,毛发植于皮肤之中,任何皮肤生理病理变化都势必会对毛发生理状态造成影响。头皮不同于身体其他部位的皮肤,聚集了10万~15万个能够产生毛发的毛囊;不仅如此,毛囊还同错综复杂的神经网和血管网紧密相连,使得头皮与头发共同成为一个相对独立、较为复杂的微生态环境。

毛乳头深入毛球下端,与真皮鞘相连,一起包绕着毛囊。为毛发、毛囊提供营养,产生神经内分泌调节信号,从而调节毛发的发生、发展。临床可见,即使头皮外观上完全正常,但由于血管、神经功能紊乱,也可以严重影响头发的生长。皮肤末梢神经功能失调,引起毛细血管持久性收缩,可造成毛乳头供血障碍,导致毛发营养不良,甚至脱发、秃发。

毛周围结构——皮脂腺,其开口于毛囊漏斗部,与毛囊一起构成“毛囊皮脂腺单位”。皮脂分泌功能对毛发的发育生长亦有着非常重要的影响,影响发质的状况。如皮脂的过分溢出可导致头皮油腻、瘙痒,过分发达的皮脂腺可导致毛发的生长期缩短、终毛毳毛变,从而引起非正常脱发。

健康秀发从头皮开始。其实，保护头发及头皮的健康并不难，日常生活中良好的生活习惯、科学的护理方法，就可以起到明显的效果。但在我国，人们的头皮健康状况不容乐观，如最常见的头皮屑问题就影响着超过一半的成年人。在我国东西部之间、城乡之间，头皮健康水平的差异尤为显著，部分地区头皮健康的落后状况亟待改善。其关键在于对毛发养护科学性和全面性的理解与实践，认真做好头皮的清洁和头发的营养，正确饰发，纠正一些不利于头发和头皮健美的生活习惯。

保护头皮，维护、重建或恢复头皮头发生态环境。头皮头发生态环境包括 pH 为 5.5～6 的弱酸性的理化环境和微生物群相互制约的生物环境。头皮与头发的关系，甚似“土壤与庄稼”。机体状态代表毛发的大环境，庄稼人首先要靠天吃饭；施肥的同时，要注意“驱虫”“去杂草”，还要注意防治“化学污染”。如可选择弱酸性洗发液，更换洗发液，选择小包装产品，酮康唑洗液或硼酸溶液＋庆大霉素湿敷等方法调节头皮的理化环境。

积极防治头皮和毛发伤、病。头皮外伤、烧伤或发生器质性病变，如炎症、增生、萎缩或瘢痕、肿瘤等，都可损伤或破坏毛囊，甚至导致永久性瘢痕性秃发。要避免各种外来因素的损伤，要科学地美发和饰发，纠正一些不利于头发健美的生活习惯。还有一些系统性疾病亦可伴发或引起头皮或毛发疾病。防治这些疾病应有整体观念，既注意局部用药，不用力抓、挠头发和头皮，也应重视全身的调理，才能收到良好的效果。

# 64 如何判断自己的发质?

人的发质不尽相同,有的人头发呈油性,有的人则呈干性。一般来说,人的发质可分为以下几种。

1. **中性头发** 中性头发属于最理想的头发类型,是健康正常的头发。此型头发柔滑光亮,不油腻,也不干枯,容易吹梳整理。如符合以下条件,就可以评判为中性头发:①没有皮脂又不干燥;②既没有烫发又没有染发或漂白;③头发定型没有困难;④大多数时间可以看到头发是有亮泽的。

2. **油性头发** 油性头发的人,头皮的毛囊皮脂腺特别活跃,分泌出来的皮脂相对较多。油性头发有如下特点:①柔软而无力;②经常粘在一起;③造型困难;④洗发后头发很快又变得油腻,且很容易变脏。此型头发油腻发光,似搽油状,发干直径细小而显得脆弱。虽然较多的皮脂可以保护头发,使其不易断裂,但细发所需皮脂覆盖的总面积较小,因此皮脂供过于求,头发常呈油性。

3. **干性头发** 头发缺乏皮脂或水分,容易形成干性头发。如符合以下条件,就可以评判为干性头发:①没有光泽;②让人感觉到干燥和粗糙;③容易缠结;④梳理困难;⑤已经化学处理,如烫发、染发等;⑥容易末端开叉;⑦因为干燥而卷曲。干性头发必须选择专为干性头发设计的香波和护发素。此型头发皮脂分泌少,没有油腻感,头发表现为粗糙、僵硬、无弹性、暗淡无光,发干往往卷曲,发梢分裂或缠结成团,易断裂、分叉和折断。日光暴晒、狂风久吹、空气干燥、强碱肥皂等,均可吸收、破坏头发上的油脂并使水分丧失。含氯过多的游泳池水以及海水,均可漂白头发,导致头发干燥受损。

4. **混合性头发** 此型头发干燥而头皮多油,或为同一根发干上兼有干燥及油腻的特征,常伴有较多的头皮屑。有头皮屑烦恼的人应该选择含有去屑有效成分的香波和护发素。

5. 受损发质　此种头发主要由于烫、染不当造成，摸起来有粗糙感，发尾分叉、干焦、松散不易梳理。据调查，受损发质由于香波（洗发精）选择不当造成者约占25%。

一般来说，头发的类型由身体产生的皮脂量决定，不同的发质有不同的特性。其实，要想知道自己的头发属哪种类型发质，简单的辨别方法是在洗头的翌日观察头发。如果看起来软塌塌的，摸起来油油的，就属油性头发；如果头发柔顺，便属于其他型发质。

# 65 头发的日常护理

想拥有理想完美的头发，就必须从日常的养护开始，从娃娃抓起，从现在做起。头发的日常养护主要包括正确洗发、护发、梳理和防伤病等环节。

1. 洗发　主要是为了保持头发和头皮的清洁。因为头皮被头发覆盖，日常的尘埃和头皮屑都堆积在此，如果不及时洗发，皮脂的排除就会受阻，引起头发脱落或折断，毛囊发炎，甚至感染化脓。因此，要及时清洁头发和头皮，并正确洗发。根据自己头发的性质来选择洗发产品，一般人可用中性洗发产品，干性头发的人可选用含蛋白的洗发产品；油性头发的人则宜使用弱酸性的洗发产品。水温要合适，水过冷，洗不干净皮脂污垢；水过热，又会破坏头发的蛋白成分，使头发失去弹性和光泽。

2. 护发　其目的是维护头发良好状态、修复头发损伤。首先，护发要科学，使用合适的护发产品可直接给头发提供营养，适合的才是最好的，不要一直使用某一种洗发剂或护发素。如方便，可定时做一些特别养护。其次，头发由角蛋白构成，含有甘氨酸等多种物质和铁、锌、铜等微量元素，因此要注意补充含蛋白质的食物，同时注意食物的多样化。头部按摩，能加强头部血液循环，为头皮头发提供氧和营养物质，排除代谢产物及毒物，使头发变得滋润、光亮。

3. 梳理　每天整理头发，保持头发整齐、清洁；要常梳头，至少早晚各 1 次，不宜用尼龙梳子梳头，推荐使用黄杨木梳或牛角梳；梳头尽量从发根缓慢向发梢梳，动作轻柔，不硬拉，不逆向梳理。通过梳头还可以达到按摩效果，可以作为一种习惯，坚持进行。

4. 防伤病　无须多言，健美的头发，不能伤病。风吹日晒、冷、热、潮湿、出汗、灰尘、衰老、不规则作息以及不正确洗发、护发、美发、饰发等等都可损害头发。因此，首先要防晒，尽量减少烫发、染发、造型，尤其不做怪异造型。不强留长发，每 2 个月左右修剪 1 次发梢。不要经常使用吹风机。不长时间戴帽子、头盔等，及时清洁、护理头发。

总之，要做好头发的日常护理，必须把握好各个环节，重视并做好细节，养成好习惯，从现在做起，不能等到出现这样那样的问题才想到要养护头发，要长期坚持。

此外，还需依身体状况、生活特殊情况以及季节等情况做适当调整。一年之中，随着季节的变化，温度和湿度的改变会影响发质状态，影响毛发的生长。因此，洗发、护发也应有适当的调整。

春天气温变化大，温、湿度的变化，使头发在极干、极湿交替的情况下更易受伤害。可常用有保护性的洗、护产品，帮助秀发滋润。

夏天天气炎热，日照强烈，皮脂腺、汗腺分泌增多，洗浴次数多。要多饮水，注意防晒，最好是戴帽子或打遮阳伞。游泳后立即洗发、护发。

秋天天气变得干燥，皮脂腺、汗腺分泌功能变弱，应减少洗头次数，注意补充头发水分、油分。

冬天天寒地冻，头发易干、变脆。应给头发以额外滋养，头部按摩，尽量避免饰发的损伤，如烫发、染发、电吹风（热风）等。在饮食方面，应注意食用高蛋白及油脂稍多的食物，有利于毛发的滋润。

# 66 洗 发

头发的养护,从正确的洗发开始。但现今人们把洗发、护发的步骤搞得太复杂了。其实,洗发、护发的主要目的,一是清洁,二是让头发变得柔顺。洗发不能也并没有一个标准的程序。有人洗的时间长,有人次数多,有人早上洗,有人晚上洗,只要自己觉得舒服,都是可以的。有人担心多洗会把头发洗掉,假如头发如此脆弱,那也就不只是洗发的问题了。

但洗发还是有一些讲究的,如果洗发方法不当就可能损伤头发、头皮。①洗发水的选择:最好是用水质清洁的淡水、软水。而不直接用江河水、井水和泉水等硬水。②水温:一般洗头的水温以 40℃左右为宜。③洗发频次:依发质、季节、工作生活环境等确定,过频或不当的洗发是不适合的。④选用适合自身头发的洗发香波,并及时将其冲洗干净。

洗发香波作为产品已家喻户晓了。但值得指出的是,应将适量洗发香波倒入掌心加水轻搓,起泡沫后方可接触头皮和头发,双手接触头发时不要过分用力搓揉头发,因为湿发脆弱易受损伤,若能顺头发自然下垂姿势洗发更佳,洗完后用护发素,必要时加用滋润精华素。

干性头发皮脂分泌量少,洗发周期略长,宜选择温和营养的洗发用品;油性头发皮脂分泌多,洗发周期略短,可选择去污力略强的洗发用品;中性头发皮脂分泌量适中,选择中性柔和的洗发用品。

头发洗好后,干发的技巧也很重要。湿的发脆弱易损,故干发时宜用干毛巾按压拍干,或晾干、晒干。不宜用毛巾搓擦;电吹风的高热对头发有损伤作用,使用时吹风温度宜低不宜高;过于潮湿和干燥的头发都不宜吹风烘干,最好让头发自然干燥。

值得提倡的是,头发脏了要及时洗。如果晚上洗发,应等头发干后再入睡。

优质洁发剂的特点:①易于在头发上均匀分布渗透;②可迅速被水冲净;③能很快去除头垢;④对头皮无刺激性和过敏性;⑤冲洗后头发上没有残垢、碎屑和不溶脂皂;⑥洗头后头发柔顺光洁,易于梳理;⑦泡沫适中,手感滑润,气味宜人;⑧非洁发作用的添加剂少;⑨液体稀薄而透明度较高,底部无沉淀物;⑩用量少,价格适中。

# 67 您还用梳子梳头吗？

民间有这样一种说法，为什么女性多比男性长寿，是因为女性每天都在用梳子梳头。虽然这种说法尚无科学依据，但众所周知，梳头不仅可将头发梳理通顺，编饰出美丽的发型，还可进行头皮按摩，改善头皮血液循环，促进头发生长，对防治白发、脱发也有一定的作用，还有某些身体保健作用。

1. 梳子的选用　梳头所用梳子应有讲究，选择梳子的材料很重要，但关键是梳齿必须排列均匀、整齐，间隔宽窄合适，不疏不密。此外，梳齿的尖端要圆钝，不可尖锐，以免损伤头皮。不少头皮炎症及感染性疾病都与头皮轻微损伤有关。建议选用牛角梳或木梳，尽量不使用容易产生静电的塑料梳子或金属梳子。

2. 正确梳理　梳发时，要顺头发自然下垂方向分段梳理，将头发梳通。分段梳理是指先梳远端发梢段，后梳理近端发根附近头发，并能解除纠缠。梳理中用力要均匀，勿用猛力粗鲁梳理，不要拉扯头发。不可逆向梳理头发，逆向梳理会损伤毛鳞片，造成头发像飓风过后的惨象。

3. 要勤梳头　空气中的灰尘和细菌附在头发上，与分泌的皮脂混合在一起形成皮屑和污垢，导致脱发和病灶。至少每天早晚各梳头 1 次。如果每天早、中、晚都能梳头 50 次左右，能对头发、头皮造成轻微的刺激，改善血液循环，促进新陈代谢和皮脂分泌，保持头发的生机。

4. 用手指梳头　用双手的十指梳理头发，既不会伤到头皮，还能对头皮进行按摩，经常按摩头皮，能促进血液循环，使毛乳头得到更多的血液供应，使毛球部的毛母色素细胞营养充分，促进黑色素颗粒的合成，促进头发健美。

5. 洗头前后要梳发　洗头前，要先用宽齿梳子将头发梳通、理顺。洗头时，用温水彻底淋湿头发，水温控制在 40℃左右。清洗时，不要用力摩擦头发，也不要用梳子用力拉扯头发，因为发根经热水浸泡后很脆弱，头发容易被拉掉。待头发大致干后，要及时梳顺头发。

## 护发与护发产品

护发的概念在秦汉时期已见雏形，是养护头发的重要一环。其原理是将护发成分附着在头发表面，润滑头发表层，减小摩擦力，从而减少发生或在一定程度修复因梳理等引起的头发损伤；护发成分形成的保护膜可以减缓因湿度变化带来的头发内水分含量的变化；另一个作用是防止或减少头发静电现象的发生。护理后头发显得柔软光泽、有弹性、易于梳理，兼有修饰和固定发型之作用。

护发的关键是，选择优质的产品及正确使用产品。护发产品种类很多，一般有护发素、发蜡、发乳、发油等 4 大类。目前普遍应用的有复合型和单一型。复合型是集营养、护发、固发三合一的功能型。

护发素：是一种洗发后使用的，能保护头发和补充营养，促进头发健康的护发用品，它对头发具有极好的调理和保护作用。

发油：也称头油。用来补充头发的油分，增加光亮度，起到滋润、养发的作用，还有一定的整形功能。

发蜡：是油、脂和蜡的混合物，用来滋润头发，使头发具有光泽并保持一定的发型。更适用于干性头发保养。

发乳：主要用于补充头发油分和水分的不足，使头发柔软、光亮，并有适度的美发效果。适用于各种性质头发的保养。

焗油：是通过蒸气将油分和各种营养成分渗入发质内和发根，起到养发、护发的作用。

护发产品可养护头发，但选用不当，则可能损发。因此，在选用护发产品时，要根据自己的发质、肤质选用护发产品。使用前，要了解该产品的成分、特点、功效和注意事项，严格按产品使用说明书使用，不可随意施用。要掌握该产品的施用程序和方法，随时检视发质及头皮的变化，注意施用中的反应和用后效果，若头皮或头发出现异常现象则应立即停用。

不同种类的护发产品不可同时施用。并必须在洗发剂冲洗干净后方可施用，避免出现化学反应而影响功效或损伤头皮、头发。要掌握好护发产品的用量和施用时间。用时取产品于手掌上，然后用手掌将其涂在头发上，或用梳子轻梳，并轻轻按摩头部，使产品进入每一个部位。对较粗且干燥的头发，可多用些；对细发则少用些。护发产品在头发上保留一段时间后，应清洗干净，然后梳理头发。对洗净后的头发施用养护剂、护发素、摩丝等，用量宁少勿多，越是稀薄、均匀越好。

干性头发和受损头发，应注意补充毛发的油分和水分。每日按摩头部 10～15 分钟，促进血液循环，供给表皮营养，促进皮脂腺的分泌。洗发后用少量橄榄油。每周做 3～4 次头部按摩，每次 10～15 分钟。

当毛发生长到一定的长度，发梢就会出现分叉的现象，定期修剪可避免这种现象的发生，使发丝保持健康的状态。同时，定期修剪还可刺激毛发细胞的新陈代谢，刺激毛发的生长。

护发效果的好坏可体现在以下几个方面：①头发是否不干枯、没有静电；②头发是否易于梳理；③头发是否柔软、顺滑、湿润；④头发是否没有飘发及乱发，易于整理及成型；⑤头发是否有光泽；⑥头发是否强壮、有弹性，不易断裂。

当前护发产品更高效，追求产品的速效性与持久性，更多地着眼于保养和护理而不是受损后再修补，可满足消费者的不同需要。

# 头部按摩

头皮按摩是一种方便、有效、利于头发保健和美容的方法，也是一种传统的头发保健法，在民间广为流传。通过反复揉擦、按摩头皮，可以促进头皮的血液循环，改善毛囊营养，有利于头发的生长，使头发亮泽、质地柔韧，并可防止头发变白、脱落，延缓衰老。

简单易行的方法有两种：

一是用手指按摩：将手的五个手指略微分开，从前发际开始向头顶，稍加用力做螺旋揉动；再由头顶揉向枕部，然后由两鬓向头顶分别按摩左右两边头皮，各做20～30次，每天早晚各1次，不仅能使头发健美，而且还有助于消除疲劳。

二是每晚睡觉前用梳子梳头：用梳子从前额发际开始，从前至后梳到后发际下，再由鬓角经过外耳梳到后颈肌两侧的边缘，如此反复，各梳20～30次，不宜超过50次。

头部按摩时，需注意：

1. 要坚持每天按摩，尤其是当感到有精神压力、精神紧张或头皮紧绷时，更需要按摩。

2. 按摩时，只能让手指触及头皮，而不要使用整个手掌，否则会使头发缠结或被拔出。

3. 按摩的部位，应该是头皮，而不是头发。按摩实际是揉动，要像揉面团那样按摩头皮。

4. 在按摩头皮前，可以选择适当的发乳涂于发根处，干燥型头发宜用含蛋白质的发乳，多油型头发则用柠檬发乳。

5. 可自己进行，或由其他人帮助进行。

6. 按摩时，切勿搔伤或抓破头皮；头皮若有破溃或炎症时，不宜进行头皮按摩。

# 70 干性头发的护理

干性头发是由于缺乏皮脂或水分使头发显得干燥的一种较常见的头发类型。干性头发常干枯无光、容易缠结成团、容易卷曲或发梢分裂、僵硬、弹性极低。拉力试验是测试这种头发性质的一种简便的方法，健康的头发一般可被拉长其长度的25％～30％，而干性头发拉长的长度往往＜25％。

干性头发多数是后天护理失误造成的，有些人由于过多的日晒和干燥的风吹(包括电吹风)使头发干燥，有些人出现干发现象后采取不当的护理方法，如减少洗发次数、期待自然分泌的头油集结起来滋润头发，结果产生大量头垢，甚至堵塞毛囊中的皮脂腺，造成头发更加干燥。还有一些人可能与遗传、年龄、疾病因素有关，其皮肤和头发都显得异常干燥。良好的护理可使干性头发重新润泽光亮。

对于干燥的头发，可以定期焗油或在家里做简单油浴。如选用优质的植物油或橄榄油，加热至微温后倒于手心，搽到头发分缝处并沿整个头发往下擦，使油均匀分布，然后再分头发，每次分缝间隔 2～5 cm，依次进行，直到所有的头发都被温油浸染。用手指搓揉头发 5 分钟，将油按摩进去，按摩后，用毛巾把头包起来罩上浴帽，至少要让油在头发上停留半小时以上，让油充分发挥作用。这种方法可以油润发干和减轻外皮粗糙，并使发干尽可能地吸收油液，使头发保持适度的含水量，从而使头发变得润泽。油浴可以视头发的干燥程度每周做 1～2 次。

如干燥的发梢已分叉，最好将分叉部分剪掉，然后用弱酸性的护发用品，每天用木梳或牛角梳将头发梳理整齐，帮助油脂均匀地分布于整根头发。干性头发较易缠结，洗发时应特别注意，不可用双手在整个头发上搓揉，而要舒缓地任水流冲洗干净，然后用适量的护发产品将头发渗透，保留 5～10 分钟，再耐心地慢慢梳理。梳头时，应从发根梳起，逐步梳向发梢，否则会拉断头发，甚至连根拔出。梳顺之后,再用轻缓的水流将头发梳洗干净,最后将头发彻底梳通。

调整饮食,多食富含油脂的食物,这和皮肤的养护不冲突,因为一般干性头发的人皮肤也呈干性。多吃蔬菜和水果,尤其是一些干果,如核桃一类的营养丰富的食物。限制食盐的摄入。适时清洗头发,选用滋润的洗发露或护发素;外出时,应注意防晒,防止紫外线对头发的伤害。没有特别的需要,尽量不使用电吹风,不进行电热卷发,尽量使湿发自然晾干。平时多按摩头皮,改善头皮微循环。

# 71 油性头发的护理

油性头发多是由于头皮的油脂分泌过多而使头发油腻的一种类型。油性头发在洗发2天甚至次日后，头发就有油性粘连，发根有鳞屑，容易头痒，使人很不舒服。与干性头发不同，油性头发的产生多与遗传、内分泌有关，头发细的人头油较多。此外，头发多油还与精神压力、生活习惯有关，生活不规律以及经常进食辛辣、高脂食物、过度地梳理都可使油脂分泌增加，使头发油腻。

对油性头发的处理，关键是调节生活习惯，选用正确的洗发方式和适宜的洗发用品。

尽量避免诱发加重皮脂分泌的因素，养成良好的生活习惯，注意休息。饮食清淡，少吃辛辣刺激、高脂肪食物，多饮水，多吃新鲜蔬菜水果，荤菜以低脂蛋白质为宜，同时尽量忌食油炸食品，少食黄油和奶酪及奶油食品、腌制食品。注意清洁头皮，尽可能每天洗发，每周不少于3～5次，以保持头发的清爽洁净。不要用过热的水洗发，以免刺激油脂分泌。发乳或头油只宜涂在发干上，不要搽在头皮上；宜以疏密适当的梳子代替发刷，且只梳理发丝。

细而油腻的头发常不能做成满意的发型而且也难保持，为能较妥善地解决这个难题，需采用一种特别的洗发方法，洗发前将头发完全浸湿，将护发剂涂抹到湿发上，用量比平时护发多50%，按摩1分钟再用清水冲洗，但无须完全冲净，让少量护发剂保留在头发上用梳子梳通头发，再用洗发剂洗1次并彻底冲洗干净。这样可以使细发变得清洁、光亮和柔软，而且易于护理和制作发型。

随着年龄的增长，人的发质可发生变化，油性头发可能会自然地趋于干燥，这时，就需要按干性头发的方式来进行护理。

# 72 如何摆脱头皮屑的困扰？

在求职面试、宴会或坐地铁、公交车时，被人看到你有头皮屑散落在体面的衣服上，会是很没面子的事，常会被误认为你不够讲卫生甚或懒惰。头皮屑是存在于人类头皮上非常普遍的苦恼，在与人交往时常会给人带来尴尬和扫兴。

头皮屑，在很长时期被认为仅仅是美容问题，其实更是临床皮肤科关注的热点。主要表现为头皮或头发上过多的细小白色或灰白色鳞屑，通常是局限性的，可聚集成片，或散在分布。一些人的头皮在青春期或青春期后变得非常油腻时，表现为黄色油腻性鳞屑，且不易剥离，常伴有头皮瘙痒。

头皮屑在成人中非常普遍，发生的高峰在20岁左右，随后的几十年发病率一般会慢慢下降。有报道，将近50%的人一生中至少有一段时期受头皮屑困扰。但个体的严重程度和持续时间不同。在青春期之前，头皮屑不大会被发现。儿童通常不会出现头皮屑，如出现头皮屑增多则要排除特应性皮炎、银屑病、真菌感染或头虱等疾病，或是长期扎紧辫子引起的管状发鞘。

近年来，头皮屑被认为是一种独立的疾病。越来越多的证据表明，马拉色菌感染与头皮屑增多有关。此外，细胞生长抑制剂治疗有效的事实证明表皮增生过快也是头皮屑增多的原因之一。有很多皮肤病会伴有头皮鳞屑，特别是银屑病、脂溢性皮炎、湿疹等，此为症状性头皮屑增多。

在脂溢性皮炎多伴有炎性红斑，且瘙痒更为常见和明显。出现严重、很厚而明显的白色云母状鳞屑时需要排除银屑病。大量黏着性的、银色石棉状鳞屑与头发融合在一起，往往提示石棉状糠疹。应用Wood灯检查头皮，对诊断头癣非常有帮助。头虱很容易被误认为是头皮屑，对任何年龄的患者，如有持续的剧烈瘙痒，需要排除头虱。

值得注意的是，在过度的阳光暴晒以后可以观察到头皮屑明显增多。此外，用力梳头、过度洗头、头发的摩擦、某些美发用品以及环境中的刺激物均可引起头皮炎症，进而诱发或加重头皮屑，精神压力也会诱发或加重头皮屑。

有规律地使用去屑产品特别是含抗真菌产品后，可明显减轻头皮屑症状。同时注意头发和头皮的护理可取得较好效果，洗发与护发应同时进行，每1～2个月更换洗发与护发用品，建议3～4种轮换着用。发用化妆品性质要温和，没有刺激性。洗发次数要适当。调节饮食，多食蔬菜、水果，限制高脂饮食，忌食刺激性食物，避免精神过度紧张，防止皮肤外伤如搔抓、暴晒，保持足够的睡眠等，也有益于减轻头皮屑的困扰。对头皮屑加以处理在防止和治疗脱发上也具有重要意义。

# 73 染发的利与弊

头发已成为健康和性感的代名词。在地铁车厢，抬头看看，每个人的发型都不一样，头发被染成各种颜色的都有，特别是年轻人。染发，即利用化学物质人为地改变头发本来颜色，是一种头发修饰艺术。变换头发的色彩，可使发色更具有特性和魅力，也可帮助一些早生华发者掩饰白发。

染发，可分为暂时性染发、半永久性染发、永久性染发和头发漂染等。但无论哪种染发，其实都是将人工色彩加到头发上，或者漂淡头发的颜色。染发时，先由染发剂中的碱性成分把头发表层的毛鳞片打开，使人工色素进入头发的毛髓质，与天然色素中的一部分相结合，形成想要的颜色。

有的染发剂含金属粉，会在头发的表层形成一层膜，从而改变头发的色彩。如含有银，头发会变绿；含有铅，头发会变紫；含有铜，头发会变红。在通常所用的染发剂中，多含有对苯二胺，有些人用后可能会发生过敏反应。因此建议，应在确认无不良反应之后才可使用。染发前，取少量将要使用的染发剂涂在手臂内侧或耳后一处皮肤上，保留 24～48 小时，如局部出现红、肿、痒等不良反应，说明对该染发产品可能过敏，不能使用。

染发和烫发，虽然可以改变头发的颜色和性状，满足人们求美的心态，但头发大约以每天 0.35 mm 的速度生长，头发的不断更新，意味着无论做成多么漂亮的发型、颜色，这种改变都是暂时的，且大部分的染发和烫发产品中都含有对人体有害的化学物质，如有些染发剂中含有铅，长期使用会使毛囊发生慢性铅中毒，引起脱发。所以，烫发和染发，容易损伤发质，使头发干燥无光泽、纠缠易打结、脆弱易折断，甚至可导致慢性中毒，危害身体健康。因此，不推荐烫发、染发，或至少应延长染/烫间隔时间，减少染/烫次数。

此外，染发后，应避免立即烫发，避免日晒，并注意正确选用洗发和护发产品。建议使用专门针对染发的酸性洗发水和护发素，且洗发时间不宜过长，游泳时不让头发漂浮在水面。电吹风的热会加快色素脱落，因此尽量不用电吹风。

# 74 如何预防染发过敏

染发过敏，又称染发皮炎，是由于在染发过程中接触染发药水而引起的皮炎，属接触性皮炎的一种。可发生于接触染发药水的染发者、理发师和美容师等。发病部位主要在头皮及其周围皮肤或手。

皮疹可出现在首次接触染发药水后的 4～25 天，但重复接触可在 1～2 天内发生。主要表现为红斑、水肿，严重者可出现水疱、大量渗液，感觉明显瘙痒，如不及时治疗可出现糜烂、继发感染，甚至引发全身自家敏感性皮炎。

各种染发剂皆含有多种甚至几十种化学成分，最常见是对苯二胺过敏。据美国食品和药物监督管理局统计，每一品牌染发剂，每万人使用，其中有 152 个人有不良反应。初次染发时，有必要先做皮肤过敏试验。

尽量不染发或少染发，3 个月内避免反复染发。如需染发，得去正规的美发店，选择正规产品；使用前应仔细阅读说明书，了解其成分、产品应有卫妆准字号，还要了解生产日期和有效使用期等。

在染发前，应先做皮肤试验，即在耳后或手臂内侧的某一处，用准备使用的染发剂涂在上面，范围约一个 1 角钱硬币大小，保留 24～48 小时。如果此处皮肤有痒感或刺痛感，并出现红斑、丘疹、水疱、糜烂或红肿等不良反应，说明对此染发剂过敏，不能使用。

染发前，还要注意检查头皮有无伤口、毛囊炎等。若有，则不宜染发。在洗头和染发过程中，避免抓破头皮。尽量缩短染发剂在头上停留的时间。染发后，用清水彻底洗净头皮及周围皮肤，以免残留染发剂。双手沾有染发剂，一定要用肥皂或碱性的洗发香波清洗干净。

已知对某染发剂过敏，但由于特殊的需要如结婚、就业、社交等原因，不得不染发时，可在染发前后 3 天每天服用泼尼松片 30 mg，分 3 次口服，或口服西替利嗪等抗组胺药，以预防严重过敏反应发生。对苯二胺过敏者，还应避免接触含偶氮和苯胺的染料以及某些药物如氢醌、磺胺、普鲁卡因、苯唑卡因等。

# 75 烫/染发后，头发的护理

烫发是采用化学或物理的方法使天然的头发卷曲以便各种发式造型的一种技艺。目前，烫发的方法主要有两种——热烫和冷烫。无论哪一种烫发，其原理都是通过高温或化学药剂使头发的细胞结构发生化学或物理的变化，使之按照发型要求重新组合。烫发总会对头发和头皮有不同程度的损伤。为了保护头发，烫发后的护理尤为重要。

染发是利用化学物质人为地改变头发本来颜色的一种技术，是人们在追求美的过程中诞生并发展起来的头发修饰艺术。染发的种类可分为暂时性染发、半永久性染发、永久性染发和头发漂染等。无论哪种染发，其实质都是将人工色彩加到头发上，或者漂淡头发的颜色。染发时，首先是由染发剂中的碱性成分把头发表层的毛鳞片打开（头发上的鳞片遇碱即会张开），然后使人工色素进入头发的毛髓质，与天然色素中的一部分相结合，形成想要的颜色。这些碱性成分对头发表层的毛鳞片有很强的破坏作用，很容易造成毛鳞片脱落、水分流失，染过的头发都比较粗糙，缺少光泽失去弹性，因此应加强染发的头发护理。

1. 选择适合的洗发用品　选择含有蛋白质的洗发剂，可渗入到毛皮质层，补充头发所需的营养；酸性洗发剂或蛋白含量高的洗发剂可以在头发表面形成一层保护膜，头发显得柔软、光泽、富有弹性；食醋有杀菌作用，食醋洗发可去污止痒，使头发柔滑亮丽。目前市面有专门针对染后头发的酸性洗发水和护发素。

2. 采用正确的洗头方法　避免洗发时间过长或漂洗，避免游泳时头发漂浮在水面。头发表面的毛鳞片的每一间隙都会因吸水而扩张，最多可比原来间隙多出20%的空间，这将使染发剂中的色素分子流失，发生褪色现象。

3. 采用正确的干发方法　自然干发有利于护发，应尽量少用或不用电吹风干燥头发。电吹风的热会加快色素脱落，尽量不用电吹风，或在吹风之前涂一些护发品，以保护头发的色素使其稳定。

4. 定期油疗或焗油　焗油已经成为许多女性熟悉并使用的日常护发方法。

5. 每天梳头　每天梳头可以避免油脂的聚集，也可以促进头皮的新陈代谢、增进血液循环，促进头发的生长。

6. 控制烫发时间　每次烫发的时间不宜过长，有些人以为烫发时间长，发型保持的时间就长，其实是错误的。同时，两次烫发间隔的时间不宜太短，尤其是第一次烫发后。此外，要避免染发后立即烫发，烫发剂的碱性很强，对人工色素有破坏作用，造成色素流失和失去光泽。

7. 应注意防晒　阳光和氯气等环境因素会造成染发剂中的色素分子分裂成更小的体积，这些体积变小的色素分子从毛鳞片中流失，造成染后的秀发褪色。

总之，染发和烫发虽然可以改变头发的颜色和性状，满足人们对美的心理需求，但头发以每天 0.35 mm 的速率生长，头发的不断更新意味着无论做成多么漂亮的发型、颜色，改变只是暂时的，且大部分的染发和烫发产品中都含有对人体有害的化学物质，如有些染发剂中含有铅，长期使用可使毛囊发生慢性铅中毒，引起脱发。所以，染发和烫发，轻则损伤头发发质，使头发干燥无光泽、纠缠易打结、脆弱易折断，重则形成慢性中毒，造成身体的损伤。因此，尽量不烫发、不染发，或至少增加间隔的时间，减少烫发和染发的次数。

# 76 头发也需要防晒

头发和头皮是最常暴露于日晒的部位。

众所周知，紫外辐射会损害毛发纤维。日照可引起头发干燥、表面粗糙、力度减弱、颜色变淡、无光泽、变硬变脆。染过的头发，也很容易在晒后褪色。毛发的光化学退化是毛发蛋白和黑素共同受损导致的。毛发蛋白的降解是由 254～400 nm 波长的紫外线诱导的毛干中含硫分子的氧化作用引起的。多肽链的酰胺氧化反应也会发生，产生羰基。这一过程又被称之为光黄化。

氧黑素见于长时间暴露在日光下的人类毛发。氧黑素是一种黑素氧化的光降解产物。这种光降解黑素的出现会降低头发的美容价值，影响染发的着色等。氧黑素的数量可以反映毛干光老化的程度。

无色素毛发较有色素毛发对紫外线诱导的损害更敏感，也就是白发和灰发对紫外辐射的损害作用比年轻的有色素毛发易受伤。虽然染发对毛干有害，但是增加的毛干色素的光防护作用也许能抵消部分损害。

日晒，可致头皮皮脂分泌旺盛，头发的状态也将有所改变，发质也会变得很脆弱，因此要注意头发防晒。

最直接、最有效的防护是戴太阳帽或围巾、打太阳伞。其次，是注意头发护理措施，如要避免使用含乙醇或甲醛的产品，以免头发变得更加干枯。可选择含薄荷清凉成分、温和保湿的天然产品，但头发护理产品提供的光保护是很小的，且要注意看是否有保护指数(KPF)的标识。KPF 代表对头皮层的保护程度。KPF 指数分为 10 级，一般可选择标有 KPF 指数 2～3 级的护发产品。此外，可使用免洗的保湿润发露，锁住头发的水分。将保湿润发露直接抹在头发上，可保持头发滋润，防止水分蒸发。

# 77 头发的衰老与抗衰老

头发以每月 1 cm 的速度生长，在脱落之前会持续生长 2～6 年，正常人每天有 25～100 根头发脱落。头发越长，头发的年龄就越大。多种因素可加速头发衰老的进程，主要是角蛋白破损和流失。角蛋白是头发的基本结构，毛鳞片和毛皮质都由角蛋白所组成，占干燥头发重量的 95%，很容易在各种物理化学因素的作用下发生断裂和流失。

随着年龄增长，头发渐渐显现衰老的征兆。主要体现在直径、密度、皮脂分泌和颜色等 4 个方面，具体则体现在暗淡、干枯、分叉断发、发色消退、发丝细弱、缺乏弹性、发量变少等 7 个特征。

1. 黯淡无光　头发经过岁月的无情侵蚀，头发最外层的毛鳞片受到伤害，角蛋白氧化变黄，头发变得黯淡没有光泽。

2. 干涩枯黄　当发龄增加，头皮油脂分泌减少，发丝锁水功能下降，发根与发丝得不到水分，若加上频繁的染烫发，更会加重头发损伤及干枯程度。

3. 发色消退　发丝因整烫破坏发芯结构，结构出现空洞，加速头发角蛋白流失，使得染发后的色泽难以持久，发色快速消退。

4. 分叉断发　发梢是生长最久的部分，经年累月受到风吹、日晒、造型等损伤，发梢就容易分叉，而染烫发加速毛鳞片剥落，头发变得脆弱易断。

5. 发丝细软扁塌　随着年龄增长，头皮循环减缓，皮脂分泌减少，秀发得不到滋润，发根得不到养分，头发会变得细软扁塌。

6. 缺乏弹性　随着年龄增长，头发角蛋白会渐渐流失，导致头发没有弹性。

7. 发量变少　随着年龄增长，新陈代谢减慢，毛囊数量减少，头发生长受限，导致发量减少。

头发的衰老虽然是身体衰老的一部分，但环境因素和头发的日常护理不当可导致或加速头发的衰老。因此，对抗头发衰老要从多方面给予呵护。

# 78 饮食与育发

有利于身体健康的饮食，即可保证毛发健康。饮食多样化、饮食有节、荤素搭配、营养平衡，是养发、护发的基本饮食要求。

2007年中国营养学会颁布了《中国居民膳食指南(2007)》，其中包括了对一般人群和特定人群的膳食指导。一般人群膳食指南适用于6岁以上人群，根据该人群的生理特点和营养需要，结合我国居民膳食结构特点，制定了10个条目，以期达到平衡膳食、合理营养、保证健康的目的。

其10个条目包括：①食物多样，谷类为主，粗细搭配；②多吃蔬菜水果和薯类；③每天吃奶类、大豆或其制品；④常吃适量的鱼、禽、蛋和瘦肉；⑤减少烹调油用量，吃清淡少盐膳食；⑥食不过量，天天运动，保持健康体重；⑦三餐分配要合理，零食要适当；⑧每天足量饮水，合理选择饮料；⑨如饮酒应限量；⑩吃新鲜卫生的食物。

此外，我们可根据脱发疾病的特点，适当做些调整。尤其是头发干燥、没有光泽、易折断的人可适当增加一些植物蛋白、优质蛋白，如海藻类食物及肉、蛋、牛奶、豆类。补充植物蛋白，可以多吃大豆、黑芝麻、玉米等食品。在大豆、花生、芝麻等食物中，富含头发中的主要成分胱氨酸、甲硫氨酸，可作为养发、护发的营养食品。

头发的生长除了需要足够的蛋白质外，还需要一定量的维生素和微量元素等，故应多吃富含这些营养物质的食品。如体内缺锌可影响蛋白质的合成，缺锌者可在饮食中适当增加海产品、牛奶、牛肉、蛋类食物。

头发的颜色、光泽与甲状腺素的分泌和微量元素有关。在海带、紫菜中含有丰富的碘元素，碘是合成甲状腺素必需的。海藻类食物还含有钙和铁。菠菜、西红柿、马铃薯和柿子等含有较多的铜、铁、钴元素。铁质丰富的食物有黄豆、黑豆、蛋类、带鱼、虾、菠菜、鲤鱼、胡萝卜、马铃薯等。富含维生素A的食物，包括胡萝卜、南瓜、菠菜、动物肝脏、鱼虾类及蛋类等。新鲜蔬果、全谷类食物如小麦、麦芽、大米以及啤酒酵母等含有丰富的B族维生素。猕猴桃、酸枣、草莓、柑、橘等富含维生素

C。动物肝脏、牛奶、鱼肝油含有维生素D。阔叶蔬菜、植物油、绿色卷心菜、葵花子等富含维生素E。早生白发者，如不是遗传所致，可多吃麦片、花生、香蕉、鸡蛋等富含维生素$B_6$的食品。

食用过多的糖和脂肪，会使机体产生大量乳酸、丙酮酸等酸性物质，会使头发渐渐枯黄且在发梢分叉。肝类、肉类、洋葱等为酸性食品。应多吃含碱性物质的新鲜蔬菜和水果，少食甜食，尽量低盐饮食，少喝酒，少吃辛辣刺激或油脂含量高的食物。同时要注意节制饮食，但勿过度节食或减肥。

# 79 让孩子拥有一头秀发

让孩子拥有一头漂亮的秀发，是每一个家长的愿望。想要秀发满头，需从小做起，从细处做起，从现在做起。

刚出生时，每个小孩头发的差异很大，有些几乎没有头发，而有的相当致密，但此时头发的多少和颜色深浅并不决定以后头发的特点。但如果到了6个月仍未长出头发，应去医院检查，以了解是否属于先天性或遗传性秃发。

精心洗头：洗头时，先用温水把头发浸湿，可涂抹一些婴儿专用皂，再轻轻揉搓起泡，然后用温水清洗头发，直到冲洗的水完全变清为止。注意不能让水和洗涤剂进入眼内和耳内。洗头后，为预防乳痂形成或阻止乳痂加重，可涂抹少量植物油如菜油、橄榄油、杏仁油等。幼儿可使用护发剂。

常梳头：可选用钝头梳齿的木梳。每天早晚洗脸后要梳头，先用梳子往右梳，再往左梳，然后再反向梳理，最后再顺梳，梳成一定的发式。

按摩头皮：每次喂奶或洗澡后，在婴儿的头顶轻轻地按摩一圈，能加强头部血液循环，使头发变得滋润、光亮。

合理营养：注意幼儿日常饮食中的蛋白质含量，头发的生长需要一定量的含硫氨基酸。争取母乳喂养，适时添加辅食；不仓促断奶，纠正偏食等。

常剪头发：一般认为，幼儿4岁以前，最好不留长发，女孩也不宜结辫子，留“马尾巴”或使用发卡别住较好。结辫子可引起“管状发鞘”，易被误认为是头虱。很多人相信，剃去头发甚至眉毛，可刺激毛发长得更粗密、更黑亮，因此不少父母喜欢在婴儿满月后帮孩子剃发，其实给婴儿剃发是不必要、也是不可取的。

不宜饰发：不宜为幼儿烫发、染发、扎发和卷发，任其自然、简单梳理是处理孩子头发的基本原则。此外，幼儿期孩子的模仿能力很强，并喜欢自己的事情自己做，应充分利用这一点，教会孩子正确护理头发。

# 80 生发药物——非那雄胺

非那雄胺是 FDA 批准治疗雄激素性秃发的惟一口服药，也是各国雄激素性秃发诊疗指南推荐用药(见图 3－1)。非那雄胺为杂氮类固醇人工合成物，其本身没有任何激素样的作用，是通过抑制Ⅱ型 5a－还原酶而阻断外周睾酮转变为 5a 二氢睾酮(DHT)，从而使外周血清和靶组织中 DHT 水平下降。

非那雄胺也不是与 DHT 争夺毛囊上皮细胞上的雄激素性受体而发挥治疗作用的。患者服用后体内的睾酮水平可能有所上升，但是仍然在生理范围内，对身体功能的影响不大。

使用剂量为每天 1 mg 口服，饭前和饭后都可以。口服后的生物利用度为 65％。循环血中的非那雄胺 90％与血浆蛋白结合，可以穿过血脑屏障。该药物在肝脏代谢，如果患者有肝功能异常应慎用。肾功能不全者无须调整剂量。非那雄胺不影响细胞色素酶 P450 系统，没有药物相互作用的报道。有报道，局部注射非那雄胺可以在头皮和毛囊中达到比口服更高的浓度，进而提高疗效，同时还可以一定程度地降低口服药带来的不良反应。

美国 FDA 于 1997 年批准非那雄胺(又名保法止)每天 1 mg 用于治疗 18 岁以上男性雄激素性秃发。特别是发病早期，Hamilton 分级在 2～5 级者被强烈推荐使用；但对 60 岁以上男性型脱发疗效较差。最近有报道低剂量非那雄胺(每天 0.2 mg)就能降低头皮和血清中 DHT 的水平。但不可以用 5 mg 非那雄胺(又名保列治)掰开后服用。非那雄胺用于治疗女性型脱发仍有争议，有报道口服大剂量非那雄胺(5 mg/d)治疗正常雄激素女性型脱发有效，且不良反应轻。

一般服用 3 个月后脱发可减少，6～9 个月头发开始生长，连续服用 1～2 年达到较好疗效。如需维持疗效，需要长时间维持治疗。对前额脱发的有效率低于顶枕部。治疗 1 年后仍无明显疗效，则建议停药。

非那雄胺的耐受性较好，不良反应的发生率＜2％。较为关注的不良反应有性欲减退、勃起功能障碍、射精量减少。在继续用药的几个月过程中,58%的患者这些不良反应可以自然减退,如果停止用药可以在数周内恢复正常。

非那雄胺可以导致男性胎儿尿道下裂。因此不建议用于年轻女性。孕妇不可接触压碎的或破损的非那雄胺药片。

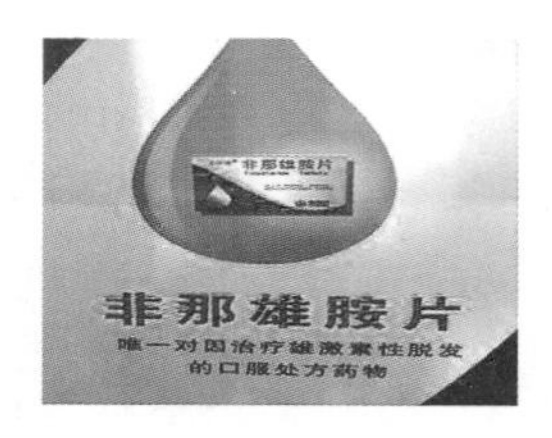


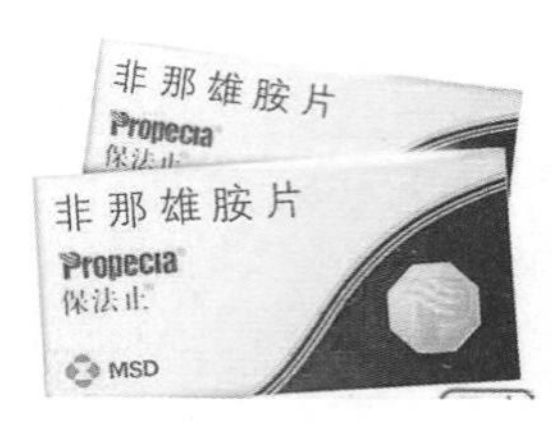


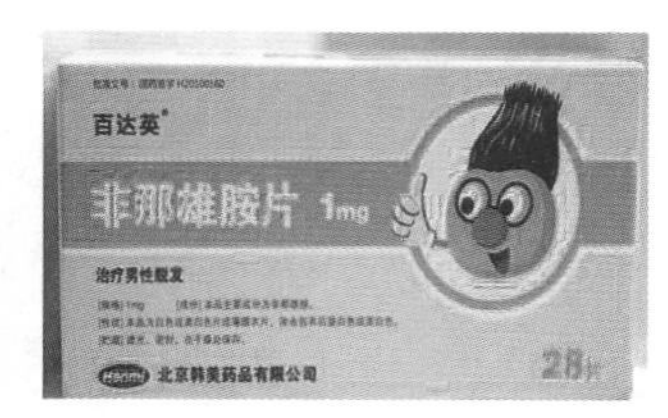


图 3-1　非那雄胺药片包装

# 81 生发药物——米诺地尔

米诺地尔是第一个被发现有促进毛发生长作用的制剂(见图 3-2)。它是哌啶嘧啶衍生物,起初作为抗高血压的口服药。由于用药者出现了多毛的不良反应,因此开发了米诺地尔溶液局部外用治疗脱发。美国 FDA 于 1988 年批准 2%米诺地尔溶液用于治疗男性脱发,1997 年又批准 5%米诺地尔溶液。对于女性在 1991 年才获得批准使用,但 5%米诺地尔溶液至今未获得批准用于女性患者。

米诺地尔促进毛发生长的准确机制不清楚,据文献报道,米诺地尔有如下特征和作用:①舒张特征:松弛平滑肌;②血管源性特征:扩张局部头皮血管;③增加细胞繁殖速度和 DNA 合成;④钾离子通道开放;⑤抗雄激素作用;⑥抑制胶原蛋白合成;⑦免疫作用等。

米诺地尔的应用范围为:①男性、女性雄激素性秃发;②斑秃;③毛发移植前后;④药物引起的脱发;⑤外伤摩擦引起的脱发。研究显示其在维持现有头发比增加新头发方面更有意义。米诺地尔在化疗和摩擦导致的脱发治疗中发挥重要作用,在瘢痕处使用米诺地尔溶液疗效欠佳。前额和头顶部的头发变细可以用米诺地尔治疗,治疗后毛发密度的增加主要是微型化的毛发恢复到正常的终毛,而不是新的毛发再生。毛发增加主要见于治疗的前 4 个月。经过毛发再生的初始阶段,脱发量趋于稳定。用药方法及注意事项如下:

(1) 首先是药物浓度的选择,建议初用者选择低浓度,一般在低浓度使用 3~4 个月以上,再过渡到高浓度。每天必须用药 2 次,每次 1 ml(25 滴)。无论脱发面积大小,每天不能超过 2 ml。最好的办法是将脱发区域划分为 5 个区域,每个区域滴 5 滴。

(2) 把握准确涂药部位,雄秃的主要用药部位是头顶和发际线前后。不可把药液喷射到其他部位,如面部、眼睛等。药液必须直接滴在头皮上,而不是喷在头发上,然后用手指轻轻地向四周涂抹开。涂到头发上的药液是不能发挥作用的,并且会造成浪费。且头发必须是干燥的,不宜在洗完头就涂药。

(3) 使用药液后可以按摩。方法是用指腹面按压头皮,通过活动关节带动其下的头皮运动，时间大概5分钟，如此多点多次进行。不可以用手指在头皮上来回滑动或类似于擦橡皮样动作。

头皮完好的情况下，米诺地尔不容易被皮肤吸收。只有0.3%～0.45%的米诺地尔被吸收到达血液。研究证实外用米诺地尔后没有发生血压变化和任何系统作用，但对于有心血管疾病的患者使用时要谨慎。一般60岁以上的老人、儿童、孕妇和哺乳期妇女慎用或不用。

米诺地尔溶液局部应用耐受性好。最常见的不良反应是刺激性接触性皮炎，局部出现瘙痒、红斑、干燥、脱屑、甚至渗出，最可能是由于赋形剂中的丙二醇。如患者出现刺激性接触性皮炎，应减低浓度或停止使用，直至症状消失。米诺地尔溶液不可与黏膜接触，尤其是眼部，否则会引起烧灼感和刺激反应。一旦发生必须马上用凉水冲洗眼睛。发现本品颜色、气味改变后应禁用。

米诺地尔溶液还有多毛的不良反应，女性多见。面部的多毛发生率在3%～5%，多因药物沾染造成；停药后多可以完全恢复(可在继续用药一年的过程中面部多毛现象减轻，甚至消失)。每次用药后彻底洗手可以减轻刺激反应和其他部位的多毛现象。

应在米诺地尔连续使用1年后再评价疗效。使用JetPeel喷嘴或联合外用0.05%的维A酸可增加其吸收。有报道，每日小剂量服用阿司匹林可能会影响局部用米诺地尔的疗效。

落健(Rogaine)是米诺地尔的泡沫制剂，它不含丙二醇。所以比米诺地尔的溶液和酊剂刺激性小。有研究报道，落健每天涂抹1次的疗效与米诺地尔溶液每天2次的疗效相当，所以该药临床应用时患者的依从性较好。对丙二醇有刺激或过敏的患者可以改用落健。目前米诺地尔的新型制剂除泡沫剂外，还有壳聚糖纳米颗粒和纳米结构脂质载体等。

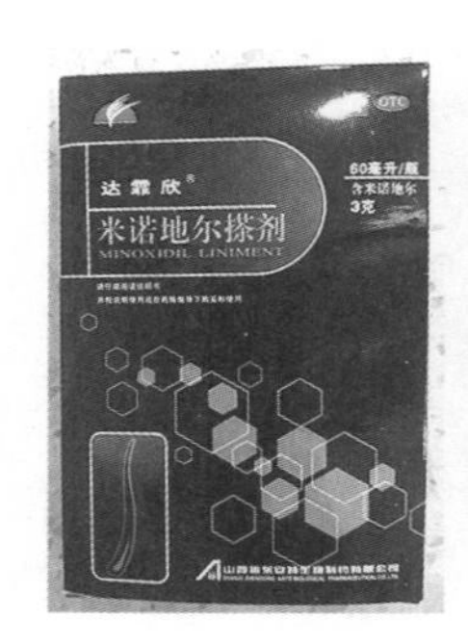

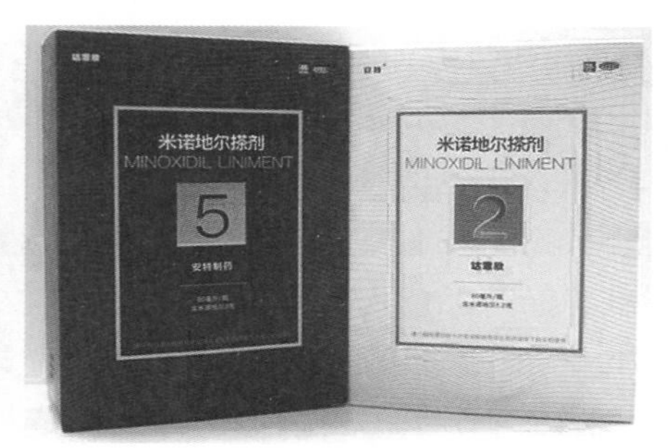


图3-2　米诺地尔溶液的包装

# 82 糖皮质激素外用与局部封闭

自 20 世纪 50 年代人类合成糖皮质激素并应用于疾病的治疗以来，其强大的抗炎、免疫抑制和抗增生作用，挽救了不少生命垂危的病人，使过去许多免疫性、过敏性疾病，不再是难以救治的“绝症”。时至今日，糖皮质激素对很多疾病的治疗作用还没有其他药物能够替代，可以毫不夸张地说，糖皮质激素的出现开创了化学药物治疗人类疾病的新时代。

糖皮质激素对多种原因引起的皮肤炎症有很强的止痒、抗炎作用，外用后可使病情迅速改善，在脱发病尤其是斑秃的治疗中有较好的疗效。但如应用不当，也有诸多的不良反应，如皮肤萎缩、多毛、毛细血管扩张、诱发感染等。因此，应在医师指导下用药。用药要有明确的适应证，排除禁忌证，不可自行滥用，用药次数并非越多越好。

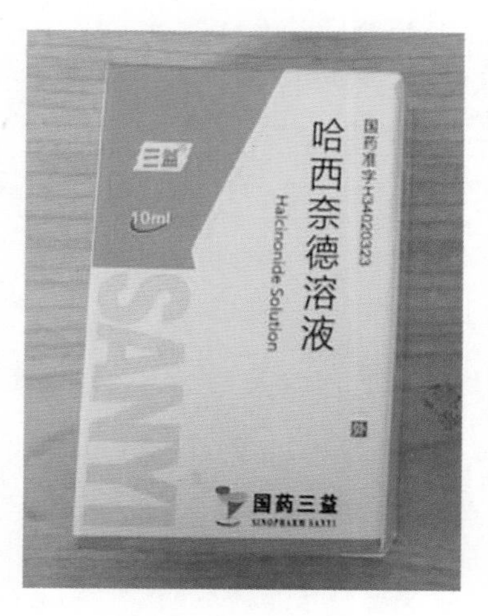


图 3－3　哈西奈德溶液

1. 局部涂抹　可用0.05%倍他米松霜、0.1%去炎松霜等或哈西奈德溶液(见图3-3)、二甲基亚砜溶液等,每日1~2次。长头发的人,最好使用溶液制剂,否则药膏会使头发粘在一起。

2. 局部注射药物疗法　常用复方倍他米松注射剂(得保松,含2 mg可溶性倍他米松磷酸钠和5 mg微溶性丙酸倍他米松混合物),因起效快、作用时间长而得到临床广泛推广。

得保松使用时,加等量利多卡因液作皮损内注射,每次注射0.05~0.1 ml,间隔1~2 cm多点注射,总量不超过2 ml,每月1次,连用3~4次,适用于皮损累及头皮低于50%的稳定性局限性斑秃或雄激素性秃发患者。

局部使用糖皮质激素浓度不宜过高,剂量不宜过大,以免出现皮肤萎缩。如注射点在真皮而非皮下,局部萎缩停药后可能自行恢复。脱发区面积大或皮损多者可分批进行,一次用量不可过多(<4 ml),以防全身症状的发生。有报道该方法有效率可高达90%以上,临床常作为经典的脱发治疗方法之一。

# 83 头皮头发油腻与“控油”

脱发患者，尤其雄激素秃发者，常伴有明显的皮脂溢出，即使头皮分泌同样多的皮脂也因为没有头发需滋润而留在头皮上，显得头发头皮非常油腻，且头屑多、头皮瘙痒不适，两三天不洗头、头发就结块，会给人一种不爱干净的感觉，为此很是困扰。

油腻的头发，颜色变深，暗淡无光泽，常黏附在一起成为厚而杂乱、不均匀的束状，很难定型和打理。油脂沾在手指上，甚至更容易留在纸上而使纸变得半透明。临床可以此简单的试验来区分是汗水打湿的头发还是油腻头发。除了头发本身的直接表现外，在脂溢性个体，多伴有头皮瘙痒、头屑多或/和面部脂溢性皮炎等表现。毛发镜检查时呈现典型的斑点状毛囊周围黑变模式。

头皮或前额的皮脂溢出可能是一独立的现象，也可能是复杂的机体系统功能失调的一部分。曾有学者提出很多主观评价头发油腻程度（非常干、干、中等、油腻、非常油腻五个等级）的方法，但测量皮脂的分泌能够客观地评价头发和皮肤的油腻程度。

机体内分泌激素信号的多样性使得皮脂的分泌会随着年龄、性别、妊娠以及更年期的不同而变化。通常在生活、饮食不规律时更加明显，如过食辛辣、油腻或甜食后，饱食而缺少运动时，焦虑、睡眠不足时。长时间不洗或洗头太频繁，洗发液选择不当等也会造成皮脂分泌过多。因此，为减轻头皮头发油腻，首先应该合理饮食，正常作息，多梳头，正确洗头和护发。

值得注意的是，很多人以为通过增加洗脸、洗头的次数可以改善油光现象，结果是越洗越油。因为皮肤本身有着调控“水油平衡”的功能，当接受过度清洁、大量的油脂被洗去之后，皮脂腺会分泌出更多的油脂来补充流失的油脂，从而导致越洗越油。但这里需要说明一下，频繁规则使用洗涤剂并不增加皮脂在头皮的排出，也不影响皮脂对头发的包被。相反，在一些洗涤剂中由于使用有阳离子聚合物和硅油则有利于皮脂的涂布。剃发对皮脂的排泄也没有任何影响。

令人遗憾的是，目前尚无特效的控油药物和方法。临床显示，具有控油作用的口服药物有抗雄激素药，如口服避孕药、螺内酯、小剂量泼尼松、Ⅰ型 5－α 还原酶抑制剂、酮康唑、西咪替丁等。但这些药物效果有限且不良反应多，影响临床应用。皮脂排泄最有效的抑制物是维 A 酸类，以每天 0.1～1 mg/kg 的剂量口服可在 6～8 周内抑制 80％的皮脂的产生。异维 A 酸可减少皮脂腺细胞的更新以及皮脂合成，不仅能降低皮脂排泄率而且还可以缩小毛囊储存库，并且在治疗后 1 年内两者仍然显著受抑。

外用浓度＞1％亲水性雌激素软膏、5％螺内酯凝胶、1，25 二羟维生素 $D_3$、南瓜素、维 A 酸等，也有减少皮脂腺分泌的作用，其他减少皮脂腺分泌的物质包括锌、维生素 $B_6$、果酸等。

这些口服和外用减少皮脂腺皮脂分泌的药物，从使用到真正减少皮脂的产生往往需要 1 周以上的时间。因此，建议在使用时，适当配合一些能够暂时去除皮肤表面多余皮脂的药物或化妆品，通过“标本兼治”的方法获得较满意的效果。

复方酮康唑洗剂（见图 3－4）和二硫化硒洗剂具有抗真菌等作用，能迅速缓解由脂溢性皮炎和头皮糠疹引起的头皮屑多和瘙痒。但在染发、烫发后 2 天内不得使用二硫化硒洗剂，且应注意彻底冲洗干净以免头发脱色。

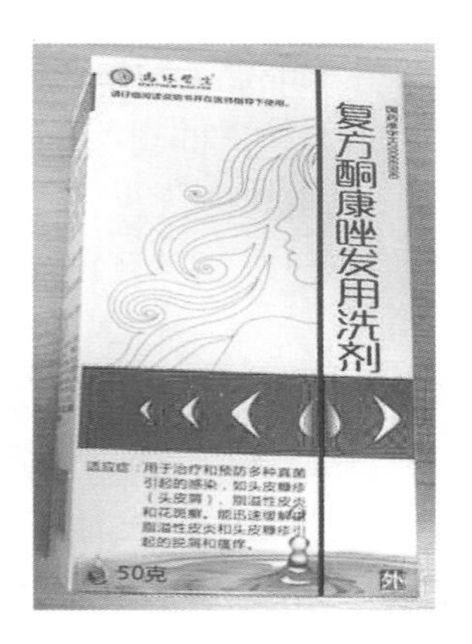


图 3－4　复方酮康唑洗剂

# 84 其他治疗脱发的药物(一)

1. 螺内酯　又称安体舒通,为醛固酮抑制剂,本为保钾利尿药,后发现具有抗雄激素作用,可选择性破坏睾丸及肾上腺微粒体细胞色素 P450,从而抑制性腺产生雄激素,并能在皮肤竞争性阻滞二氢睾酮的细胞受体,减少雄激素对皮脂腺的刺激。一般低剂量基本无效,高剂量非常有效,但也会增加其不良反应,特别是功能性子宫出血(与口服避孕药联用可预防发生)。在皮肤科可用于有月经不调,提示有内分泌影响的成人女性面部痤疮、多毛症、雄激素性秃发。标准剂量为 100～200 mg/d,分 2～3 次口服,疗程至少 1 年;小剂量 50～75 mg/d 也被证明在一些女性中能够稳定脱发情况。螺内酯的不良反应呈剂量相关性,长期使用时应注意定期检查血钾和血压,有肾功能不全及高血钾者禁用。因螺内酯会引起男性患者性欲减低、乳房增大,故不宜用于男性。

2. 雌激素　口服避孕药常用于治疗痤疮、多毛症及伴有激素水平失调的女性脱发。治疗 6～12 个月后头发会有所改善,主要有去氧孕烯、左旋甲基炔诺孕酮、炔诺孕酮等。应选择以雌激素和孕酮为主要成分的避孕药,尤其适用于因卵巢分泌雄激素功能增强而致体内雄激素水平增高者。

达因-35(每片含醋酸环丙孕酮 2 mg、炔雌醇 35 μg)治疗女性型脱发,从月经周期的第 1～5 天开始服用,每日 1 片,连续服用 21 天,停药 7 天,再开始下一个疗程。注意应用醋酸环丙孕酮及炔雌醇治疗时因会导致维生素 $B_{12}$ 水平下降,治疗同时应补充 $B_{12}$。

也可用复方环丙氯地孕酮(含环丙氯地孕酮 100 mg、乙炔雌二醇 30 μg),有较强的抗雄激素作用,月经周期第 5～24 d 服用,每日 1 片,肝肾功能不全者及未成年人忌用。主要不良反应为性欲降低、体重增加等。

3. 其他抗雄激素药物　如氟他米特、屈螺酮(孕激素)、度他雄胺(合成的Ⅰ、Ⅱ型 5-α-还原酶抑制剂),但缺乏系统验证。需要注意的是,抗雄激素药物均为 FDA 的 D 类药物,禁用于妊娠期妇女。

文献报道,南瓜子油具有抑制 5α 还原酶和抗雄激素作用。每天口服 400 mg 南瓜子油胶囊,可增加毛发数量。

锯叶棕,学名为沙巴棕。研究发现,锯叶棕含有 β 抑制剂谷甾醇,能抑制睾酮合成,抑制 DHT 及Ⅰ型和Ⅲ型 5α 还原酶,可口服和外用。

其他还有西咪替丁、酮康唑也有抗雄激素作用,长期外用酮康唑洗剂治疗女性型脱发也会有一定疗效。

4. 胸腺素　是一类具有多重生物学功能的小分子多肽,普遍存在于各种组织细胞中。近年来有研究发现胸腺素 β4 与毛囊的生长发育有着密切关系,可通过激活毛囊干细胞促进毛发生长,可促进基质金属蛋白酶(MMP)- 2 的合成和分泌,促进血管生成,还可通过促进层黏蛋白及其受体整连蛋白的表达以及对钙黏蛋白表达的调节作用来调控毛发的生长发育,也可通过对毛囊周边的神经分布的影响来对毛囊的生长发育进行调控。胸腺素类药物很有希望引入到顽固性脱发疾病的治疗中。

# 其他治疗脱发的药物(二)

1. 前列腺素类药物 FDA已于2008年年底批准0.03%比马前列素用于治疗睫毛稀少。近期一项纳入16例轻度雄激素性秃发男性患者(Norwood - Hamilton Ⅱ～Ⅲ级)的随机双盲对照初期研究表明,连续24周外用0.1%拉坦前列素可显著增加毛发密度。外用前列腺素衍生物治疗雄激素性秃发具有很好的应用前景。

2. 腺苷 腺苷能够使培养的真皮乳头细胞上调血管内皮生长因子及成纤维细胞生长因子-7的表达,局部应用腺苷溶液能够使毛发变粗,改善雄激素性秃发,每日2次,0.75%腺苷溶液外用。

3. 肉毒毒素 有研究表明,AGA患者脱发前额部头皮的血流氧分压显著低于正常人,肉毒毒素可以松弛肌肉,减少肌肉和血管的压力,从而潜在地增加头皮局部血液供应和氧分压。方法是,分多处注射,每处5 U。

4. 磷酸二酯酶抑制剂 西地那非是磷酸二酯酶抑制剂(PDE)5的选择性抑制剂,起初被用于心绞痛的治疗。最新研究发现,西地那非可以促进毛乳头细胞的增殖,还可以促进毛囊周围血管的形成,从而刺激毛发生长。西洛他唑是PDE3抑制剂,也同样具有显著刺激毛发生长的作用,有望应用于AGA的治疗中。

5. 丙戊酸钠 为一种广谱的抗癫痫药。研究发现,丙戊酸钠可抑制糖原合成酶3β,激活Wnt/β蛋白通路,引导毛发进入生长期。8.3%丙戊酸钠喷雾剂治疗男性雄激素性秃发可增加毛发计数,但对毛发直径、生长速度没有影响。

6. 西替利嗪 可抑制炎症细胞浸润和前列腺素G2的分泌。有研究报道,外用1%西替利嗪溶液治疗雄激素性秃发,6个月后可使毛发总密度增加11%,终毛密度增加18%。

7. 其他 有报道,每日2次使用1%～5%的孕酮酊剂,或联合使用0.025%的孕酮及0.05%的螺内酯对女性型脱发均有效。局部应用0.03%的戊酸雌二醇溶液能够减少更年期女性的脱发。局部应用铜也可能成为一种新的AGA治疗方法。其他可用于治疗脱发的药物有胱氨酸、硫酸锌、复方甘草酸苷等。

# 86 激光生发

激光，意为“受激辐射所产生的光放大”，其本质是电磁波。激光对组织的生物学效应包括热效应、压强效应、光化学效应、电磁场效应、生物刺激效应和荧光效应，构成了激光在医学上应用的基础。激光生发主要是利用弱激光装置（LLLT）照射，起生物刺激及光生物调节作用。2003 年 Satino 等最先报道了采用 LLLT 技术的激光梳治疗 AGA 的临床疗效观察研究。

激光照射头皮，可提高局部皮肤温度，热效应可加速头皮的血液循环，增加毛发毛囊氧和营养供给，促进新陈代谢，有效刺激毛囊。有报道称可将 83%处于休止期状态的毛囊激活为活跃期，以达到减少脱发、促进毛发生长的作用。同时可加强头发的紧固度、密度以及头发的弹性，改善发质。激光还能使皮脂腺缩小，减少及控制油脂分泌，促进头皮健康。此外，激光可增强机体免疫功能，如增强白细胞的吞噬功能，加快血管的新生和新生细胞的分裂过程，促进毛发生长，并可降低神经末梢敏感性，减轻头皮瘙痒和局部疼痛等，具有一定的抑菌和消炎作用。

除氦—氖激光这一较老的设备外，目前用于治疗脱发的激光设备有以下几种：

1. HairMax 激光生发梳　是一种手持的 3R 级弱激光治疗设备，包括一个单一的激光模块，可发射 9 束波长为 655 nm 的光束。其外形像一把普通梳子，当梳子拨开头发显露头皮时，可将光能射进头皮，发挥治疗作用。美国 FDA 分别于 2007 年和 2011 年准许 HairMax 激光生发梳用于男性 AGA 与女性 AGA 的治疗。

2. 650 nm 激光生发帽（头盔）　由 224 个激光头呈帽状构成，形似头盔。每周治疗 3 次，每次 20 分钟（见图 3 - 5）。

3. Derma 670 激光生发仪（龙卷风）　是治疗脱发和头发稀疏的一种无痛、高科技、旋转光疗的激光治疗系统，从 2013 年开始，同时在 15 家国内权威医院临床使用。这种仪器可增加 ATP 合成，提供毛囊营养，修复毛囊组织、防止组织坏死，加速毛囊细胞分裂，增加毛囊活力，促进毛发生长，使血管扩张，使毛囊养分供给充

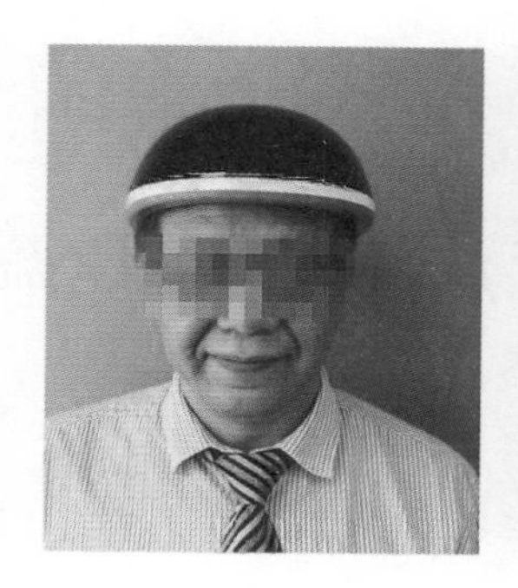
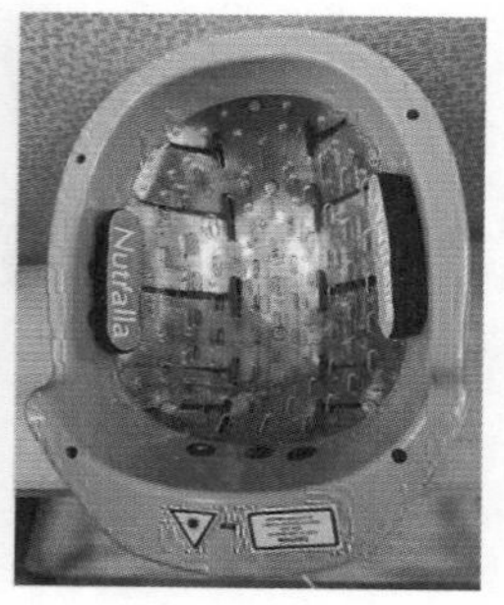

(a)　　　　(b)

**图 3-5　激光生发帽(头盔)**

足,具有活发、育发和健发的功效。第 1～5 周每周 2 次,第 6～16 周每周 1 次,每次 15～20 分钟。

4. 1 550 nm 铒激光　每 2 周 1 次,疗程 5 个月。这种仪器可使头发密度、厚度明显增加,不良反应少而轻。已用于女性型脱发的治疗。

5. 激光透皮给药　如 308 准分子激光＋米诺地尔,点阵激光＋米诺地尔。

目前,很多人对激光的治疗作用持有怀疑态度,主要问题可能在于所有激光设备的能量不足,疗程不够等。总之,LLLT 的使用可能是治疗 AGA 的一种有效、安全、耐受性好的辅助治疗方法,在局部或者系统治疗的同时,协同发挥作用,缩短治疗周期,提高疗效,尤其是为那些对药物治疗不敏感的患者提供了选择。

# 87 红外线疗法和LED红、蓝光治疗

1. 红外线疗法　利用红外辐射来治疗疾病和美容的方法，称为红外线疗法。红外线是人眼睛看不见的射线。在光谱上，红外线和红光相邻，但其波长较红光长，介于760 nm～50 μm。主要生物学作用为热效应而无光化学作用。对机体来说，热是能量达到或进入组织使组织温度升高而引起的感觉。故热的生物学作用是组织温度升高引起的一系列继发性改变。

红外线照射局部可穿透皮下1 cm，改善局部血液循环，促进毛囊新陈代谢，增强毛基质活性，加速毛发生长。

治疗时，患者取坐位，固定灯具，红外线灯头与头皮距离30～50 cm，输出温度调至患者自觉局部热度适中即可。每次治疗10～15分钟，每周治疗2次，1个月为1疗程。要注意提醒患者勿直视红外线灯头，以免损伤眼睛。勿触摸灯头，以免烫伤皮肤。此外，急性外伤和急性皮炎时，一般也不宜使用红外线疗法。

2. 红、蓝光治疗　红光疗法是应用波长在600～760 nm的红光对人体进行治疗的方法。红光穿透组织的能力较强，主要是热作用(见图3-6)。红光可提高细

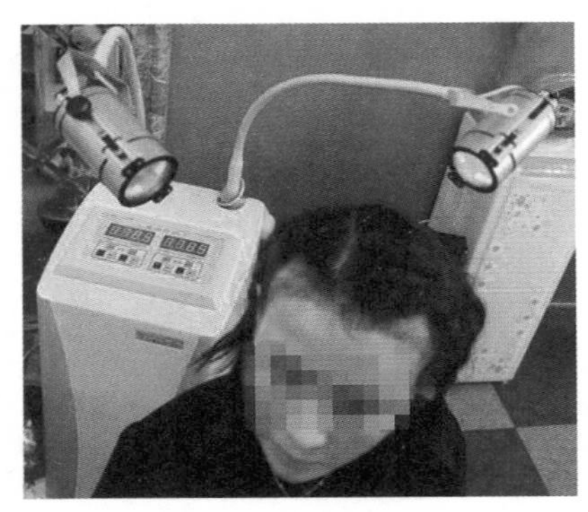

**图3-6　高能红光治疗**

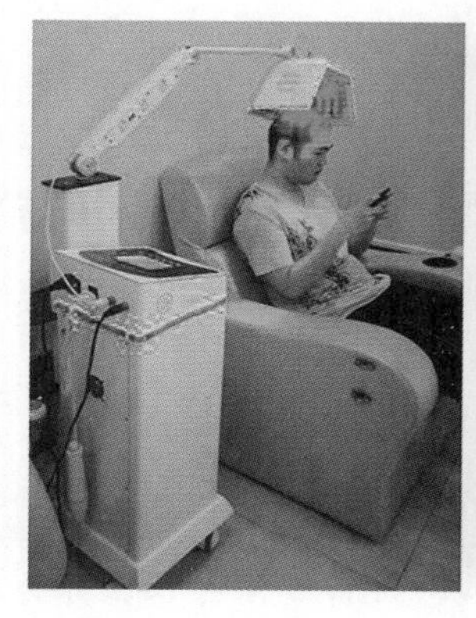

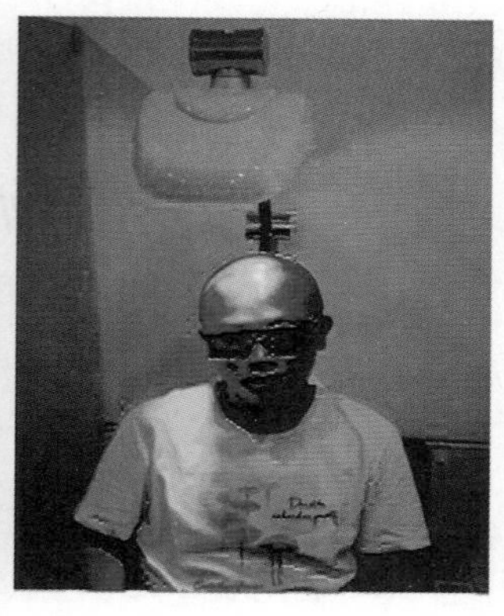

(a)　　(b)

**图 3－7　LED 红、蓝光治疗**

胞代谢，促进蛋白质合成及能量代谢，使细胞功能发生变化。红光可增强白细胞的吞噬作用及淋巴细胞的转化，提高机体的免疫功能，能引起深部血管扩张，血流加速，使物质代谢加快，促进炎症吸收，可有效地改善微循环。文献报道红光通过改善血液循环，促进细胞的新陈代谢，使毛发生长加速，可用于治疗斑秃、男性型秃发等疾病。目前有高能红光和 LED 红—蓝光治疗仪（见图 3－7）。

发光二极管（LED）窄谱蓝光治疗仪发出的是 410 nm 波长的蓝光。与红光相比，波长短，频率高，能量高，但穿透力差，仅约 2 mm。蓝光疗法对炎性皮损有较好疗效，杀菌、消炎效果好。

# 其他物理育发技术和方法

1. 光化学疗法　多采用 PUVA 疗法，即补骨脂素—长波紫外线疗法。作用机制可能是一种光免疫作用，即抑制朗格汉斯细胞对毛囊的局部免疫作用。同时 PUVA 疗法对局部组织产生温热效应，改善局部血液循环，促进毛发的生长与发育。脱发区外用 1% 8-甲氧补骨脂素（8-MOP）软膏或 0.1% 8-MOP 液，1～2 小时后局部照射长波紫外线（UVA）。UVA 照射强度先从亚红斑量开始，渐增至红斑量。每周治疗 2～3 次，连续 3～6 个月。

2. 冷冻治疗　冷冻治疗时，局部发生暂时性血管收缩，解冻后则血管扩张，局部血流量增加，促进毛囊部营养供应与新陈代谢，加快毛发的生长。制冷剂常选择液氮。多采用棉签涂抹冷冻法，使局部呈霜状变白为止，5 分钟后再复冻 1 次，每周治疗 1 次，4 次为 1 疗程。冷冻棉签在局部停留时间不宜过长，以免局部结冰或产生水疱，采用喷洒法要保护好皮疹周围正常皮肤，以免累及正常组织。

3. 高压水氧治疗　先通过高压小气泡洁肤仪，提供丰富的超分子气泡水对头皮进行深层清洁；再通过无创或微创注射装置将含药物、营养物质与纯氧充分结合的毛发生长液注入毛囊根部，以促进毛发生长。如高压水氧＋米诺地尔，每周 1～2 次，可进行头皮清理，治疗毛囊炎，促进头皮微循环。

4. 纳米微晶（纳晶）　是新兴透皮促渗技术，由高纯度单晶硅制成，表面是一系列微针阵列，针头直径小于 80 μm，可以在皮肤表层形成给药通道，使外用涂抹生发药物可直接渗透至毛囊，提高药物的透皮吸收。同时，纳米微晶治疗有局部按摩头皮、促进血液循环、明显刺激毛发生长的作用。单晶硅的生物兼容性可保证纳米微晶在使用过程中的安全性。纳米微晶与传统微针相比损伤更小，无痛、不出血、不留瘢痕，应用简便，可提高疗效，提高患者依从性，缩短治疗周期。配合的药物包括植物精萃育发液、丹参注射液等。

5. 其他　可酌情选择超声波导入疗法、其他紫外线疗法、光动力疗法、音频疗法、雾蒸育发等理化育发技术。也有报道用脉冲电场或磁发梳来刺激头皮或促进头发生长。

# 89 中医中药治疗

中医中药治疗脱发历史悠久，为脱发的治疗积累了丰富的临床经验。中医对脱发的认识是从整体观点出发，重视阴阳之间、脏腑之间、表里之间、气血之间、经络与皮肤之间的内在联系，针对人体在疾病过程中的动态生理与病理变化进行治疗，具备一整套辨证论治及理、法、方、药相结合的理论体系。临床上运用辨病与辨证相结合的方法，内外兼治，针药结合，系统和局部结合，药物和其他各种物理疗法结合，加以饮食调理等进行综合治疗。

脱发的中医内治在于辨证论治。临床上脱发的辨证论治分型较多，包括肝肾不足型、心脾气虚型、气滞血瘀型、湿热内蕴型、气血两虚型、血虚风燥型以及血热风燥型等。

中医外治法是指运用药物、针灸或配合一定的器械，直接作用于病变部位或体表某部，包括中药外搽外洗、针灸、梅花针叩刺、电磁波治疗仪照射、穴位注射、穴位按摩以及耳针疗法等，配合内服药物辨证论治，可起到相辅相成作用。

熏蒸疗法(见图 3－8)，或称熏洗疗法，属于一种特殊的水疗法。先利用药物煎煮后的蒸气熏疗，待药液温度适合后再用药液淋洗或浸浴患部。

熏洗疗法是借温度、机械和药物等的作用对机体发挥治疗效能的。熏洗疗法的药物治疗作用，因使用的药物种类而有区别。熏洗时，有的药物能通过皮肤而进入体内，有的药物则附着在皮肤上发挥作用，同时又能刺激皮肤的神经末梢感受器，通过神经系统，形成新的反射，从而破坏原有的病理反射联系，达到治愈疾病的目的。

广义的熏洗疗法包括烟熏、蒸气熏和药物熏洗等 3 种方法。但都要遵循辨证论治原则选方用药，对皮肤有刺激或有腐蚀性的药物不宜使用。还应注意控制药液温度，以不烫为宜，不可太热，以免烫伤，也不可太冷，以免产生不良刺激。熏洗时，若发现皮肤过敏，应立即停止熏洗，并给予对症处理。

对头部进行雾蒸，可使头皮、头发受热，增加头发水分、改善头皮血液循环，利于吸收毛发滋养物质和药物，增强毛囊细胞活性。

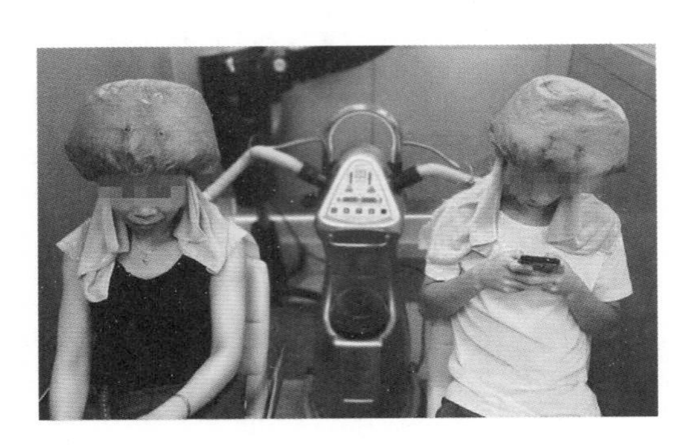

图 3-8　中药熏蒸疗法

# 中胚层疗法和干细胞技术

1. 中胚层疗法　中胚层疗法，或称美塑疗法，最早由法国内科医生 Michel Pistor 于 1952 年首先用于临床，主要是通过局部范围的皮下注射剂量非常小的药物达到治疗的目的(见图 3－9)。如今，中胚层疗法已经广泛应用于医学美容、抗衰老、毛发疾病治疗等领域。

中胚层疗法的机理尚不十分清楚，较为确定的有反射理论、循环理论、第三循环理论等。现代美塑疗法是利用微针注射技术(美塑枪)或超微渗透技术，透过皮肤吸收屏障，定层、定量、定位将生物活性物质点对点地注射到指定部位，快速、准确、均匀传递到需改善的部位，生物活性物质迅速被肌肤组织吸收，发挥作用。

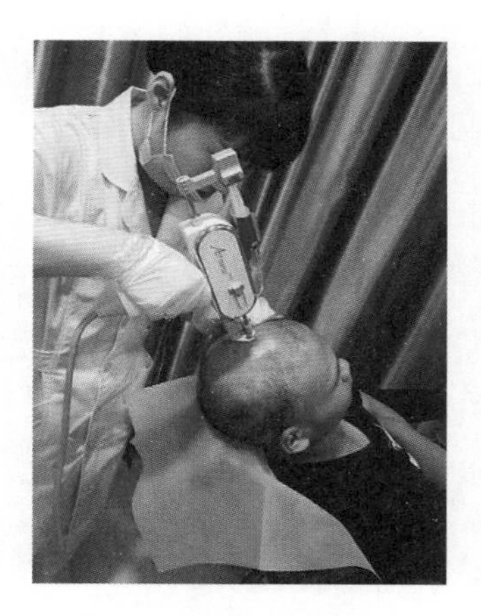
图 3－9　中胚层疗法

文献报道，中胚层疗法也可用于生发、固发，治疗脱发、斑秃等，毛发移植术后 10 天，就可以进行。

由于本技术尚无统一的操作规范，药物的剂量、疗程、适应证、禁忌证等也缺乏统一标准，医患双方对这种疗法仍需持谨慎态度。尤其要慎用未经国家批准的药物。此外，本疗法仍为有创操作，操作者应严格遵守无菌操作，术后要注意保持清洁，防止感染和传染疾病。

2. 干细胞技术　干细胞，因为其具有很强的分裂能力和多向分化能力，而成为一种理想的再生细胞，引起了人们的极大兴趣。干细胞技术是指将体外培养后的干细胞注射至脱发区域，形成新的毛囊或增加原有毛囊的直径而达到治疗脱发的目的。

研究发现，毛囊真皮乳头(FDP)、培养的毛乳头细胞、真皮结缔组织鞘(CTS)、毛囊隆突区表皮干细胞等，都具有诱导毛囊再生和支持毛发生长的能力。

目前研究较多的是皮下注射脂肪来源的干细胞、脐带间充质干细胞、毛发克隆、真皮毛囊细胞的植入、采用分离的毛囊干细胞进行毛囊再生等。

有报道，干细胞上清液能够有效促进毛发的生长。方法是，在表面麻醉下，采用31G注射针头进行头皮内浸润注射。目前多采用6次为一个疗程，每2周或4周1次。治疗后，可半年加强1次。

还有注射APPE(细胞再生蛋白)也有类似作用。

# 富含血小板血浆及其衍生产品

富含血小板血浆(PRP),又名富集血小板血浆(PeRP)或富含血小板浓缩液(PRC)或自体血小板凝胶(APG)。其等体积内所含血小板百分比高于自体血的血浆,是将自身血液经过浓集、分离而获得的血液制品,内含丰富的细胞因子。

PRP技术是在取得PRP的基础上,加入凝结剂(常用10%氯化钙溶液和凝血酶)形成胶状物,单独或联合自体脂肪、干细胞、自体骨组织或软组织及其他生物材料用于修复和诱导组织再生,以达到临床治疗目的。

PRP中血小板数比普通血中高5倍以上时才有临床意义,满足这个条件的PRP中血小板个数一般在15万～35万个/μl,平均接近20万个/μl。

PRP在抗凝状态下可以存储8小时。在使用前添加氯化钙和凝血酶可以激活PRP中的血小板。从激活到分泌生长因子的全过程需10～15分钟。

PRP被激活后形成黏性凝胶,在10分钟至1小时内即有95%以上的生长因子释放。目前已知PRP中含有的主要生长因子包括:血小板源性生长因子(PDGF)、TGF-β1/TGF-β2、VEGF、EGF、FCG、IGF等,可促进成纤维细胞增殖、基质合成和血管再生。这些生长因子对皮肤纹理、弹性尤其是细小的皱纹有较好的改善作用,已广泛用于面部年轻化。

有报道,用特制的面霜,或配合激光治疗,或将自体的PRP涂在治疗部位再进行微针滚针处理,这种疗法称为富含血小板无针美塑疗法,可用于治疗脱发疾病。

除了PRP,有人在脱发部位或植发区域进行注射富含血小板、白细胞、纤维蛋白的血浆(iL-PRF),可唤醒休眠状态的毛囊,刺激毛发生长,在1～2周治疗后可见显著的改善效果。通常每月治疗1次。此外,还有自体细胞再生技术(ACR-PRP技术,或ACR技术),即PRP联合脂肪颗粒移植注射技术。

乏血小板血浆(PPP)治疗技术,是将分离的PPP经适度加热后,使所含有的蛋白质变成胶体状注射物。

目前,PRP已被指南建议用于雄激素性秃发的治疗(见表3-1)。

表 3-1 雄激素性秃发(AGA)治疗方法证据等级和推荐等级

| 治疗方法 | 证据等级 | 适用人群 | 防脱效果 | 改善效果 | 安全性 | 推荐等级 |
|---|---|---|---|---|---|---|
| 非那雄胺 | 1 | 男性 AGA | +++ | ++ | +++ | 推荐 |
| 螺内酯 | 4 | 女性 AGA | +/− | +/− | + | 建议 |
| 米诺地尔 | 1 | AGA | +++ | ++ | ++++ | 推荐 |
| 毛发移植 | 2 | AGA | − | +++ | +++ | 建议 |
| PRP | 1 | AGA | +/− | +/− | + | 建议 |
| LLLT | 2 | AGA | +/− | +/− | ++ | 建议 |

注:++++～－:表示由好到差;推荐等级分为:推荐、建议、可以考虑、不建议、不推荐、目前无法确定效果。

# 92 假发、织发、多密发和头皮微着色技术

1. 假发 假发最早是用于遮盖难看的秃发而制作的;近年来不少人即使没有秃发疾病,也购置了多种假发,用来改变头发造型。根据头型准确尺寸,选择自己喜爱的假发长度、色泽、发型式样、发丝粗细等,塑造自己的最佳形象。假发,已经从昔日癞头谢顶者的“遮羞布”,转变为今天时尚达人们的心头爱、扮靓的“顶上时装”。

目前我国市售的假发种类繁多,按长短、式样分类,有披发式、长发式、短发式、半截式、卷发式、波浪式、辫子式以及直发类、卷发类、束发类;按颜色分类,有黑色、浅褐色、浅棕色、金黄色、银灰色、亚麻色和红色等。按假发的制作材料和方法分类,有纯人发的假发和人造纤维假发,有机织、半机织、全手工织几种。按规格大小分类,有发片发、头套等。

但假发的缺点有:其结构不牢固,受外力的作用容易脱落;假发戴在头上感觉闷热,不透气,且使用期短;假发的发丝易乱、易掉,会结板,梳理不便,外观不自然。因此佩戴假发的美容方法不能从根本上缓解患者的心理压力。

国家标准规定假发的甲醛含量要低于 75 g/kg,还原条件下原料中不允许分解芳香胺,芳香胺可能会致癌,这是戴假发的最严重危害之一。戴假发的另一危害是会造成脱发或加重原本的脱发程度。如佩戴方法不当,可引起外力性脱发。假发戴得太紧,容易引起头皮不适,甚至引起头皮肿胀。

佩戴假发者应每晚洗头,清除头上的油腻、污垢,以保持头皮、头发的清洁。刚买的假发要用清水清洗掉工业原料和化学品后再戴。一般每隔 3～7 天应清洗一次假发。如不经常使用,可用塑料袋装好密封收藏。

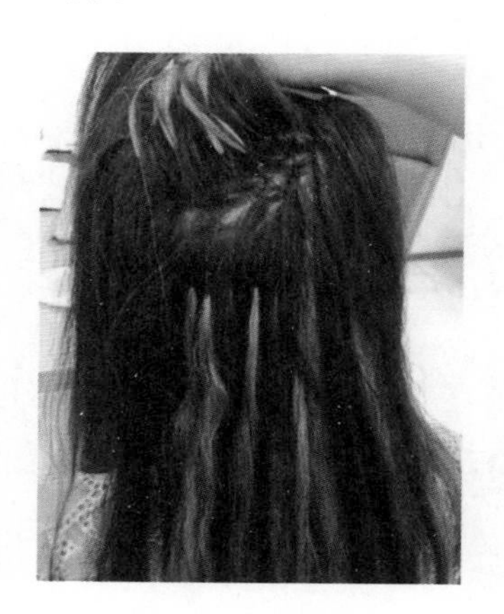

图 3-10 织发

2. 织发　织发补发技术是一种采用真人真发为脱发患者量身定做假发的技术，是一种新的头发添加方法，比假发自然逼真些(见图3-10)。

3. 多密发　多密发呈细微粉末状，为天然植物提取物。在多密发的超导因子作用下，结合专用水独特的超强活性负离子，将多密发牢牢地吸附在真发上，看似具有快速增发效果，能让秃发患者瞬间改变形象。

4. 头皮微着色技术　是指利用文饰方法将半永久色料植入皮下，用于毛发加密修饰，起到造型、修饰及遮盖脱发的作用。可用于：特殊部位脱发、发际线修饰；瘢痕遮盖；毛发移植术后不足的修补；女性头发稀疏加密；斑秃无法植发，或者植发后效果欠佳；不愿或不宜接受毛发移植手术的求美者。但文饰所形成的是平面的色块，缺乏立体感，非永久性，需要经常补色，有时候还会变色。

# 93 发用化妆品简介

美发，在我国可谓源远流长。在古代，美发主要表现在对发型的追求上。清洁、健康的头发和漂亮的发型，可以增加人的俊朗或柔美，使人精神焕发。因此，头发的清洁、保护和修饰是美容的重要内容，发用化妆品则提供了所必需的物质基础。最关键的是正确选择和使用。

发用化妆品是用来清洁、保护、营养、美化人体毛发的化妆品，其种类繁多，主要包括洗发香波、护发化妆品、美发化妆品和剃须化妆品等（见图 3－11）。

1. 洗发香波　主要包括清洗和调理头发的化妆品，其英文名为 shampoo，音译为香波，就是通常所说的洗发液、洗发水和洗发露，现已成为人们对洗发用品的习惯称呼。近年来，具有洗发、护发、养发、去屑止痒等多功能的香波已成为现代香波的主流产品，如兼有洗发、护发作用的“二合一”香波，洗发、护发、去屑止痒作用的“三合一”香波，洗发、护发、养发、去屑止痒作用的“四合一”香波等。

2. 护发化妆品　包括护发素、发油、发蜡、发乳、焗油等，主要作用是使头发柔软光泽、有弹性、易于梳理、抗静电，并使头发损伤（机械、烫发、染发等所带来的损伤）得到一定程度的修复，达到滋润和保护头发、兼有修饰和固定发型之目的。

3. 美发化妆品　主要作用是增加头发光泽、梳整头发、保持发型。常用的护发、美发化妆品有喷发胶、发用摩丝、发用凝胶、定型发膏等。

4. 剃须化妆品　剃须用品主要分为 3 类，湿式剃须用品、干式剃须用品和剃须后皮肤护理用品，如剃须膏、剃须摩丝、电动剃须液、电动剃须用摩丝等，主要供男性在剃须时使用。其作用是软化、膨胀须发，清洁皮肤，减轻皮肤和剃须刀之间的机械摩擦，使表皮免受损伤，提高剃须速度，使剃须后的皮肤产生（或增加）舒适感。随着化妆品行业的飞速发展，人们开始使用专用的剃须产品。

5. 染发类化妆品　是指用于改变头发颜色，达到美化毛发目的的化妆品，通常称其为染发剂。它可将白色、灰白色、黄色头发染成黑色，也可以将黑色头发染成棕色、金黄色及漂白脱色等。

6. 烫发类化妆品　是指具有改变头发弯曲程度,并维持其相对稳定的化妆品,也称为烫发剂。烫发是改变头发形态的一种整发术,是美化发型的基本方式之一。

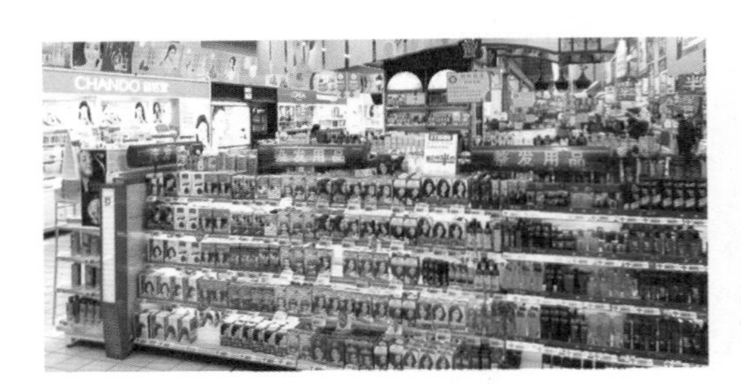
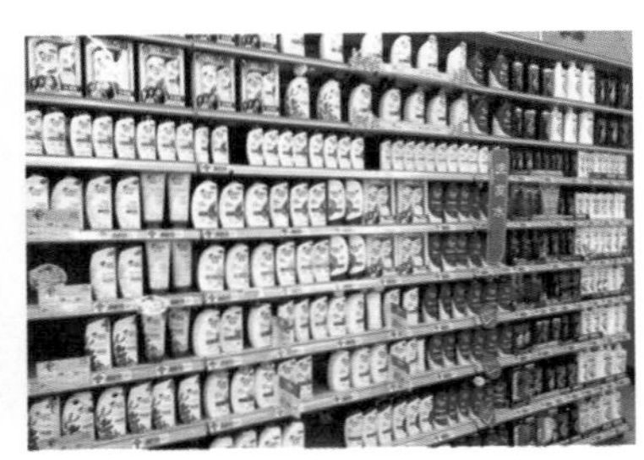

图 3-11　琳琅满目的发用化妆品

# 生发、育发化妆品真的有效吗？

近年来在发用化妆品柜台上，各种各样的生发、育发化妆品琳琅满目。根据毛发的生长特征，同时针对各种脱发的原因，选用一些具有生发、育发作用的有效活性成分研制成多种育发化妆品，如香波、护发素、防脱生发类毛发产品，其主要目的是使头发达到和保持一定的数量而不脱落。

育发化妆品活性成分主要由黄酮类、有机酸、生物碱、萜类活性物和头发营养物质等组成，多为促进头发生长的物质，可以起到扩张皮下血管、促进血液循环、赋活或激活毛囊细胞、补充头发营养、减少油脂分泌、缓和皮肤紧张度、防止头皮屑、舒缓皮肤等作用，达到防脱、助生长的目的。

目前，随着科学技术的进步，育发产品的研发应用到细胞生物学、分子生物学的理论与方法。深入研究脱发的原因，可指导育发新原料的研究，使育发的研究步入一个新阶段。需要注意的是，有些厂家或商家为了获取利润，而不顾产品质量和效果，甚至诱导消费者盲目使用。

一个生发或育发产品的效果如何，主要看其对毛发或毛囊的影响，如毛囊生长的数目、毛发直径、生长速度、生长期与休止期毛发比例的改善情况，其他指标如头发的色泽、梳理性、抗静电等也可作为育发化妆品功效评价的辅助指标。

生发或育发产品只是化妆品，不是药物，也不能替代药物或物理治疗技术。其优点是可在日常生活中方便使用。育发化妆品的使用，要有一定的规律性和持续性。可早晚各一次，一般宜连续使用 2～3 个月。不能涂抹在发干上，而是用在头皮或毛根部位。过敏体质者在使用育发化妆品时，应先取少量产品涂抹于耳后皮肤，24 小时后观察有无不适症状。若无不良反应发生则可按常规使用，若出现不适症状则不可使用。在使用过程中，还要随时注意不良反应的发生。

作为育发类化妆品，主要起到防止头发脱落的作用，对头发的生长有一定的促进作用，其功效还有待提高。使用要持之以恒，并最好与控油、去屑类化妆品联合使用，再配合按摩、激光等物理治疗等促进血液循环的方法，增加效果。必要时仍然需要到医院用药治疗。

# 民间生发、育发方法简介

千百年来，人们在生活中发明或发现了很多育发、生发的方法和经验，虽然没有经过严格的对照检验，有的甚至只是个案，但仍然不可排斥或否定，可以试用，但要警惕其不良反应，一旦出现任何不适，应及时停用。

1. 生姜生发　在民间流传甚广。用生姜汁涂抹头皮。近年来还有含生姜成分的洗发水。

2. 蜜蛋油护发　生鸡蛋蛋黄 1 枚，植物油 1 匙，蜂蜜 1 匙，洗发液 2 匙，葱头汁适量，将它们放在一起，充分搅匀，然后涂抹在头皮上，戴上塑料薄膜帽子，并在帽子外不断用湿毛巾热敷。1～2 小时之后，再把头发洗净。每天坚持做 1 次，据说使用一段时间后可缓解头发稀疏症状。

3. 啤酒护发　首先把头发冲洗干净并擦干，然后把啤酒均匀地涂搽在头发上，并轻轻揉搓按摩，使其渗透发根。10 分钟后再用清水洗干净，据说不但可以让头发光亮，还可以防止头发干枯脱落和促进头发生长。

4. 醋蛋护发　首先在洗发液中加入少许蛋白，调匀后洗发，并轻轻按摩头皮。接着把头发冲洗干净，再用新鲜蛋黄调入少量食醋，充分混合，顺发丝慢慢涂抹。然后用湿毛巾把头发包裹 1 小时，之后用清水洗干净。这种方法很适宜于干性和发质较硬的头发护理。

5. 洋葱泥护发　首先把洋葱捣成泥状，然后用纱布把葱泥包好，用它来轻轻拍打头皮，使洋葱汁液均匀地敷在头皮和头发上。等拍打完整个头部之后再过几小时，就可以把头发冲洗干净了，这种方法可用来去头屑。

6. 用牛奶和醋洗发　将醋或柠檬汁加入洗发水中，然后按正常洗发过程洗发，可以减少断发，让头发更加柔韧。而在头发干燥枯萎的时候可以使用牛奶洗发，让牛奶在头发上停留到干透，虽然味道有些难闻，但是滋润效果好。

7. **在洗发水中加入小苏打**　在洗发水中加入烤蛋糕用的小苏打，可以代替昂贵的专用洗发露。使用这种自制的苏打香波按照日常程序洗发，可以让头发得到深层的清洁，彻底清除那些美发产品在头发上的残留物，还可以抵御自来水中的氯给头发带来的伤害。

8. **柚子核护发**　柚子核20克，用开水浸泡后晾干，再挤出其汁涂抹在发根上，也可以配合生姜汁涂搽，每天用2～3次。可以治疗秃发和黄发，并有加快毛发生长的作用。

# 96 心理疏导与心理治疗

现已明确，一方面，精神心理因素既可以是脱发的原发病因，又是多种脱发的加重因素；另一方面，脱发、秃发可以导致多种精神心理问题，进而加重脱发或使疾病难以缓解，甚至形成“心理因素—脱发—心理问题—加重脱发”的恶性循环。

脱发可导致患者人格和认知行为改变。临床表现为不自信、焦虑、抑郁、过度的自我关注、社会适应不良等，一些严重者可出现躯体变形障碍。多项研究表明，脱发人群的抑郁、焦虑水平较正常人高。大多数这类患者沉溺于自身“缺陷”中，反复求医，始终处于焦虑状态。研究表明，70%以上患者有失眠、多梦、入睡困难、早醒等睡眠问题，脱发患者是严重抑郁症、焦虑症、社交恐惧症等的高危人群。

关注脱发疾病，还要关注患者心理。脱发，不仅仅是一种皮肤疾病，更是影响人们心理健康的身心性疾病。医生不仅要治病，还要关心患者，帮助患者，寻找正确的治疗方法，并规范治疗，坚持治疗。

医生要加以指导，患者要学会调节情绪和心情，如转移注意力，放松心情。患者要走向社会，多参加社会活动或看电影、小说等，将注意力从过于关注脱发疾病转移到其他方面，以纠正其不良情绪，解除其思想顾虑，减轻病情或使疾病好转，树立战胜疾病的信心，从而积极配合治疗，促进疾病的康复，达到治疗疾病的目的。

医生要耐心倾听，充分与患者交流与沟通，不仅要及时评估疾病的严重程度与活动情况，还要准确地把握与评估其心理状况，针对疾病的病理生理学特征和个体的不同心理特点，因人、因病、因时、因地，有的放矢地进行心理疏导，制订适宜的综合治疗方案。

医生要客观评价和告知植发手术的效果。医生对患者所提出的问题要不厌其烦地给予解答,帮助其解除思想顾虑,并让其自行决定手术与否。医生要让患者放弃不切实际的念头,将过高的期望值降低,从而积极地配合手术。医生要使患者充分认识自体毛发移植手术原理及术后恢复的正常过程,减轻患者急躁心理,以利于术后恢复。医生要掌握植发患者的心理特征,对患者进行相应的术前疏导,有时甚至比植发手术本身更重要。

# 97 养成好习惯，造就好头发

美国心理学家詹姆斯说过：播下一个行为，收获一种习惯；播下一种习惯，收获一种性格；播下一种性格，收获一种命运。好习惯成就好人生，头发的养护也是如此，养成好习惯，将收获好头发。

1. 头皮要清洁，但洗发有讲究　不能使用碱性肥皂或洗衣粉洗头。洗发用品的泡沫不应求多，且用力要轻柔。用毛巾用力搓揉湿发，会使头发枯涩分叉。而应该用干毛巾将头发包起来，轻轻按压，干毛巾会自然将头发上的水分吸干。

2. 正确护发　正确使用头皮护理产品，养成按摩头部的好习惯。每天只需梳理 30 次左右就足够了。对于油性头发来说，梳理过多，反而会伤害秀发。正确的梳发方式是从发根缓缓梳向发梢，尤其是长头发的人，如果只梳发尾，往往会出现断发或发丝缠绕的现象。不可逆向梳理。

3. 科学地美发和饰发　不在头发很湿时上发卷，应等头发干到七八成时，再上发卷。少用或不用热吹风机。

尽量减少烫发、染发、造型，不做怪异发型。刚烫过头发，最好等 1～2 个星期再进行染发。首次烫发，烫发时间要短一些，同时与第二次烫发的时间间隔要长一些。染发、烫发间隔时间至少要 3～6 个月。

不在头发上洒香水，因为香水中的酒精成分挥发会同时带走头发中的水分，使秀发更显干燥。

4. 减少头发损伤　要注意防晒，在室外游泳、日光浴时要注意防护，阳光中的紫外线会对头发造成损害，使头发干枯变黄，要注意防晒。远离强辐射源、放射性元素、高压线和大型变压器等。不过度使用空调。不长时间看手机或上网。克服不良习惯，不戴着帽子睡觉，不戴发夹发带睡觉。不长时间戴帽子和头盔，注意头部通风、散热等。

5. 生活规律，保证睡眠充足　放松心态，减少压力，保持心情愉悦。提高睡眠质量。合理调整饮食结构，平时多摄入新鲜蔬菜、水果及富含 B 族维生素的食物，多食杂粮，少食肥甘厚味及辛辣刺激性食品。戒烟，不酗酒。不经常服用避孕药。保证大便通畅。

# 先养后植，还是先植再养？

临床经验提示，对于供区头发质量较差，如毛发细、软，密度很稀者，应先进行生发、养发、护发处理，通过3～6个月的养护，很多患者的头发质量会有明显改善，而后再进行植发，其效果会远远好于当时急促的决定。因此，根据供区的情况，可以先养后植，等待条件改善再进行植发；但时间不能太长，因为大多的毛发脱落是渐进的。

对于头皮有明显炎症或油腻者，也不宜急于进行植发手术。针对不同的术前头皮情况，对头皮毛囊炎反复发作的患者，可以短期应用含锌的肥皂、焦油洗剂或者水杨酸控制病情。对于炎症部位，可以应用糖皮质激素，但是需要注意的是不可用于维持治疗。

对于二次进行毛发移植的患者，医生应该注意原移植区域可能出现的头皮纤维化问题。头皮纤维化会导致二次毛发移植的成活率降低。在施行二次手术前和术后，改善种植区域的血液微循环，以利于移植毛发成活。

秃发，尤其雄激素性秃发，是进行性的，不可逆转或很难使其停止，也无法预测其发展情况。特别是年轻患者，随着时间的推移秃发还将进展和加重。虽然不能准确预测未来，但我们有可能用药物缓解它。药物疗法的有效性对于改变脱发的病程有很大的好处，药物联合治疗对毛发移植术后会有很大帮助。在条件尚可的情况下，先植发再养护也是确实可行的。

对雄激素性秃发患者进行毛发移植外科手术后，米诺地尔是一种非常有用的辅助治疗。在手术期应用米诺地尔可以减少置换期的头发脱落，毛发再生时间从6～8个月缩短到1～2个月。但在手术前要停用2～3天，以降低皮肤疼痛和由于血管舒张而导致外科出血的风险；同样道理，术后也应在5～7天后再用药。

文献报道，在毛发移植术后2周可以开始头皮和毛发的养护，通过外用药如常用的5%米诺地尔和中药合剂（人参、当归等）涂抹在头皮上，再通过电离子或者1 550 nm非剥脱点阵激光促进药物渗透，可明显提高植发手术效果。也可每周1～3次650～670 nm激光治疗，以使毛囊细胞的有丝分裂活动增加，增加蛋白质合成，促进血管新生，以利于毛发生长和防止毛发脱落。

# 99 毛发生长状态的评估

到目前为止，已经有很多毛发生长的评估方法，这些方法为研究者客观评价毛发生理病理变化提供了依据。但随着生发、养发、护发等技术和产品的不断出现，人们迫切需要一种更为可靠、重复性更高的方法来评估毛发的生长情况，以及对疗效进行监测。

毛发生长的基本生物学参数包括毛发的线性生长速度、毛干的直径、毛发的密度和毛发所处的生长期。目前常采用生长期和退行期毛发比例作为反映毛发生长情况的指标。另外，毛发的黑素含量也是一个重要的参数，当毛发生长受抑制时毛发的黑素含量往往也随着降低。

在评估药物对毛发生长影响的研究中，监测间隔时间的选择也很重要。根据毛发退行期的持续时间，很多临床药物研究采用 4 个月的间隔，这是检测到毛发变化的最短时间。因为毛发生长速度较慢，推荐间隔 6～12 个月观察一次。

问卷调查表法能准确地反映患者对疾病的主观评价，这种主观评估方法是对药物疗效客观评估的很好补充。脱落毛发计数和称重法可用于跟踪观察毛发的脱落情况。脱发等级分类法只适合于脱发严重程度的初步判断，不能用于精确的临床疗效判定。照片法可精确记录患者头发的整体情况，更为客观地反映脱发程度。用计算机辅助成像系统计算透明胶片上的描记点，从而计算毛发的数量。

皮肤镜经过适当改进早被用于毛发生长的定量测量。染发标记法、放射性自显影法都可用来检测毛发的线性生长速度。毛发称重法是另外一种可用于测量毛发线性生长速度的较为理想的方法。标有刻度的标尺也可用于测量毛发的生长。还有 Trichogram、Phototrichogram 和 TrichoScan 等更加精确的毛发图像分析方法。组织切片能直观了解到毛囊的组成、毛囊的长度，生长期、休止期和退行期毛发之间的比例以及毛发的密度、直径、终毛和毳毛的比例、毛囊的体积等。

# 100 毛发健康管理

通过医学手段和科学诊断，根据不同的头皮和头发状态和问题，有针对性地选择个性化的头皮头发治疗方案和护理方式，调理头皮头发至最佳健康状态，预防及改善头皮头发问题，达到“健康的头皮，完美的秀发”的管理目的，称头发健康管理。

1. 健康的头发是基于必须要拥有健康的头皮。所有的头皮头发问题产生的根源在于头皮生态平衡遭到破坏。头发健康管理首先要提升头皮护理意识，单一的洗发去屑并不能从根本上解决问题，只有对头皮进行系统、全面、科学的管理，进行调理和养护，才能从根源上消除头油、头痒、头皮屑等头皮问题，保持头发的健康常态。

健康的头皮应该没有任何头皮疾病，也无瘙痒、油腻等症状，头皮皮脂分泌适中，所有毛囊皮脂腺单位在头皮健康生存，可为头发的生长提供良好的环境和充足的营养，让秀发健康靓丽。

2. 要充分认识到人的毛发资源是有限的。毛囊是毛发的发源地。毛囊在胚胎发育的第 9 周开始形成，至第 22 周即完成发育，在成人期毛囊不再有增加，而且随着年龄的增长，毛囊也逐渐减少。以头皮为例，20～30 岁时每平方厘米有 615 个毛囊，30～50 岁时减至 485 个，到 80～90 岁时只剩 435 个。头部的每个毛囊从婴儿到出生后的几十年中，大约可发生 20 个生长周期。一生中可供移植的永久性毛囊单位有 5 000～7 000 个。无论是瘢痕上植发还是男性型脱发的移植，手术只是将毛发从一个部位移植到另一个部位，并不能增加毛发的数量，所以要珍惜患者宝贵的毛发资源，决不可浪费。

3. 头皮问题的根源很可能在于头皮菌群、油脂、代谢三大平衡遭到破坏。当头皮油脂分泌失衡，头皮就会出油、变油腻；当头皮菌群环境失衡，有害菌大量滋生，就会出现炎症及头痒等现象；头皮角质层代谢过快，脱落就形成头皮屑。因此，只有系统地调整头皮生态环境，才能够从源头解决头皮问题。去屑止痒，控油防脱，使毛囊深层清洁。去死皮及老化角质，促进头皮血液循环，改善毛囊新陈代谢，促进新的细软头发生长。消炎杀菌，调理头皮多种炎症。增加头皮弹性，收紧提升。预防脱发、断发、掉发，使新生发苗壮生长。

4. 毛发问题多种多样，病因诱因复杂，发病机制多不明了，其发生发展形式各异，严重程度和进展趋势难以预测，治疗手段有限，疗效缓慢。由于毛发的生长周期的特点，多数情况下，监测到影响毛发生长的因素对毛发的改变至少要 4 个月以上。因此，对毛发的管理在于防微杜渐，预防为主。

5. 要自我管理、家庭管理和机构管理相结合。患者要克服不良行为与习惯，使用正确的毛发养护方法，合理使用养护产品，减少毛发分化与损伤，抵抗头发退化与衰老。平时的护理、饰发、防晒、抗衰老都是管理手段，包括梳头、洗发、护发、染发、造型、理发等，某些时候特别的护理手段如物理治疗等也是必需的，这样形成一个长期的、个性化的管理方式，使头发处于完美的健康状态。

# 第四篇
## 解读植发

“第一是患者，第二是患者，第三是患者，第四是患者，第五是患者，然后才是科研。所以我们想到的是为患者服务……”

——匈牙利儿科医师和细菌学家 Bela Schick

# 毛发移植的概念和原理

毛发移植是将毛发从个体的某一部位通过手术的途径移植到自体的另一部位的方法，类似传统的“插秧”，本质上属于带有毛发的皮肤复合组织移植。现代毛发移植的理论基础是建立在1957年美国医师 Norman Orentreich 提出的“优势供区”理论之上，即从后枕部安全供区获取毛胚，再移植到受区，移植后的毛发仍保持其在供区的生长特性，并能在受区长期存在。

按照从供区获取移植毛胚方法的不同，毛发移植可以分为两种：毛囊单位头皮条切取技术（FUT）和毛囊单位提取技术（FUE）。通常，毛发移植主要用于治疗秃发病，是目前治疗秃发重要且有效的手段，也是治疗终末期秃发的惟一手段。一般认为，当秃发达到一定程度而影响患者喜爱的发型时，即可作为治疗选择对象。同时，毛发移植还是一项重要的美容技术，可以用于纠正家族性高发际，眉毛、睫毛或阴毛稀疏或缺如，以及重造“美人尖”、鬓角、胸毛等。

当然，毛发移植并不是真正意义上的毛发增殖，它仅仅是毛发合理布局与再安排，属于一种医疗性毛发修饰。利用供区有限的资源取得尽量完美的外观效果是其根本目的。有经验的医师进行毛发移植，平均有90％以上的成活率，但任何手术当中都会有部分毛囊损坏。因此，采用先进设备、方法和练就技术等，是提高手术成功率的重要手段。

但毛发移植也并非完全属于“拆东墙补西墙”。1984年 Headington 的研究发现毛囊单位是毛囊在生长发育过程中自然形成的群体，它不仅是一个独立的解剖单位，也是一个完整的生理单位。利用自然的毛囊单位进行移植，可获得一个持久而自然的手术效果，真实地再现自然的毛发生长这一现象。有人将单株毛囊移植和毛囊单位移植进行了双盲对比研究，单株毛囊移植的存活率只有82％，而毛囊单位移植的存活率达到113％，其中移植的毛囊单位全部存活，另外在移植时没有计数的休止期毛囊也进入了生长期，从而得到了1+1>2的效果。可见，毛囊单位移植是最合乎生理的。因此目前所进行的毛发移植手术都力求做到以毛囊单位进行制作和移植，并力争达到质量植发和艺术植发的效果。

另外，毛发移植的手术后效果是基于如下美学原理：①正常的头发密度远大于肉眼可辨的密度，在少于正常毛发数量而合理分布的情况下，仍可达到自然的外观效果；②前额发际线的种植调整，对于脱发者正面观的改善具有重要作用；③对于受区面积较大者，偏重一侧的不均匀移植，术后高密度移植区毛发向低密度区的遮盖，可弥补供区毛发量相对不足的缺憾。然而，毛发移植手术并非立竿见影，大多需 6～12 个月才能看到最佳效果(见图 4-1)。

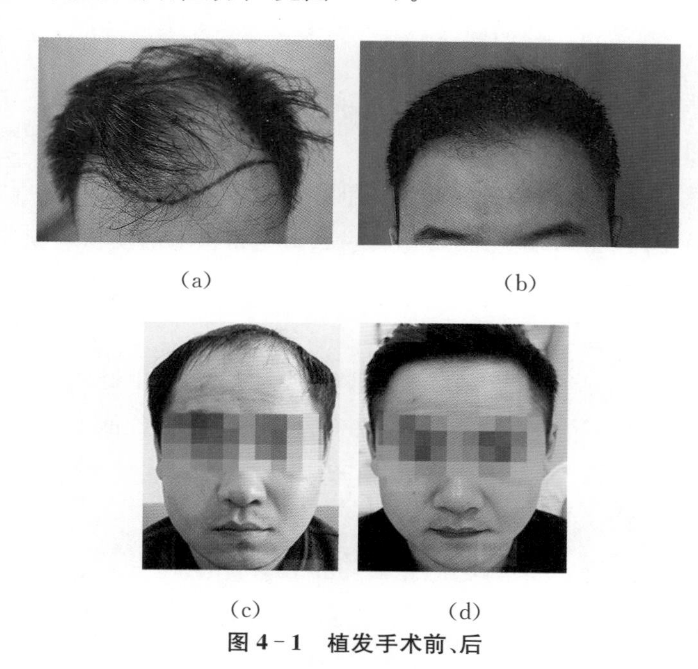

(a) (b) (c) (d)

**图 4-1 植发手术前、后**

# 毛发移植的起源与发展

脱发的外科治疗，称为毛发修复外科，迄今已经历了近两个世纪，在临床上得到了广泛应用和发展。

1822年美国整形医师Dom Unger和他的学生Dieffenbach首次报道了应用外科方法矫治毛发稀少的研究，描述了异体和自体毛发移植的动物实验。此后，毛发修复外科技术的发展经历了头皮缩减术、皮瓣修复术和游离毛发移植技术三个阶段。

真正意义上的毛发移植技术出现于1930年，在1939年得到推广应用。日本皮肤科医师Okuda首次采用自体头皮移植术治疗脱发患者，他采用钻孔术移植供区组织及微小移植物对200例患者进行了治疗，主要用于瘢痕性秃发如头部、眉毛及胡须缺失修复等。

现代毛发修复外科技术的发展始于1959年，美国的Orentreich成功地在雄激素性秃发病例中把枕部非雄激素敏感性毛囊移植于脱发区，并提出了“优选同部位供体论”的学说——“供区优势”理论，为毛发移植技术的发展奠定了生理学基础。

后经过多年的不断发展，自体毛发移植从手术器械、操作技术上又有许多研究和提高。特别是1984年Headington提出的毛囊单位概念，1987年Limmer介绍的显微镜辅助毛囊单位分离技术，使毛发移植术逐渐发展成为一种安全、可靠及完善的，并可从根本上解决秃顶、眉毛缺失、睫毛缺失及体毛缺失问题的毛发修复方法。

1988年Inaba描述了毛囊单位提取技术(FUT)。同年Limmer提出将毛囊单位确立为毛发移植的标准基本组织，这是现代毛发移植技术的一个转折点。1995年基于毛囊单位概念的FUE技术诞生，从此以自体毛囊单位为基础的毛发移植得以广泛采用，开创了毛发移植的新纪元。

随着科学技术的不断发展与进步，目前毛发移植已从单纯的毛发种植，发展为质量植发或艺术植发；由单纯的植发手术，构建为“植”“养”“护”一体化毛发管理；由单纯的医疗，发展为对患者身心全方位管理。

近年来，有关毛发移植原理的研究、毛囊干细胞的研究、毛囊克隆与培养技术研究、毛发移植器械如 ARTAS 植发机器人等研究都有很大的进展，有望解决植发手术劳动强度大、供区缺乏(烧伤)等问题，相信这些技术在不久的将来会更加完善并造福于人类。

# 103 植发手术的主要过程

了解植发手术过程，可以帮助患者解除对植发手术的担忧，更加理解术后正确护理要求。

植发手术基本流程，包括：(1) 咨询与诊断，明确脱发原因。(2) 毛发检测，评估秃发程度和供区情况等。(3) 评价非手术治疗效果。(4) 需要植多少才可以获得好的效果？最少要植多少？植在哪个部位？(5) 术前检查——能否接受手术。(6) 术前准备——知情同意签字。(7) 手术设计，并照相。(8) 消毒与麻醉。(9) 提取毛囊。(10) 移植物的制备与保存。(11) 打孔。(12) 植入。(13) 包扎。(14) 术后照料——快速恢复、防治并发症。(15) 随访管理。植发手术主要包括以下四个步骤：

1. 毛胚的获取　供区是获取毛坯的部位，多为后枕部，此范围在多年的手术经验中已获得共识，即安全供区。当安全供区不足时，也可在优势供区及其周边区域提取毛胚。此外，除上唇和颏部外，面颈交接处及颏下区域部位的胡须部位也可采集较多毛胚。胸毛、腋毛、阴毛、腿毛等也可作为补充供区。但在非安全供区提取毛囊，移植后可能掉落。

目前获取毛胚的方法主要是毛囊单位头皮条切取（FUT）和毛囊单位提取（FUE）。用于 FUE 提取是环钻，一般在提取毛囊的过程中不会影响到周边的毛囊。近年来，人工智能的发展，植发机器人等更多新设备已进入临床使用。

2. 移植物（见表 4－1）的制备　这一步是把提取的毛胚修整为各种不同的移植物。1988 年 Limmer 医生提出将毛囊单位确立为现代毛发移植术的标准基本组织。一般从提取到制备整个过程，毛坯损失率在 10%～15%都属正常范围。

3. 受区的打孔　打孔的器械包括手工环钻、手术刀片或特制的刀刃、针头、打孔器。激光打孔的方法现已少用。对于大多数医生来说，合理的种植密度应该从 25～28 FU/$cm^2$ 开始，打孔间距 1～2 mm，打孔深度达 4.5 mm 是比较安全的。但通常打孔深度不要超过 5 mm；当刀刃打孔的深度达到 5 mm 时，受区孔隙之间的距离要适当增大。

**表 4-1 毛发移植中移植物**

| 移植物 | 移植物中所含毛囊的数量(个) | 横切面的形状 | 所需受区孔隙的形状 |
| --- | --- | --- | --- |
| 毛囊单位 | 通常为 1～4 | 通常长而狭窄 | 针孔或小切口 |
| 多毛囊单位移植物(MFU) | 理论上为 2～9;常见为 3～6 | 长而狭窄,形状差异大 | 槽状孔或圆孔 |
| 集合性毛囊移植物 | 3～6 | 修正后差异很大 | 小切口 |
| 双毛囊单位毛胚 | 3～6 | 形状差异大,多为长而狭窄 | 同 MFU |
| 三毛囊单位毛胚 | 4～9 | 通常与 MFU 相似 | 同 MFU |
| 微型移植物 | 1～2 | 整齐而狭窄 | 小针孔 |
| 小型(迷你型)移植物 | 不定,通常为 3～8 | 随毛囊单位之间的关系而变化,狭窄或圆形 | 与 MFU 相似 |

打孔方向和角度即受区位点的切口方向,包括:①冠状切口,沿冠状平面(平行于两耳连线)制备切口。②矢状切口,沿矢状平面制备切口,即沿着前后轴的方向。③垂直切口(侧切口),指切口垂直于头发的生长方向。④平行切口,指切口平行于头发的生长方向。术中打孔的孔径、间距、深度等参数都应注意记录。

4. 移植物的植入　多数是在制备移植物达到一定数量后,分批次植入,也可采取即插即种技术(见后述)。植入工具包括植发镊、植发针如微针等。

# 植发的效果能否长久?

自体毛发移植是永久性移植。

1959年,美国的Orentreich医师首先发表了现代毛发移植术的原理和手术方法,开创了植发治疗男性秃顶的先河,并提出了"优选同部位供体论"的学说——"优势供区"理论。这是现代毛发移植技术的理论依据和生理学基础。

所谓头皮毛发优势供区,是指某一区域内的头皮毛发能够保持终生存在,不会因自然的衰老过程而脱落。它是可供毛发移植应用的区域,一般在枕颞部入发际6~8 cm内。取自优势供区的头发,移植到植发部位后在经过短期的外科手术创伤恢复后,可保持原来毛发的所有生长特性,在新的移植区域内继续生长,而且终生存在,不再脱落。受区微环境并不能改变供体雄激素受体水平,这是自体头发移植术治疗雄激素性秃发能够成功的原理。供区一般选择在枕部,这里有很多头发处于生长初期,移植到受区后仍然能保持良好的生长特性,并且对雄激素不敏感。

当然,移植的头发在受区不会比它在供区生长得更好,甚至可能会出现枯萎。就像种植的庄稼,不仅需要肥沃的土壤(健康的头皮),还需要不断培植,包括浇水、施肥、杀虫、除杂草、防污染等,才能茁壮成长、开花结果。植发也一样,移植发也需要长期的科学、合理的养护和管理。

此外,由于各种原因,所植毛发的数量、密度、部位都有不足,如在最初移植时,某些雄激素敏感部位的毛发还未脱落,因此在这些部位未进行移植或只是加密种植,而随着脱发的进展,这些原生发可能继续脱落而影响最初的植发效果,因此初期手术后需要二次种植或其他方法继续治疗也是非常必要的。

# 105 植发手术的风险如何？

植发手术的风险主要来自以下几个方面。

1. 手术创伤风险　任何有创或微创手术，对人体都是一种创伤，做任何手术都有风险，即使失败或无效的几率是万分之一、百万分之一，但对于某一个体来说，却是百分之百。植发手术是在局麻下进行的门诊手术，通常不必住院。尤其FUE技术不需切开头皮，毛胚提取、打孔植入仅涉及浅层组织，创伤小，出血少，通常仅几毫升或几十毫升，出血不会构成对生命的威胁，相对安全。但即使是微创手术也都具有创伤性，术中疼痛，加上紧张、恐惧心理，对哪怕仅有轻度的心、肝、肾疾病的患者仍应谨慎或在积极准备后进行手术。患有严重疾病者应列为禁忌。

2. 麻醉风险　植发手术为局麻手术，在整个手术过程中病人意识清楚，能听音乐。除非特异性的敏感体质，一般不会出现麻醉意外。极少特异性体质者，可出现局麻毒性或过敏反应。

3. 毛胚成活率　毛发移植属于自体组织移植，无排斥反应，移植物永久存在。但在整个手术过程中，都存在影响毛坯成活率的因素和可能，如移植物受到物理创伤（横断、挤压、脱水）、受区血管床的完整性，术前因素（术前的手术/瘢痕、光化损害、抽烟）和手术因素（孔径的大小、深度、密度），生化因素（如细胞因子等，缺血—再灌注损伤、感染等）。有经验的医师进行毛发移植，平均有90%以上的成活率。

4. 优势供区与安全供区的保存　毛发移植治疗雄秃，由于受到供区和受区两方面的限制，很难做到一次手术获得十分满意的效果。毛发脱落是渐进的、不可预期的，在毛发移植术中，一个主要问题就是如何从安全供区获取永久不脱落的毛发，而又不影响下一次手术的供区供给。在安全供区以外获取毛发可能产生一个宽的瘢痕，而获取的头发也不是永久不脱落的，如当选择的毛发供区太高或者存在早期脱发的年轻患者，今天似乎是“安全供区”，将来可能变得“不安全”，这也是值得重视的。

5. 手术并发症　毛发移植手术已盛行了几十年，尤其是近十年来，毛囊单位移植技术越来越成熟。手术中，患者只需接受局部麻醉，创伤小，恢复快，术后没有瘢痕，发型自然，存活率高，并发症少，成功率是非常高的。手术成功，必须要能够做到植发数目足够，供区自然，获得好的美容效果，患者满意。

# 影响植发效果的主要因素

近年来，移植毛发的成活已经不是问题，但如何使毛发移植获得最佳效果则仍然是摆在植发医师面前的一个重要课题，同时也是让患者满意及获得良好手术效果的关键。1992 年，Norwood 将影响毛发移植效果的因素分为 7 个“主要的”和 7 个“次要的”因素(见表 4－2)。其中，患者的年龄和脱发供区受区面积比为主要因素中最为重要的。

**表 4－2　影响植发效果的因素**

| 序号 | 主要的因素 | 次要的因素 |
| --- | --- | --- |
| 1 | 患者的年龄 | 头皮厚度 |
| 2 | 脱发供区受区面积比 | 足够的颞部毛发 |
| 3 | 患者的要求与预期目标 | 特殊解剖和要求 |
| 4 | 患者的健康状况 | 头皮松弛性 |
| 5 | 患者的精神、心理状态 | 患者目前的治疗方法 |
| 6 | 毛发本身的特性 | 患者的发型偏好 |
| 7 | 脱发家族史 | 患者的经济能力和时间的限制 |

1. 患者的年龄　对于雄秃，脱发是渐进性的，往往难以预测，如果过早、过于年轻就进行植发，势必会因为原生发的继续脱落而影响植发效果。但如果因秃发已影响生活和工作等，那么尽早植发是非常受益的。

2. 脱发供区/受区面积比　面积比应大于 3∶1。手术前应准确地估计供区区域的大小，其中包括“安全”或“永久性”供区头发。尤其是对年轻患者，考虑到长期的供区/受区面积比尤为重要。在中间最浓密区域的永久供区切取头皮条或提取毛囊，会使供区瘢痕隐蔽。

较准确地估计最终脱发范围比确定目前的脱发模式更重要。这样会有利于患者认清目前的脱发期和他们脱发最终预期之间的关系，从而愿意接受一个比最初想法更保守的计划。

3. 患者的要求与预期目标　最重要的是从一开始就要知道患者的要求是什么，需要纠正的部位，植发数量、密度。毛发移植仅仅是将有限数量的头发进行重新分布，把一定数量的头发移植到更大的需覆盖区域，而且有时也显得比较自然，尤其是在发际线区。

4. 患者的健康状况　最为关注的是心血管疾病和免疫性疾病。对于新近发现疾病或者尚无明确诊断（如有激素变化）的患者，应该建议延期手术，直至得到了很好的治疗。

5. 患者的精神、心理状态　患者应有一个比较正常的心态和期望值。但有些患者，如拔毛癖，无论从精神、心理角度来说都不适合做毛发移植手术。

6. 毛发本身的特性　毛发有四大公认的特征，需要全面考虑这些特点对毛发移植效果的影响。①毛发直径：决定了手术后的丰满度。毛发直径增加1倍，毛发体积则可增加4倍。②与皮肤的色差：头发和头皮的颜色差异越小，头发显得越厚实。③毛发形态：毛发越卷曲，就越显得密实。卷曲还可使移植后的毛发显得更加自然。④毛发密度：毛发密度越高，在相同面积内就可以取得更多的毛囊单位，使移植后的覆盖率更高。

7. 脱发家族史　当患者有Ⅶ级脱发家族史时，植发应当谨慎。应避免在相对年轻的男子身上开始一个庞大的毛发移植计划。

# 107 影响植发效果的次要因素

有7个次要因素影响植发效果。

1. 头皮厚度　头皮包括表皮、真皮、皮下组织；其下还有帽状腱膜、腱膜下间隙骨膜。头皮越厚，移植的深度位于皮下丰富血管网的浅层，有利于更好地保存头皮下完整的血管网，使移植后毛发成活率高。在没有皮下组织的菲薄瘢痕上植发很难存活。

2. 足够的颞部毛发　颞部头发的状态，会从整体上影响如何去规划前额发际线和前额区域的密度。如有浓密而显著的向前突出的颞部头发，可以更积极地设置更向前的发际线并创建一个浓密的前额区。而如颞部头发未来可能稀疏，则不适合创建浓密的前额头发。

3. 特殊解剖和要求　前额轮廓及其高度在一定程度上决定了前额发际的最佳位置和轮廓。某些有特定职业需要的患者，除了要求增加受区头发密度外，还要求没有人发现他们正在接受头发移植。

4. 头皮松弛性　主要影响接受FUT手术者的头皮切取及术后瘢痕等问题。

5. 患者目前的治疗方法　给移植后患者使用米诺地尔或非那雄胺可能减慢移植或非移植区域的进一步脱发。

6. 患者的发型偏好　如果患者总是使用一个特定的发型，那么毛发移植应努力在受区移植更浓密的头发以创建这种发型。

7. 患者的经济能力和时间的限制　很多情况下，一次移植手术不能达到预期的效果，这就需要几个疗程的序列治疗。因此，毛发移植需要患者的配合及耐心，不仅需要多次较长时间的治疗，相应的费用也会有所增加。而在当下，需要解决最紧迫的问题。

# 秃发区头皮的分区

在男性型脱发中，通常将传统的马蹄形秃发区分为3个区(见图4-2)：①头皮前部；②头皮中部；③头顶部(头冠部)。介绍这些分区的划分，是为了方便医—医或医—患之间的交流。

1. 头皮前部 为从前发际线向后至两侧颞角连线之间的区域。头皮前部与中部的前端一起被认为是毛发移植的前移植区。当只在头皮前部植发时，应该将其后缘进行适当的修改，设计成向前突起的曲线，这样移植后就会比较自然。

2. 头皮中部 为头顶区相对较水平的区域，其两侧以颞上缘和侧区上缘为界，前至两侧颞角的连线，后至头顶部前缘。

3. 头顶部 又称冠部。外观上大致呈圆形或椭圆形，头发呈螺旋状排列。头顶部的后界为枕部的上界。在男性型脱发的早期，头顶部只有中心很小面积的毛发稀疏，以后发展到Norwood Ⅶ级后，犹如一面垂直的墙，整个区域的毛发全部脱落。

4. 两侧过渡带 又称过渡区。为沿着头皮中部两侧前后走向的狭窄区域。在该区域内，头皮的平面和毛发的生长方向均发生改变。头皮正好从水平面过渡到垂直面，而且两侧过渡带向前正好指向外眦。

5. 前发际过渡区 该区域内毛发的密度从前向后逐渐增加，形成过渡区。

6. 前核心区 前核心区是位于头皮前部前正中处的一个小的环形区，前方紧邻前发际过渡区。前核心区的重要性在于该处的头发最能反映人的面部特征。因此，对绝大多数患者而言，在毛发移植时应尽可能在前核心区移植最高的毛发密度。

7. 侧后三角区 是位于头皮中部后侧方的两个三角区。

8. 顶部转折点 位于头皮后部的正中线上，在该点头皮由水平转变为垂直。绝大多数患者，毛发生长方向由此处开始变化，毛发呈螺旋状排列。

9. 前额点 为两侧颞部毛发的前端，呈锐角突出。

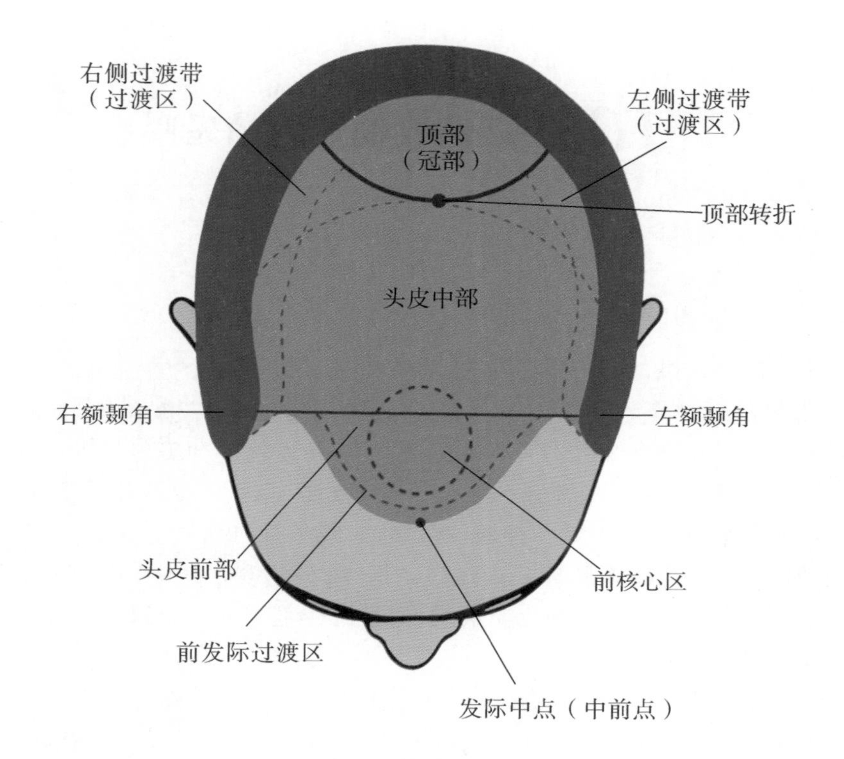


**图 4-2　头皮分区图**

10. 额颞隐窝　即额颞三角，为位于前发际线外侧与颞前缘的正常无毛发区域。

11. 颞前缘　即颞部头发的前缘，为额颞角以下的垂直部分。

12. 颞上缘　颞部头发的上界是从额颞角延伸至耳郭的垂直线。

13. 侧区上缘　为从耳郭的垂直线延伸至枕缘起始部。

14. 枕缘　枕缘位于枕部的侧后方，围绕着顶部脱发区或毛发明显稀疏的部位。

15. 前发际中点（中前点）　为前发际线正中线上的最前点。

## 我真的需要植发吗?

对于秃发者来说,是否需要进行植发手术,可从以下三个方面衡量。

1. 脱发是否对其生活、工作、家庭等造成严重的影响?植发手术的美容心理学意义远远大于其治疗作用。从严格意义上讲,植发是一种美容手术。美容的最大目的是满足患者的心理需求。头发之于人太重要了,它不仅涉及外观,而且关乎身份。自古以来,头发就被赋予神圣性色彩,它既是尊严和气节的象征,又是健康和时尚的标签。一个晚期肠癌病人说过:“医生,请给我治疗吧,我不想光着头死去”。可见,脱发不仅仅是一种皮肤疾病,而且已经是一种影响到人们心理健康的身心性疾病,尤其是严重脱发。

2. 毛发再生性如何?也就是通过非手术方法获得疗效的可能性。既往认为秃发患者毛发脱落后,毛囊逐渐萎缩坏死,形成永久性秃发。但近年来有学者发现,大多数脱发患者的毛囊并没有坏死,只是处于萎缩休眠状态,因此非手术治疗只要正确,相当一部分患者还是可以停止脱发,能够恢复或部分恢复生发功能。因此,是否真的需要植发,需要明确脱发部位的毛囊是坏死、萎缩,还是处于休眠状态。

临床观察发现,经过规范治疗超过 2 年仍不见毛发生长,提示再生的希望不大。斑秃患者如头皮有紧缩、松软感或形成脑回样皱襞者预示预后不良,伴有胡须、眉毛、睫毛以及全身性脱毛也预示预后不佳。头皮活检残存毛囊少及有瘢痕形成者,脱发的可恢复性极小。

3. 植发后效果如何?最重要的是要在植发后获得一个最佳的美容效果。通常,毛发移植手术的美容效果可以用以下三个参数来描述。①自然度:大体上是一个主观的评估,但也会被很多技术因素(如毛发角度、方向)和艺术因素(如发际线设计)所影响。②成活率:大体上是客观的,相对容易被量化。③密度:可分为数学密度和视觉密度。数学密度即每平方厘米头皮的毛发或者毛囊单位的数量。视觉密度是指如旁观者看患者头皮感官上的毛发数量,这个测量是比较主观的,可以被很多因素所影响,如毛发的卷曲度、最亮区、毛发颜色和头皮的着色等。很多情况下,植入适量的毛发便可明显改善形象。

# 110 我适合植发吗?

患者是否适合做头发移植受以下因素影响:①患者的期望值;②头皮供区情况;③脱发的程度;④头发的质量;⑤受术者年龄。也就是说,植发前必须衡量其身体条件、心理条件、供区条件、受区条件以及经济条件等几个方面(见表 4－3)。

1. 身体条件　应无手术禁忌证。年龄问题主要关乎术后长期效果,一个健康人如果身体状况良好,那么他在任何年龄都可以进行毛发移植手术。

2. 心理条件　主要是指患者的期望值。如果患者的期望值过高或不切实际,即使经过仔细的解释与劝导后,仍然不能降低他们预期的要求,那么这些患者就不适合进行毛发移植。

3. 供区条件　要有足够的安全供区,包括毛发的数量(密度)和质量。如果患者供区毛囊单位的密度＞80 $FU/cm^2$,则认为该患者是很好的候选者。一般而言,供区头发的密度至少达到 40 $FU/cm^2$ 以上才可以考虑进行毛发移植。

头发的质量也非常重要。对头发细的患者来说,无论头发如何密,都很难通过一次毛发移植取得满意的手术效果。一般认为,头发直径＜60 $\mu m$ 的患者,即使受区使用高密度毛囊单位移植,移植的毛囊单位密度超过 25 $FU/cm^2$,也会因为覆盖不好,而使毛发移植的手术效果不好。因此,许多手术医师都不愿意给头发细的患者进行毛发移植。

4. 受区条件　即脱发程度。首先应不处于脱发快速进展期。一些人希望从头顶到额部均要植发,但医师却不提倡。对于有限的供区资源来说,不建议在头顶部进行植发。

5. 经济条件　会限制植发数量。

表 4-3　选择毛发移植候选对象的 5 项基本标准

| | |
|---|---|
| 年龄 | 最好为 30 岁以上。但经常碰到 30 岁以下患者来咨询，他们为手术的相对禁忌。15～25 岁人群，往往不太容易准确地预测以后脱发的程度。虽然在理论上来讲，非那雄胺是安全的，但如果患者＜25 岁，医师则要十分谨慎。这些年龄较小的患者通常会希望在移植手术后头皮能够完全恢复到以前的水平 |
| 毛干直径 | 毛干的直径非常重要。头发粗(直径＞80 μm)的患者头发覆盖要比头发细的患者好。从数学上更好理解，因为头发的直径增加后，头发的表面覆盖度则会呈指数增加 |
| 供区毛发密度 | 可以用 Folliscope 系统来对头发进行计数，从而测量供区毛囊单位的密度。如果患者供区毛囊单位的密度＞80 FU/cm²，则认为该患者是很好的候选者。如果患者供区毛囊单位的密度＜40 FU/cm²，则认为该患者是较差的候选者 |
| 脱发程度 | 脱发的程度可能是选择合适候选者的重要因素。非常理想的候选者是额部的头发全部脱落，而顶部没有脱落。因为很少会对顶部进行毛发移植。额部脱发后，可以进行毛发移植，而且手术后会有非常明显的改善效果 |
| 患者的期望 | 咨询问诊非常重要，因为通过咨询问诊可以了解患者的实际期望，许多不现实的期望都是患者想得到非常高的移植密度。那些头发细的患者要求移植后具有很高的密度是不可能实现的。医生应当告诉患者，以后随着脱发的自然进展，必要时可以再进行毛发移植 |

因此，有人提出毛发移植较理想的候选人应具备以下条件：①年龄＞25 岁；②供区毛干的直径＞70 μm；③供区毛囊单位密度＞80 FU/cm²，但不能＜40 FU/cm²；④植发对前额脱发的效果比头顶部脱发好。

# 所需植发数量的估算

医生要解决好“植多少?”“植在哪里?”等问题。

植发手术前,医生必须非常精确地计算出所需要的毛囊单位数量。一方面是因为患者的毛囊资源很有限,不可多取,不可以浪费。如果超过太多,在增加医生工作量的同时也会增加患者的预期费用,这会导致尽管手术效果不错但患者仍然不满意的情况出现。另一方面,也不能少取,如果毛胚数量严重不足,则患者对手术效果会不满意。

计算方法是,受区需要移植的面积(A)乘以所期望达到的密度(FU/cm²),就是需要移植的毛囊单位总数(T)。当然,如果移植区域内的密度不均匀,采用阶梯状移植,则需要按不同区域面积乘以不同的密度,最后相加得出总数(T)。

因为受区(脱发区)范围是不规则的。Steven Chang 推荐将带有环箍镶边的保鲜膜放在受区之上,描记出受区的轮廓,然后将保鲜膜放在充满 1 cm² 小格的网格纸上。根据“形态计量法”,通过计数轮廓内小格的交点数就能相对准确地计算出受区的面积(见图 4－3)。

在尽可能的情况下,应将整个脱发区植入头发,前发际区毛发要达到较高的密度。当前发际区有一定的毛发密度后,患者可以通过将前发际的头发向后梳理,以前部的头发来覆盖或改善后部的头发稀疏区域,使患者在视觉上增加头顶部头发密度。

但要在脱发区植上一定密度的毛发,必须有足够的供发区,且有适当的密度。如果供发区与需植发区比例相当,可将移植的头发分布在整个脱发区。当供发区有限时,移植的毛发应放在前发际部位,将毛囊仅移植到前发际及其附近,而不是头顶。如果供发区明显不足,则应放弃毛发移植手术。

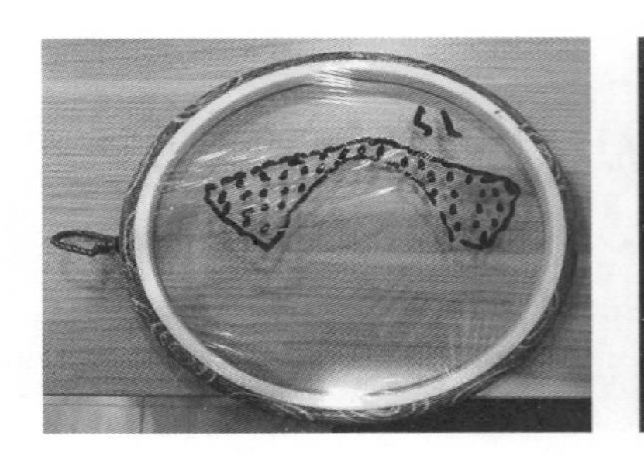

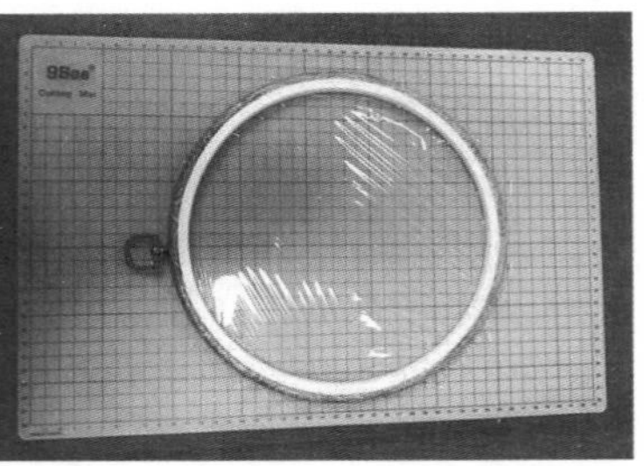

(a) (b)

**图 4-3 带有环箍镶边的保鲜膜及其网格纸**

## 是否需要进行高密度毛发移植？

脱发患者总希望头发植得越密越好。但要使植发后外观上达到整个头皮长满毛发需要移植大量的毛囊，且与毛发的数量、毛干的粗细、毛发的颜色和质地、毛发是否弯曲等多个因素有关。

目前认为，正常人（非脱发患者）头部毛发密度平均为 200 根/$cm^2$（130～280 根/$cm^2$）。而对于秃发患者，毛发移植手术后，毛发密度只需要达到上述密度的 50%以上就能达到外观“正常”的毛发密度，即大约 100 根/$cm^2$（65～140 根/$cm^2$）。在临床工作中，往往需要通过两次植发手术才可能达到该数量的毛发密度。如每个毛囊单位含 2～3 根头发，至少需要植 35～45 FU/$cm^2$。

植发手术中，通常毛囊单位的密度保持在 15～25 个/$cm^2$。如移植的毛囊单位密度接近或超过 30～35 FU/$cm^2$，则称为高密度毛发移植。要移植超过 35 FU/$cm^2$，需要非常高的技术，而且如果缺少后期的精心维护，以后很容易出现头发生长不良。

对白种人而言，40～50 FU/$cm^2$ 最为理想。假设移植这种密度，毛干的直径为 67～77 μm，每个毛囊单位平均含有 2.3 根头发，那么移植 45 FU/$cm^2$ 则平均每平方厘米就可有 105 根头发。不过，这样的密度仍然比正常人额部毛发的密度少一半以上。但很多患者没有足够的供区头发，从而不能进行高密度的毛发移植。

如果需要进行高密度毛发移植，40～50 FU/$cm^2$ 也就足够了。就目前所知，极高密度的毛发移植会增加血管损伤、毛发生长不良和供区耗竭等的发生率，同时也会出现头发脱落或年龄增长后头发的外观变得不自然。在常规密度和高密度毛发移植中，“合适”是最为重要的。

要使雄激素性秃发患者早期稀疏的头发变得稠密，所需移植的毛囊数要远远大于将患者秃顶（没有毛发）转变成有毛发生长所需的毛囊数。且需要注意的是，即使能够使某一区域内的头发数量倍增，其美容的效果并不能同样倍增。

此外，越是植发量大，就越要注意植发手术后毛发生长的外观是否接近自然状态。这里的关键是植入的毛胚一定要尽可能地小，即每一点植入一个毛囊单位。

必须事先告诉患者，秃发面积较大时，整个植发手术最好分两次进行，有些患者如果供发区足够大，需进行 3 次手术才能达到较好的植发密度。但临床经验显示，多数情况通过一次植发手术就能获得明显的手术效果，并保持数年以上而不需要进行第二次植发。

每次植发中，植入的毛囊单位之间的间隔应为 1～2 mm。当植发的伤口愈合，新的毛发开始长出，此时就可以在上次植入的头发间植入新的头发，最终达到设计的头发密度。通常 45 岁和 45 岁以上的患者一次植发手术就能获得满意的效果，如果需要增加植发的密度，可在以后进一步补植，因此应提前计划和做好准备。

# 毛发移植的适应证

毛发移植是目前国际上发展迅速的有效治疗永久性毛发脱失的一项新技术，也是一项重要的美容技术。因此，毛发移植有其广泛的临床应用范围。过去多年主要用于头部秃发问题的修复，而近年来毛发移植在头皮以外的区域有不断增长的需求。

1. 覆盖秃发、逐步覆盖秃发区域以获得自然和美丽外观

（1）雄激素性秃发治疗（男、女）；

（2）各种类型的非活动期瘢痕性秃发（包括先天性缺陷、理化损伤如烧烫伤、继发于疾病如感染或手术切口等）治疗；

（3）经久难愈的斑秃治疗；

（4）眉毛、睫毛、胡须、鬓角、阴毛等的后天性缺损等；眉毛、睫毛及体毛的完全缺失者为最佳适应证；

（5）其他原因或疾病引起的毛发缺损。

2. 没有脱发疾病，但发密度太稀需加密者，增加毛发稀疏区的密度

可用于头发、眉毛、睫毛、胡须、阴毛、腋毛等先天稀少或缺损。

3. 美容再造

（1）家族性高前额需调整发际线者等面部轮廓的毛发修饰；

（2）制造美人尖：美人尖是指前额中央之发根向前突出区域，系由显性基因遗传所引起；

（3）制造鬓角；

（4）再造胸毛、胡须、阴毛等。

4. 与其他美容手术联合应用

（1）纠正前额部皮瓣瘢痕线的非自然外观；

（2）隐藏可见的额颞部拉皮术后瘢痕；

（3）男性易性癖修饰等。

5. 二次或多次植发

（1）再次加密；

（2）纠正既往手术缺陷等。

# 114 植发手术禁忌证

毛发移植手术没有绝对的禁忌证。

但根据中国整形美容协会毛发医学分会及中华医学会整形外科学分会毛发移植学组发布的《毛发移植技术临床应用专家共识》，毛发移植手术的禁忌证及相对禁忌证包括：①患有严重精神及心理疾病、对躯体映像障碍者不宜手术。②各种免疫相关性秃发，在活动期不宜手术。③头皮软组织感染。④患有威胁生命的重大疾病者。

患严重心、肝、肺、肾疾病及糖尿病、高血压、凝血机制障碍等疾患者不宜接受手术。“拔毛癖”患者，不宜进行手术。患有精神心理疾病如精神分裂症、抑郁症等，也不宜进行手术。

患者体内存在脱发的潜在病因时，应暂缓手术，努力查找病因并设法去除。

对明显瘢痕体质患者，为避免形成广泛瘢痕造成不必要的伤害，最好先做小范围试植。待观察数月之后，无明显瘢痕形成，再施行大面积的移植手术。明显瘢痕体质的患者确认方法：可观察上臂外侧种牛痘处有无瘢痕增生或观察身体曾有外伤或手术处是否有明显的瘢痕增生甚至瘢痕疙瘩形成。

Ⅶ级脱发是最严重的情况。有Ⅶ级脱发家族史的患者，应列为毛发移植的相对禁忌，特别是年轻患者。

供区毛发质量太差者也是植发手术禁忌证。毛发移植的前提条件是自体供区必须具有一定数量的毛发，如果自体供区毛发缺失或者供区毛发已经无法满足移植部位的要求，则不宜进行手术，否则术后效果会不理想。如果供发区与需植发区比例相当，可将移植的头发分布在整个脱发区。假如比例不合适，可将毛囊仅移植到前发际及其附近。如果供发区明显不足，应放弃毛发移植手术。

头发白了，还可以植发吗？答案是可以的。

Vogel在对女性脱发进行分类时，认为由慢性毛发生长终末期脱发引起的脱发不适宜进行外科治疗。

此外，在咨询中，如发现以下三类人群也应该拒绝进行毛发移植手术：

（1）秃发程度没有达到需要植发程度的患者。

（2）对毛发移植的期望值过高，要求不现实，目前的技术水平无法达到的患者。

（3）对毛发移植的技术不满意的患者。

# 115 植发有没有年龄限制?

植发手术不受年龄限制。一个健康人如果身体状况良好,那么他在任何年龄都可以接受毛发移植手术。但年轻的男性患者面部轮廓还没有发生明显的变化,这时毛发移植手术在视觉上的效果不会变化很大。

前额发际线的瘢痕性秃发,应尽早进行植发修复,可以避免因秃发和瘢痕所致美容问题导致孩子心理上的影响。即使植发的远期效果不满意,也可通过脱毛或再植发等来解决。

对于雄激素性秃发,由于脱发的类型可随着年龄而逐渐变化,因此"年龄"成了指导临床医师选择手术方案的最为重要的因素。但临床工作中往往无法准确预测20～25岁的男性脱发患者在他40～50岁及以后的脱发程度。因此要非常准确地预测任何年龄的个体脱发的最终程度是不可能的,而且毫无疑问一部分个体无法达到令其满意的效果。这导致一些医师不得不选择一个年龄标准,他们通常会拒绝治疗低于此年龄的患者。有些医师认为这个年龄标准是21岁,也有人设置为25岁或35岁。但多数学者认为不应该设置如此死板的年龄限制。当然,治疗开始时患者年龄越大,医师越容易做出准确的判断;反之,患者越年轻,医师就越不容易做出准确的判断。

目前脱发呈现年轻化趋势,不少20岁左右的大学生已出现较严重的秃发,需要植发。张菊芳等认为,对20岁左右的年轻男性应采取保守治疗,尤其是如果他们是Hamilton Ⅲ级、Ⅳ级或Ⅴ级脱发。但若患者没有Ⅶ级脱发的家族史,早期手术比用药会更好。因为目前任何一种药物的疗效都不可能和头发移植的效果一样好。虽然年轻患者脱发的严重程度还未知,但头发移植的回报远超过潜在的危害性,避免了年轻时秃头的尴尬,有助于恢复年轻男性的自信心。

Ⅶ级脱发倾向的男性具备以下特点:①父亲或者外祖父有Ⅶ级或更严重的Norwood脱发形式;②耳边鬓发的存在;③没有浓密的边缘头发;④弥散的不规则的脱发;⑤潜在的供区区域出现的高过普通比例的微型头发;⑥青少年时出现脱发。

此外,植发手术也没有时间和季节的限制。

# 116 植发的基本原则

毛发移植既是治疗秃发的最有效手段，又是一项重要的美容技术。其主要目标是修复发际线，加密脱发区毛发，重拾面部轮廓。因此，应遵守一些基本原则。

1. 做还是不做或暂时不做？选择好合适的对象非常重要。要综合患者的整体情况，分析脱发/植发的风险与效益比。明确患者是否真的需要植发（详见前述）。对于一些因疾病引起的脱发，首先要针对病因进行治疗。

2. 怎么做？要有一个总体计划。制定植发计划，应充分考虑以下三个因素：

（1）植发本身并没有新生毛发毛囊再生。虽然临床上有许多不同的头发重建技术，都只是毛发的再分布，目前增加毛囊的方法尚处于实验室探索阶段。因此，要充分地考虑供区的应用范围及使用次数。

（2）雄激素性秃发属于渐进性疾病。移植计划应考虑到现在及将来累及的区域，包括移植到那些仍有头发但推测将来会失去头发的区域。对女性型脱发进行移植手术前，要充分预测脱发蔓延的趋势，再决定移植的部位和范围。一般只局限在头旋周围及发际线的后侧移植，然后用这些部位生长出的头发来遮盖其余部位。

（3）手术效果必须能接受时间的检验。毛发移植存活率应在 90％以上。手术效果必须在 20 年内为大多数受术者满意，所移植成活的毛发不能随着时间的流逝继续脱落。对于严重脱发者，手术可以仅覆盖发际前缘；而对于大多数病例，手术应尽可能覆盖大部分脱发区。但必须明确告诉患者不可能恢复到脱发前的正常头发密度。

因此，脱发的治疗应是包括植发在内的综合方案、联合治疗。植发手术前后都应重视护发、育发等综合治疗。

3. 如何做得最好？首先要注意毛向、毛流，注意移植区域分布。“前额中心区”要密植，其次是额部脱发区，顶部过渡区不能成为高密度移植区，否则后期会造成“孤岛样”外观。额、颞部发际的形态对植发效果有着极其重要的意义。一个上了年纪的人，植上过低的发际线，看上去会有些怪异，因此毛发移植时，应反复商榷发际线的位置与形态。

4. 毛发移植属于美容性手术,必须遵循美容手术的准则,也可考虑与其他美容手术同时做。最重要的原则是满足患者的心理需求。移植后毛发的密度及前发际线的设计是患者最为关注的。

5. 如何避免不足?供区与移植区毛发的属性应尽量近似,比如眉毛向眉毛、睫毛的移植就比较自然,而头发向眉毛、睫毛的移植则不够自然,术后需要定期修整,这一点术前务必交代给受术者。受术者理解同意后方能为之手术。

# 117 植发术前评估

植发手术前对患者进行评估，主要是要明确患者接受植发手术的风险和益处。

1. 手术与麻醉风险的评估　通过询问病史了解其健康状况，包括药物过敏史、出血倾向、吸烟史、异常瘢痕和瘢痕疙瘩、糖尿病、有无人工关节以及心脏瓣膜或心脏起搏器或血管支架等，目前使用的药物包括维生素或其他营养品、保健品等。至少应进行心电图、肝肾功能、出血—凝血功能等方面的检查。还应进行艾滋病、乙型肝炎、丙型肝炎、梅毒检查等传染病筛查。

2. 心理状态与期望值评估　了解患者的目标、最关注的区域及需要植发的区域。严重秃发者，一般会对头发移植后广泛而稀疏的头发外貌感到满意。另一类是脱发极少者，希望头发更密集。如果他们有比较现实的迫切期望，而且通过充分的医患沟通讲明术后不能尽善尽美之后，可进行手术。否则手术应当推迟直至形成更明显的秃发类型。经常戴假发的患者，他们对毛囊单位移植后毛发相对密度多数不会感到满意。

3. 供区—受区条件的评估　包括单位面积内毛发数量；单位面积内毛囊单位的数量，每个毛囊单位内毛发的密度，毛干的直径，生长期毛发及休止期毛发的比例，毛发及皮肤的颜色，毛发的质地（如波浪发、卷发）；头皮松弛性及头皮厚度；毳毛与终毛比例等指标。

这些评估很有意义，可以获得非常重要的信息，如可以移植的毛发及移植物总数量，可能获取的移植物类型，每个移植物内毛发的数量，覆盖相应受区需要的供区面积。进一步来说，术前移植物数量及类型等精确的信息可以让毛发移植医师更好地制订植发手术方案。另外，将早期测量结果及实际获得的移植物数量进行对比，也可用于评估医师显微分割毛囊的质量。

毛发密度及毛发直径对毛发移植术后产生的美容效果有很大的影响。对大多数患者来说，供区的毛发密度不是一成不变的，靠近耳部区域毛发较稀疏，近枕部毛发密度增加，因此要进行多点检测。如果患者的头发直径＜60 μm，那么移植后的毛发覆盖率不可能很高。

4. 毛发再生潜能的评估　评估目前脱发的类型与分级，了解脱发治疗情况，并进行皮肤镜检查可评估毛囊萎缩、坏死情况。

5. 脱发趋势的评估　为了预测将来毛发脱落的类型，父母双方的脱发家族史必须在早期的咨询中被评估。现在有一种新的针对雄激素性脱发的基因检测可预测脱发的易感性，可能对临床评估有帮助，但对脱发程度和进展还是无法得知。在手术前通过评估毛发的微型化可发现那些可能发生手术性脱发的高风险患者。

对于雄激素性秃发的女性，由于其脱发形式与男性明显不同，大多表现为普遍的毛发变细和弥漫性脱发，其供区毛发密度相对较低，因而对其供区和受区特征的掌握显得尤其重要。

任何外科手术都不会产生新的头发，都不会增加供区毛发的数量，因此要合理有效地利用有限的供区毛发。术前必须对受术者的年龄、完全脱发区域的大小、肤色与发色、头发卷曲度、供区头发密度、性别以及种族等因素加以综合考虑，设计手术方案。

# 如何选择植发机构

目前国内植发机构众多，但技术水平和专业素质良莠不齐。如何选择一个满意的植发机构，着实应慎重，要选对医院和医师。

1. 资质　接受植发手术，应到合法的医疗机构，找有资质的医师实施。医院须有“医疗机构营业许可证”并涵盖有植发项目经营范围；医师须有“医师资格证书”和“医师执业证书”；不允许无资质执业，也不允许超范围执业。不可在宾馆、会所甚至在医生家里等非医疗场所接受手术。但也不一定要找专家甚至外国专家，有的外国专家在中国做手术还可能是非法行医。

2. 团队　植发手术需要一个团队来完成，主要看其经验、技术、服务。患者挑选手术医师的依据是看这些医师是否有完成手术的技术能力以及是否获得出色的效果。有助于患者做出重要决定的有：宣传小册子、电视录像和互联网上有关手术前后的照片、与以前毛发移植的患者见面并查看他们植发后的情况、信赖的医师和其他人或机构的介绍等。

3. 设备与设施　要有先进设备，且所有设备必须“三证”齐全，决不使用不合格的医疗设备、卫生材料及药品。

4. 管理　要严格遵守国家法律法规和卫生管理条例，依法行医，诚信服务，自愿接受社会监督。按国家规定注册上岗，规章制度、岗位职责、工作流程要上墙。

术前检查规范，医疗服务过程中如实履行知情告知义务。应根据患者的实际情况，为其制定个性化植发、护发方案，有良好的术后护理和脱发长期管理措施。

有手术安全核查，能严格遵守无菌操作，手术室条件符合国家标准要求，院内感染控制等措施到位。

能严格履行患者隐私保密制度，未经顾客允许，决不泄露顾客任何资料或将顾客资料用于商业广告宣传。

实行价格公开，消费透明，杜绝乱收费现象。在各类传媒上，坚持实事求是原则，维护患者权益，不发布虚假信息，不误导消费者。

# 119 植发一定要剃光头吗？

一般来说，在不影响美观的情况下，也为了手术操作方便以及便于术后护理，建议尽量将头发剪短。剃光头是最简单的方法，但通常是将供区的头发剃短至1～2 mm。

有些人因为一些特殊原因，不愿意剃发，也是可以接受植发手术的，只是操作起来会困难些，手术时间也会因此而相对延长。

不剪短头发，可仅在希望提取毛囊单位的局部区域剃去毛发，其余部位的头发仍然保留，这又被称为 C2G(camouflage to go)法(见图 4－4)。这一做法可使取发区位置隐蔽，患者可以很快恢复工作和社交活动。

可以在较长的头发下方随机剃除几处小范围斑片状的毛发，术后用邻近的头发掩盖供区，将毛囊单位的提取集中到一个相对较小的范围内，然后再在新的部位做同样的备皮区，使得毛囊单位的获取地带均匀随机地分布于整个供区。

还可以在供区剔除较宽的一条带状头发，相对提取速度也较快。如一些女性拥有过肩长发，可在供区剔除较宽的一条带状头发，去发区的上下缘和两侧仍保留

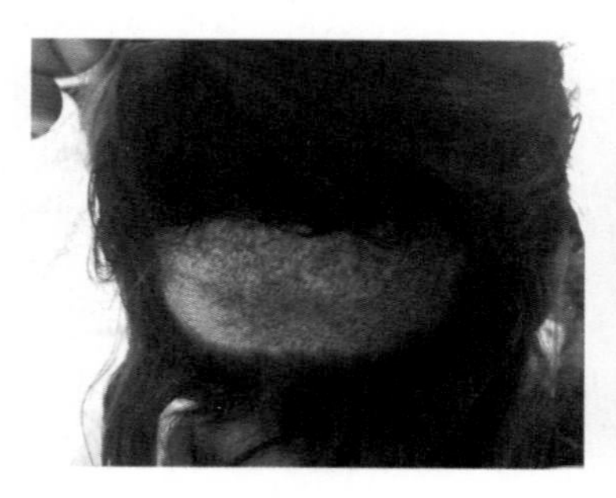

(a)

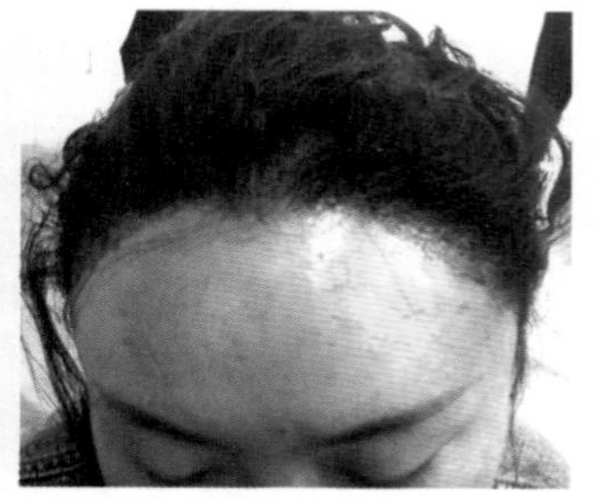

(b)

**图 4－4　区域性剃发或不剃发的植发**

原来的长发，术后将头发扎起来从而掩盖剃发区。

为了精准地标记提取范围和数量，可以制作一个模板测量每个区域的密度，计算每个区域毛囊单位的总数，可以一次麻醉单个区域或多个区域。操作时可以尝试着从每个区域提取相同数量的毛囊单位，以确保没有区域会过度提取。一般情况下，从每个区域移除 25％的毛囊可以获得最大数量的移植体。如果移植体的总数较少，可以相应地从各个区域中不规则地提取一小部分同等比例的毛囊数。

# 120 植发咨询问诊的重点

咨询问诊的过程实际上是医师与患者、患者与医师相互交流和讨论的过程。

1. 患者

(1) 了解医院和医师的资质和技术水平。挑选手术医师的依据是看这些医师是否有完成手术的技术能力以及是否获得出色的效果,也不一定要找著名专家做手术。

(2) 必须向手术医师清楚、准确地表明自己希望通过毛发移植手术所要达到的效果。毛发移植必须达到近期和远期近似自然的外观。患者必须确定接受毛发移植的目标。

(3) 明确通过非手术治疗恢复的可能性。是先养护后植发,还是先植发再养护。

(4) 明确需要植多少个毛囊单位,费用是多少,哪个部位最需要进行植发,最少可以植多少,与原定计划或目标差异如何。

(5) 了解术后恢复过程以及术后养护的内容与费用。植发属于特需医疗项目,目前各单位可自主定价,收费比一般医疗项目要高,且不属于城镇居民基本医疗保险或"新农合"涵盖范围,如果经济条件欠佳或者可做可不做,则不必做。不能轻信广告,不要掉进"优惠"等价格陷阱。

(6) 应该学习一些相关知识,或到多家医院找不同的医师进行咨询、交流,做到"心中有数"才能正确选择。心无定数或举棋不定时,不可接受手术。

2. 医师

要做好充分的术前沟通与准备。依据受术者年龄、性别、职业、期望达到的效果,患者脱发程度及自身供区的情况、家庭经济情况,做好术前设计。咨询问诊的关键点如表 4 - 4 所示。

**表 4－4　咨询问诊的关键点**

| 方向 | 要求 |
| --- | --- |
| 患者的目标 | 患者必须向手术医师表明自己希望通过毛发移植手术所要达到的效果 |
| 脱发的自然进程 | 患者必须清楚脱发是渐进性的，可能以后还需要进行二期毛发移植 |
| 面部轮廓 | 患者必须知道面部轮廓的重要性 |
| 自然的外观 | 必须达到近期和远期近似自然的外观 |
| 永久性 | 患者必须知道植发后的前发际线是永久性的 |

（1）首先必须明确患者要求植发的目的，以及能够达到该目的的可能性。

（2）多年来，90%以上的要求植发者都是雄秃患者，要使病人认识到，雄秃是一个渐进性发生和发展的疾病。一次植发手术只能改善目前的外观，随着脱发程度的加重和发展，会继续出现原有头发脱落现象，所以应尽量保留一些永久性毛囊单位，以供日后再移植之用。应尽量将毛囊单位以高密度植入重要而有视觉效果的部位，以较低密度或者阶梯状移植其他部位，以最少的毛囊单位数达到最大的美容效果。

（3）要告诉患者，植发对于面部轮廓的构建作用，要比移植的头发密度更为重要。面部特征主要取决于面部轮廓。一个自然的面部轮廓可以还原原来的面部特征，并能将人们的目光吸引到面部。毛发移植建立的前发际线可以明显改变一个人的面貌，而且是保持持久不变的。因此，重建的前发际线，一方面要适合毛发移植当时的年龄，不然看上去会感觉非常异样；另一方面还要与手术后随年龄增大发际线的自然改变相适应。

（4）手术移植的头发虽然不可能与自然生长的头发完全相同，尤其在密度方面，但是可以提供看似自然的外观。对于严重的脱发患者，由于供区毛发有限，如果只对头顶部进行移植，那么必然导致不够自然的外观。

# 121 植发手术前的心理调节

无论是谁，如果马上要接受手术，术前往往会有许多的疑问和心理变化。如担心植发手术的效果，担忧术后是否还是一样会脱发，付出这么高的费用和承受痛苦是否会达不到自己想要的效果；或担心出现麻醉和手术意外或手术留下后遗症及其他并发症，对手术恐惧紧张；有些则因为对植发知识缺乏了解，认为通过手术能使自己恢复满头浓密黑发，期望过高。此外，植发手术需 6～9 个月后才能出现临床效果，会使患者产生急躁情绪。这些问题，都应在术前给予调整，这对手术顺利进行及术后的恢复都有很大的帮助。

1. 植发手术时会很痛吗？详见植发的麻醉。

2. 植发的手术时间是几小时？手术时间长短与需要移植的毛发数量多少有关。一般来说，移植数量在 1 500 个毛囊单位内的，需要 3～5 小时；移植数量在 1 500～3 000 毛囊单位的，需要 4～7 小时；超大量移植，手术时间会更长些。

3. 术中出血多吗？对于经过常规术前检查身体情况无明显异常，并且术前使用止血药物者，一般手术中出血不明显。FUT 取头皮时可能会有 20～40 ml 的出血。打孔和移植时只要避开较大血管，一般不会有明显渗血。但如凝血功能欠佳或手术时间较长，则手术后期可能会有渗血，但不会太多，对此医生会采取有效措施减少渗血。

4. 对手术后漫长恢复期的准备：植发手术后多有一个较长的置换生长期。因此，术前要加强学习和沟通，如了解了毛发的正常生长周期后也就不难理解为什么要这么长时间才能见到效果。同时要有足够的耐心，不必每天照镜子。可在术后 2、4、6 个月定期拍照片比较，以助观察效果，增强信心。

5. 术后如何向朋友解释？面对朋友、同事的提问，应该坦然面对，告知对方自己做了植发手术。但如果确实因为多方面原因不可告诉别人，那就要做好充分准备。术后请假一段时间外出度假，或者戴帽子、假发来暂时掩盖手术迹象。

总之，在手术前，患者要对手术过程有大致的了解，对手术恢复过程有清晰的认识，对手术效果有正确的理解。

# 122 植发手术术前准备

手术前的一些准备工作非常重要，它对植发的效果有直接的影响。如果决定接受手术，就须认真做好术前准备，这些工作需要患者和医生配合完成。

1. 身体准备　即使平素身体健康，也要做相关检查（如全血细胞计数、生化全套、凝血功能和传染病筛查、心电图、胸部X线、血压测量等），在确保身体健康的情况下，患者方可接受手术。如果患者正在生病，哪怕是普通感冒，甚至在月经期间，建议暂缓接受手术。

正在服用阿司匹林、非甾体类消炎药、抗动脉硬化药、皮质激素的患者，手术前必须停药14天以上；一些维生素产品如维生素E、某些中草药、保健品和四"G"【银杏(ginko)、西洋参(ginseng)、大蒜(garlic)、生姜(garger)】等，也应在术前停用。医生还要询问患者是否有严重颈椎病变，以免手术后加重。患者瘢痕体质或是手术区域有感染性病变存在，也不宜手术。

2. 真正做到知情同意　患者有手术知情权，应明确手术的效果和意义、具体手术方案、手术中和手术后可能发生的情况、非手术治疗的可能性等，并签订知情同意书。之后患者还要进行术前拍照。

3. 头皮及毛发的准备　供区头皮按摩，松弛头皮，可以减少FUT切取头皮后缝合张力。但至少需提前4～6周进行。手术前一个月，停止使用各种生发剂。手术前一天和手术当天，必须用洗发水认真清洗头发。将供区头发修剪成0.3～0.5 cm的长度。

4. 手术前用药和饮食　手术前1个月内，患者不可以接种任何疫苗。手术前1周，绝对禁止服用激素类药物及阿司匹林、华法林等抗凝剂，停用含活血成分滋补品，戒烟、酒。手术前3天，开始服用一些止血药物，帮助术中减少出血。

手术当天早上，可以遵医嘱服用舒乐安定片，增加术中镇定、舒适感；可正常饮食，不空腹，以免低血糖发生。必要时口服止痛药和抗生素。

5. 其他准备　手术前晚，要保证充足的睡眠，尽早休息，不要太过紧张。手术当天，一定要穿宽大、舒适、柔软的前面系扣或拉链的衣服，不要穿不便穿脱的套头衫或毛衣等。手术当天，戴一顶宽松的帽子，术后可用。还可准备一些轻松的音乐，缓解术中紧张的情绪。

# 123 植发手术的麻醉

良好的麻醉可使患者在整个手术过程中身体和心理上同时感到舒适，这不仅是为了提供患者一个更好的手术经历，也有利于钝化手术中因痛苦和焦虑而产生的心血管系统方面的影响，使手术过程进行得更加顺利。为了达成这个目标，医师必须了解麻醉药物的作用机制、持续时间、使用剂量以及潜在的毒性，恰当地选择和使用麻醉剂。

植发手术麻醉以局部麻醉为主，包括外周神经阻滞麻醉、区域浸润阻滞麻醉、肿胀麻醉等。如患者有特殊需求，也可采用全身麻醉或无痛技术。常用的麻醉药是利多卡因。局部麻醉不会影响人的记忆、判断能力，更不会影响智力。

注射局麻药时，可能会感觉疼痛，但注射时间较短，一般 2～3 分钟。注射麻药时的疼痛程度与肌内注射类似，可以忍受；但手术过程中不会有痛感。术中患者一直处于清醒状态，可以听听音乐、故事连播等以分散注意力。如果麻醉效果已过，应及时告诉医生，医生可补充麻药。

触摸、压力、震动都有可能减少人对疼痛刺激的感知。在注射麻药时，医师还会通过掐捏、敲打或震动（使用小型手持震动器）麻醉部位附近的皮肤以减轻注药时的疼痛。有报道，在局麻药液中加入缓冲液可以提高药液的 pH，不仅可减轻注射时的疼痛感，还可提高麻醉效果；也可通过加热药液以减少单纯注射时疼痛，加热药液可以使用直接加热或温水浴，温度达 37℃ 即可。用锋利的小针头、慢注射、找准组织层次先深（皮下）后浅（真皮浅层）注药，或在术前 1～2 小时先行皮肤表面麻醉，注射前 30 分钟冰敷皮肤也可以有效减轻针刺疼痛及注射时的药物浸润疼痛，并可与其他镇痛方法联合应用。耐心的术前教育、医务人员恰当的言行举止和舒缓的物理环境，可缓和患者因焦虑对疼痛的感受。

如因需要，术前有用药者，应与用药的专科医师取得联系，商讨手术及麻醉对于患者的安全性及药物停药和减量的可能性等，以减少局部麻醉的风险。

需要特别提醒的是，术中要随时注意麻醉意外的发生，必须保持高度的警惕性。

# 124 毛发移植的主要技术方法

1. FUT(follicular unit transplant,FUT)技术　即毛囊单位的移植。在过去还包括条状头皮切割和体视显微镜解剖分离技术。即从后枕部安全供区切取头皮条,然后在体视显微镜下将头皮条分离为单个毛囊单位移植体,再移植到秃发区。自 2000 年起此项技术成为了植发技术的新标准。

2. FUE(follicular unit extraction,FUE)技术　即毛囊单位取出术。直接从头皮供区获得毛囊单位而不需要切取条状头皮的方法(见图 4-5、图 4-6、图 4-7)。其基本的原理与圆柱型移植相同,只是以 0.8～1.0 mm 直径的小圆刀代替了 4.0 mm 直径的刀,来分割毛囊。

3. 高密度移植　平均移植密度达到或者大于 30 FU/$cm^2$。

4. 高数量移植　一次移植数量超过 3 000 个毛囊单位。试图通过一次的高数量移植达到一次性覆盖最大的面积。

5. 超精密毛囊植入(ultra-refined follicular unit transplant,UR-FUT)　被认为是当今最高层次的技术或"新的黄金标准",包括高密度移植、高数量移植和避免瘢痕形成等方法。有人又将其称为超精细多维高密度植发技术(boost hair transplant,BHT),自 2010 年起连续多年在世界植发大会上被特别展示和推荐。

6. 即插即种技术　即在制备受区位点的同时立即植入移植物。如先用针或刀片在受区制备受区位点,在拔出针或刀片的同时,立刻植入移植物。

7. 垂直移植技术　利用垂直打孔技术,形成线形切口,在切至真皮和皮下脂肪处形成矩形的孔隙,使移植物长轴垂直于毛发的生长方向,从而增加覆盖度。

8. 混合式移植　是将迷你型移植体与单个的毛囊单位移植体结合使用,称之为混合式移植。

9. 其他 有的植发机构描述了多种植发技术，如无痕毛发移植技术(SHT)等，其实只是对上述基本的技术加上一个耀眼或悦耳的名字罢了。

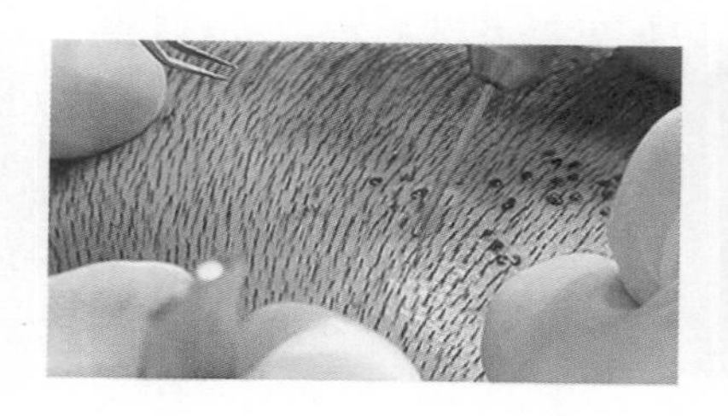

(a)

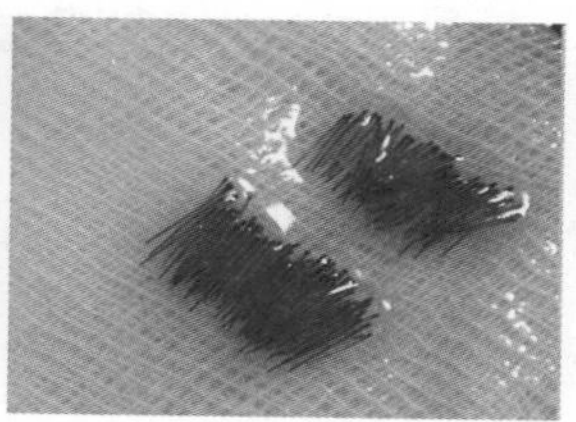

(b)

**图 4-5 FUE 毛囊单位抽取技术提取的毛囊单位**

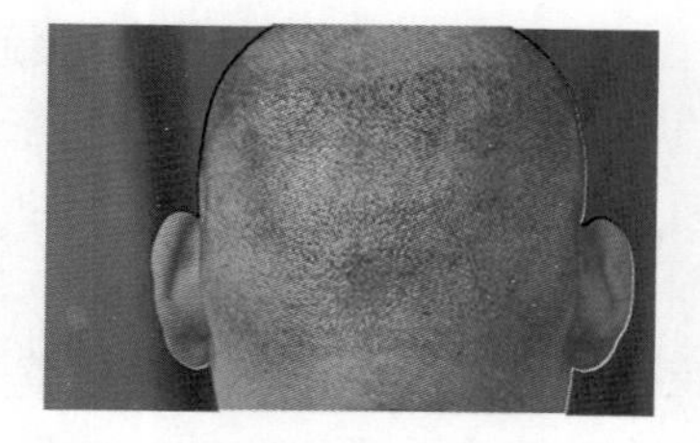

**图 4-6 FUE 抽取后供区外观**

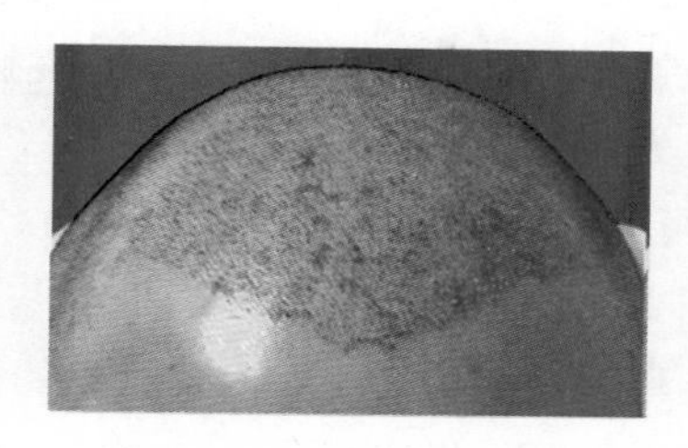

**图 4-7 受区植发后外观**

# 125 FUT 技术

FUT 技术即毛囊单位的移植。在过去包括条状头皮切割和体视显微镜解剖分离技术。即从后枕部安全供区切取头皮条，然后在体视显微镜下将头皮条分离为单个毛囊单位移植体，再移植到秃发区。FUT 技术从 1988 年建立，沿用至今，仍然是毛发移植的“金标准”方法。FUT 技术有很多优点，如最大限度地利用毛囊，一次可获得较多的毛囊单位，供区仅需要局部理发等。

采用 FUT 技术进行毛发移植，首先需要计算切取头皮条大小：①算出所需移植的毛囊单位总数($T$)，$T$=需要植发的面积×欲植密度。②将所需移植的毛囊单位总数除以供区毛发密度($D$，株/$cm^2$)，所得结果即为需要切取的头皮条面积大小($S$)。如需要移植毛囊单位总数为 2 000 束(FU)，供区毛发密度为 76 个毛囊单位/$cm^2$，则 $T/D$ 即是需要切取的供区面积，即 2 000÷76=26.3($cm^2$)。将 $S$ 除以头皮宽度(依头皮的弹性决定)即为头皮条长度，如所切头皮条宽度为 2 cm 时，则需切取头皮条的长度为：26.3÷2=13.15(cm)。

在设计头皮条大小时，必须考虑到头皮的弹性，如果弹性差，则不能切得太宽，否则供区张力过大，难以缝合，或致切口裂开、坏死，也易形成明显瘢痕。

测量头皮弹性，可用来估计在脱发区域进行头皮缩减术时能够安全去除的头皮大小，也可用来估计毛发移植中能安全获取供区头皮的大小。也就是说，头皮弹性测量需要考虑到两方面因素：首先要估计出能够安全切除的最大组织量范围，其次要估计出在毛发移植过程中能够安全切除的最大的供区头皮条宽度。

为判定头皮弹性，Mayer 和 Paul 提出的方法是，用百分位数来代表被挤压的头皮弹性。此方法能够安全估计需切取的头皮条大小，而且适用于头皮的所有区域。在标记长度的头皮两端，用食指和拇指向内侧挤压头皮，测量被挤压后的头皮长度，两者之差除以原长度得出的百分比即代表头皮的弹性。如头皮在被挤压后的长度从 60 mm 缩短为 48 mm，(60−48)/60×100%=20%，即头皮弹性为 20%。

同时，他们建议在第一次毛发移植手术时安全供区切取宽度在中间与旁边的大小一般为：10%弹性时，中间 10 mm，旁边 8 mm；15%弹性时，中间 15 mm，旁边 10 mm；20%弹性时，中间 20 mm，旁边 15 mm；25%～30%弹性时，中间 22 mm，旁边 15 mm。他们还建议，在随后每次的手术中所切取的头皮条宽度，要比所测得的头皮大小减少 20%，以获得比较好的供区瘢痕(见表 4－5)。

**表 4－5　头皮弹性与切取皮条宽度的建议值**

| 头皮弹性 | 正中部皮条的切取宽度(mm) | 两侧 1/4 处皮条的切取宽度(mm) |
| --- | --- | --- |
| 10% | 10 | 8 |
| 15% | 15 | 10 |
| 20% | 20 | 15 |
| 25% | 22 | 15 |
| 30% | 22 | 15 |

已经测出最安全的头皮切取宽度后，将切取面积除以宽度就是需要切取的长度。

为了尽可能多地切取供区头皮而不造成张力过大，就必须想办法让供区头皮保持松弛。头皮按摩可缓解头皮张力，但至少应提前 4～6 周进行。正确的按摩方法是：双手交叉按摩后枕部和两侧的头皮，用力向上推动头皮，保持此动作 1 分钟，再放松，如此重复动作，每次 15 分钟，一天 2 次。

FUT 技术最大的缺点是供区会留下线状瘢痕，通过使用隐藏式缝合技术、术后注射肉毒毒素等方法，可获得改善。

# 126 FUE 技术

直接从头皮供区获得毛囊单位而不需要切取条状头皮的方法，称为毛囊单位提取术（FUE 技术）。是毛囊单位移植（FUT）中获取毛囊单位的一种特殊方法。于 2002 年提出，并在临床逐渐得到认可。具有创伤小，供区不用缝合，伤口愈合快，愈合瘢痕不易见等优点（见图 4－8）。

FUE 更适用于：不能接受哪怕是很细的条索状瘢痕（如留光头或平头）者；脱发面积小或要求手术范围较小（包括 Norwood Ⅲ级和局限于头顶部的小面积秃发）者；头皮严重瘢痕以致切取头皮条难度较大者；瘢痕体质者；头皮弹性差，不适于切取头皮条者；术后早期即需大量活动（如运动员）者；以体毛或胡须作为供区者；特殊部位（如美人尖、眉、睫毛、胡须）植发者。

术者必须熟练掌握 FUE 技术，否则会损伤毛囊。并尽量做到，实际提取的毛囊数量与预估的可提取毛囊数基本一致，并均匀分布于供区，而不是局限于某一狭小范围；且所获得的单株与双株毛发的毛囊单位数量的比例在 1∶1.3 以上。

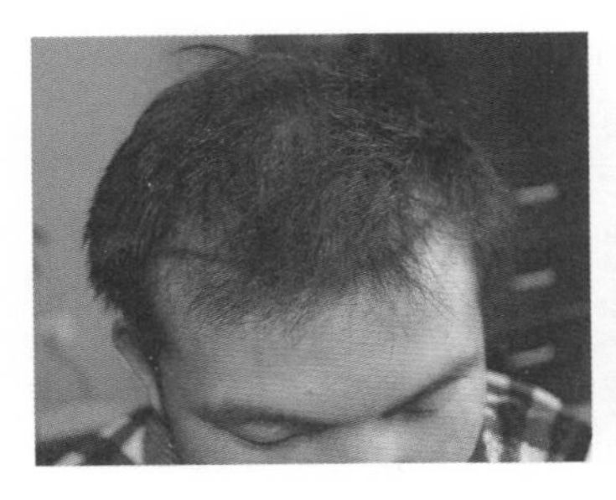

(a)

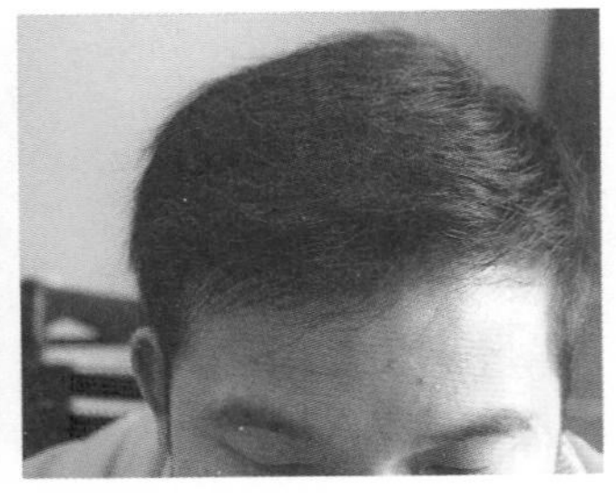

(b)

**图 4－8　植发前、后**

FUE 弥补了 FUT 技术的不足，特别是近年来使用电动毛囊提取仪提取毛囊，可提高毛囊提取速度，最快可达 2 000 FU/h 以上；并可以在相对较大的范围内均匀有效地提取大量毛囊单位，在 FUT 供区的基础上，FUE 可选择的供区可相对更宽泛，提取的毛囊数量也相应增加，手术适应证的选择也更宽泛；且毛囊的分离制备较 FUT 技术快，可缩短手术时间，是一种理想的毛发移植方法。FUE 和 FUT 的比较如表 4－6 所示。

**表 4－6 FUE 和 FUT 的比较**

| 手术类型 | FUE | FUT |
| --- | --- | --- |
| 手术瘢痕 | 枕部没有线形瘢痕 | 枕部有线形瘢痕 |
| 手术痛苦 | 较轻微 | 术后 3 天都较明显 |
| 手术愈合 | 术后 3 天基本愈合 | 手术第 7 天才拆线 |
| 手术费用 | 较高 | 一般 |

# 127 何谓“毛发置换期”？

通常，移植后的毛发多数情况下会先脱落，然后再从毛囊重新长出新发，常开始于第2～3周并持续至术后3个月左右。在头发掉落后，新的头发自第28天起开始生长。在术后6个月，大多数受区都显示出新发生长的迹象。有人将这一时期称为“毛发置换期”。就像老百姓刚刚种下的菜一样，也有一段“发蔫”的时间。

“毛发置换期”的出现，主要是由于从切、抽取毛坯到移植后重新获得血液供应前毛囊单位一直处于缺血缺氧状态造成的。当毛坯自供区分离后，即处于缺血缺氧状态，毛囊单位被强行进入退行期。移植后的毛胚，最初靠体液循环来维持生存。因此毛根往往因营养不良而萎缩，导致原有毛干脱落。当新的营养循环形成之后，毛母细胞的分裂与增殖重新活跃，新的毛根与毛干重新生长、发育并延长，形成移植后新的永久性毛发。这在时间上正好与休止期脱发相吻合。

毛发移植术后24小时，受区渗血停止，血液凝固并结痂，移植体相对固定，局部皮肤出现淡紫色样即为成活之现象。术后3～5天，受区水肿缓慢减轻并向面下部或眼睑移动，头皮收缩，移植物进一步固定。术后7～14天，移植物开始生长，局部皮肤红肿消退，痂皮脱落，可能会遗留针尖样小红点。

通常在植发后2～8周期间，会看到移植后大量毛发脱落，似乎植入的发都没有存活，或全部掉光；有的则会发现植入的发没有原生发长得快，而且头皮油腻（这是因为头皮分泌同样多的皮脂，但没有头发滋润而留在头皮上），有时还会伴有头皮瘙痒等不适，患者会非常担心手术效果，甚至产生焦虑等不良情绪或恐慌。这一点必须在术前向患者做好交代，使之有充分的心理准备，并有足够的耐心等待新的毛发长出。

实际上每例患者都会有一部分移植后的毛发不经以上脱落过程而直接生长。但这种比率因人而异。因此，临床所见有的人“毛发置换期”会长一些，而另一些人可能短一些或不明显。一般来讲，12周（3个月）之后新发长出头皮，完全长出头皮需要4～6个月，个别长达9个月，甚至1年以上。

## 如何缩短“毛发置换期”或减轻其程度？

如前所述，在植发术后的“毛发置换期”往往会看到移植后大量毛发脱落，似乎植入的发都没有存活，或全部掉光。患者会非常担心手术效果，甚至产生焦虑等不良情绪或恐慌，担心花费了很多的钱，吃了这么多的苦，怀着美好的希望，得到的却是如此的失败。

这一点必须在术前向患者做好交代，使之有充分的心理准备，并有足够的耐心等待新的毛发长出。此外，充分的术前准备、良好的手术操作和认真细致的术后管理，也有利于“毛发置换期”的恢复。

首先，心理疏导和心理调节极为重要。医师应该给予患者更多的安慰和解释。患者要注意作息，放松心情，焦虑还会影响其恢复。

术前，可先行养护，使毛发毛囊变得更壮实一些。患者应戒烟限酒，吸烟者往往移植存活率低。患者要重视对某些基础疾病如糖尿病等的治疗和控制。

手术中，首先是要保证提取的毛囊质量，同时减少毛囊的离体时间(尽快回植)和注意毛囊的体外保存。精细、准确、快速、耐心、熟练的操作能最大限度地保护毛囊不受损伤。手术时间应控制在4～6小时内，要定时放松止血用发带。在移植物的获取、制备以及种植的整个过程中，都应注意保持移植物处于良好的水合状态，以保证移植物的活性，最好是完全浸润在4℃的生理盐水中。在植入的过程中应夹持毛干，避免对毛球进行任何挤压。医护人员需不断研究新的保存技术、改善操作方法，最重要的是医护人员要有高度的责任心，必要时可行PRP治疗。

手术后，认真细致的护理也是非常重要的。尤其是对头皮的清洁护理，及时清除血痂，有研究发现术后清洁不到位的患者往往成活率偏低。此外，要重视毛发毛囊的养护，建议术后坚持口服非那雄胺，外用米诺地尔。在适当的时候为毛囊提供营养支持，如中胚层疗法等。但是，所有的治疗也不能操之过急。否则，过分的刺激会不利于毛囊的生长，甚至加重脱发。

# 植发术后注意事项与护理要点

植发手术为门诊手术，术后可以不住院而回家。但不要自行开车或骑车，以免发生危险。

术区通常暴露，戴发带压迫4周，戴一次性手术帽遮挡灰尘，保持清洁。

术后移植区如有轻度渗血，属于正常现象。可用消毒纱布轻轻压迫渗血处3～5分钟即可止血。手术前后应避免刺激性食物，暂时禁酒，停用阿司匹林及维生素E将有助于避免渗血的发生。

术后几个小时，手术区域将会形成小血痂，术后10天内最好不要触动这些小血痂，更不能撕痂，血痂会在术后2周内自行脱落。近年来有提倡早期即术后3到4天到医院由医护人员清理血痂。

植发数量较多的患者在术后第3天或第4天，可能会在额头、鼻梁等处出现轻度水肿，这是手术麻醉及术区肿胀、充血的消退和扩散所致。为减轻肿胀，可在术后前3天睡觉时取半卧位，抬高头部，也可加用冰袋敷在前额及头部两侧以减轻水肿，但不要将冰袋敷在植发区。

术后第3～4天可开始洗发。方法是将少量的洗发剂倒在手掌中，轻轻揉搓移植处的头发，然后用清水冲洗干净，冲洗完毕后不要用毛巾用力擦头皮，而是用毛巾轻轻将水吸干或用吹风机将头发吹干。洗头动作要轻柔，尽量不要用指甲抓头发、挠头皮、挠血痂以避免挠下尚未长牢的移植毛胚，也不要使劲揉搓头发。不可使用刺激性洗发水洗发，也不可将洗发液直接倒在移植的毛发上。

要注意避免受区挤压碰撞。如为FUT，为防止伤口裂开，应避免过度低头，供区10～14天拆线。口服或注射抗生素3～5天。避免剧烈运动，减少出汗，避免吃刺激性食物，减少头痒，这样有利于供区与受区的恢复和毛发生长，增加毛发移植存活率。

植发前使用假发者，在植发后至少1周后才可以继续使用假发。

# 130 植发手术并发症及其防治

任何手术都难免会有并发症发生。毛发移植虽然是一项极其精致的手术，也不例外。积极预防及处理并发症，是确保手术成功的重要方面。

1. 水肿和淤斑　一般在术后1～3天会出现肿胀、淤斑，主要分布在眼周、眉间，甚至顺延至脸颊，这和淋巴系统、重力的影响相关，会影响患者外观。术后常规使用头部绷带2～3天，一般在术后7～10天肿胀会自行消退。也可服用一些消肿的药物或者糖皮质激素，48小时内尽量抬高头部，也可在前额部局部冰敷。

2. 切口裂开或坏死　见于FUT者。一般来讲，供区组织一次切取的宽度超过2 cm以上，缝合后的张力会较大，形成的瘢痕也较明显，猛力低头可致切口裂开。如阻碍了血液循环，就可能导致组织坏死。

3. 疼痛、麻木、感觉迟钝或过敏　多数患者表示术后的疼痛并不剧烈，口服镇痛药就能得到很好的控制。也有患者在术后抱怨供区或受区有麻木感或是感觉迟钝，也有些表现为感觉过敏。原因是手术可能会导致表浅的表皮神经损伤，由此而引发麻木等不适感觉。一般无须治疗，多会在3～6个月后恢复，极少数的可能会持续18个月之久。为了降低术后感觉异常的发生率，术中应注意以下几点：①减少或避免使用电凝；②解剖层次应在脂肪层浅层，以免层次过深伤及神经束；③供区缝合张力适中。

4. 感染　只要严格无菌操作，感染发生的几率低。术前头皮的清洁能有效地降低感染发生率。术后常规口服抗生素3天，可预防感染。当怀疑有感染时，需对渗出液采样培养，进行药敏实验、针对性治疗。

5. 出血　毛发移植术后出血较少见。长期服用阿司匹林和维生素E的患者，术前2～3周就应停用。酗酒及高血压患者，术中较容易出血。如供区出血，缝合及术后的弹性加压包扎能有效止血。如受区出血，术后可用纱布垫适当用力按压10分钟。

6. 呃逆　术中或术后都可能发生呃逆，非常罕见，常为暂时性，也可持续到术后2～3天。具体病因尚不明确，可能是刺激到了支配耳后区域的膈神经感觉分支。处理方法包括供区利多卡因注射、膈神经按摩、饮用热水，严重者可服用氯丙嗪等。

7. 晕厥　多是因患者长时间平躺后瞬间站立发生，因此术中要注意活动腿部、变换体位。手术结束，应搀扶患者缓慢站起，如感头晕，或发生晕厥，立即平躺，查找原因并给予相应处理。

8. 供区瘢痕显露　主要见于FUT手术，如供区内毛囊单位质量较差，或提取毛囊单位过多，即使FUE也可造成明显稀疏或者瘢痕外观。为了避免缝合时张力过大，切取的头皮条宽度应尽量控制在1.5 cm以内。如果患者的头部皮肤本身较紧，那切取的宽度要控制在0.8 cm以内。同时要真正做到无张力精密缝合。

9. 囊肿、毛囊炎　多发生在术后1个月至半年内。病理检查显示是内生毛发与异物反应。可导致毛囊炎样病变的原因包括：①局部感染。②在毛胚制备过程中，毛干在表皮以下的部分被切离，仅毛囊部分残留于毛胚中。这样的毛胚移植后，毛发失去了向上生长的上皮孔道，因而只好向组织中强行生长，刺激产生异物反应。③或是移植孔太深，种植的毛发深陷入孔中而无法长出表皮。④一个移植物叠加在另一个移植物的顶端。⑤种植时带入表皮或是分离毛囊单位时所带表皮太多。⑥植入时夹带了毛发碎尖。⑦术后使用米诺地尔所引起的刺激反应。⑧脂溢性皮炎。可表现为红肿疼痛，甚至小的脓疮形成，反复发作。小的毛囊炎可以挑破，类似于痤疮治疗的“针清”疗法。部分经过局部消炎排脓等治疗后可不再发作，反复发作不愈者可行切开或切除。但一般都会随时间而减少、愈合。此外，应注意保持头皮的清洁，必要时局部使用抗生素和激素药物。

# 植发术后继续脱发的原因分析

术后脱发常见以下五种情况。

1. 手术引起的脱发 手术可引起患者手术区域内以及周围现有的头发脱落。

手术引起的脱发是指在毛发移植区周围残存的头发在手术后发生脱落。与手术本身的技术无关。手术引起的脱发在毛发移植中是不可避免的。其中,最可能脱落的是那些已经发生微型化改变的头发(毳毛或中间型毛发),而且如果这些头发已接近终末期,那么可能很难再长出。

供区和受区也都可出现暂时性脱发。在 FUT 供区,因为缝合处的血供较差,尤其当缝合张力较大时,缝合线周边处于生长初期的毛发会脱落,这种脱发只有极少数会发展到比较严重的程度。在受区,由于打孔时损伤到头皮的毛细血管,影响了血液循环,毛发也会脱落。这种现象是必然的,是一个自然的过程。如果患者受区原本的毛发较多或者要求的种植密度大,那么这种脱发会更明显、更严重。

所谓"应激性脱发",脱发部位多发生于颈部发际线上方或耳后乳突部,取发区右侧多见,在术后 10~20 天时明显。部分病人也可出现环状发。

有报道,使用药物如非那雄胺治疗可以减轻手术后的脱发。术中要注意头皮有充足的血供。要与患者进行充分的沟通,做好病人的思想工作,克服紧张情绪,必要时可使用皮质激素类药物局部湿敷或涂抹。

2. 术后"置换期"脱发 如前所述,术后 3 个月左右,移植发处于置换期,有的人置换期长一些,有的人短一些,也有没有置换期的。有关防治措施详见 128。

3. 米诺地尔所致的休止期脱发 如初次使用米诺地尔时可导致毛囊提前进入生长期,休止期缩短,而发生早期脱发。应停止使用或减低药物浓度,并注意积极防治米诺地尔引起的刺激性皮炎。

4. 不良刺激导致的脱发 有的人为了尽快获得植发效果,采用多种方法、不停地治疗,甚至出现并发症也还在强忍着坚持。这样不仅不会有疗效,反而适得其反。因此,术后的治疗和养护也要适宜、适当。一旦出现不良反应和并发症即应停止,并及时处理。

5. 雄秃的渐进性脱发　毛发移植的患者总期望手术过后他们能有一个完全如正常的发型。但是对于脱发患者来说,这似乎有一些困难,特别是对于年轻的男性患者。这类患者在移植术后,移植的毛发旺盛生长,而自然的头发却仍在脱落,雄秃是一个渐进发展的过程。因此,要保持术后效果,不继续脱发,很多男性脱发患者需要坚持口服药物。坚持服用保法止(非那雄胺)6 个月至 1 年,能有效治疗脱发继续加重。

# 如何取得更佳的美容效果:质量植发和艺术植发

成功的植发手术,首先效果要明显,植发后,要一眼看上去其外貌和面部轮廓有很大改观。这就要求植发范围要大、密度要足,尤其是前额、发际线要做得自然、逼真。其次,受区要自然,供区毛囊单位按特定的组成分布、方向和结构可以更好地覆盖头皮。在受区复制这些特定的组成分布,需要用有限数量的毛囊单位显著地提高最后的美容效果。第三,供区要美观,FUT 手术精密缝合,FUE 提取毛囊均匀散布,枕部提取毛坯不能集中在一个小的区域内,而是分散在整个安全区。即使理短发,瘢痕也不明显可见。最后,包括患者、家人和医师都对手术效果满意。这就是质量植发和艺术植发的基本要求。

通常,毛发移植手术的美容效果可以用以下四个参数来描述。

1. 自然度 大体上是一个主观的评估,但也会被很多技术因素(如毛发角度、方向)和艺术因素(如发际线设计)所影响。

精确地计划毛发的分布、方向、角度,将影响毛发覆盖效果。在上极和额侧头皮,毛发方向主要是向前;在头皮的两侧及后部,毛发方向向后。毛发方向从前向后的改变在头皮的前部发生得最迅速,越到后面越缓和。在顶点,毛囊单位以螺旋状或同心环状排列,大多数患者毛囊单位的旋转方向是顺时针方向。毛干与下面头皮之间的角度变化很大,顶部呈 90°,而额部发际线大约为 30°。在头皮下极和两侧,毛发呈很小角度生长,几乎平行于头皮方向。因此,需要采取如垂直移植等多种方式。

2. 成活率 大体上是客观的,相对容易被量化。而目前手术医师在保证成活率方面多不会存在问题,至少可达到 90%以上的成活率。

3. 密度 毛囊单位的正常密度接近 100 FU/$cm^2$,如果每个毛囊单位平均包含 2～3 根毛发,那么每平方厘米头皮应该包含 200～300 根毛发。在这个密度的背景下,植入任何尺寸的毛囊单位都会很自然。然而,如果毛发密度不够,那么较大的毛囊单位移植后就会在感官上不自然。一般是把这些较大的移植单位移植到密度较高的区域如前额中心部，而把较小的移植单位移植到周围区域。或把较大的毛囊单位切割成含两根毛发的移植单位效果会更好。也就是说，合适尺寸的毛囊单位应该被放置在合适的地方。正常发际线和头顶旋涡处主要包含单根毛囊单位，其他部位可以移植 2～3 根毛发的毛囊单位。

大多数学者认为每平方厘米移植 30～40 个毛囊单位就可以达到较美观的密度。前额发际线用单根毛囊移植出一个较自然的过渡带，随后用多根毛发的毛囊单位移植出较高密度的毛发带，特别是在前额核心区，移植物选择性分布被用来使每个头皮区域达到理想密度。

4. 毛发的特征　毛发特征对植发术后美容效果的影响往往被低估。通常植发效果主要是由单根毛发的特性和每个毛囊单位中的毛发数决定。毛发的数量是容易被计量的，而毛发的特性却非常主观，很难进行计量。毛干的直径、毛发的颜色和质地(波浪形、卷曲形、扭结形)、毛发的生长角度、静电、油性、光泽度都对毛发的外观有影响，其中毛干的直径对其影响最大。毛发总的体积决定了视觉效果。毛发密度增加一倍，毛发体积也增加一倍；而毛发直径增加一倍，毛发体积却会增长四倍。因此，在决定总的美容效果上，毛干直径比毛发数量更重要。总体来说，供区较少、脱发程度较重的患者更需要的是毛发覆盖而不是密度，而供区相对充裕、脱发程度低的患者通常期望更高的毛发密度。

植发前后的效果对比如图 4 - 9 所示。

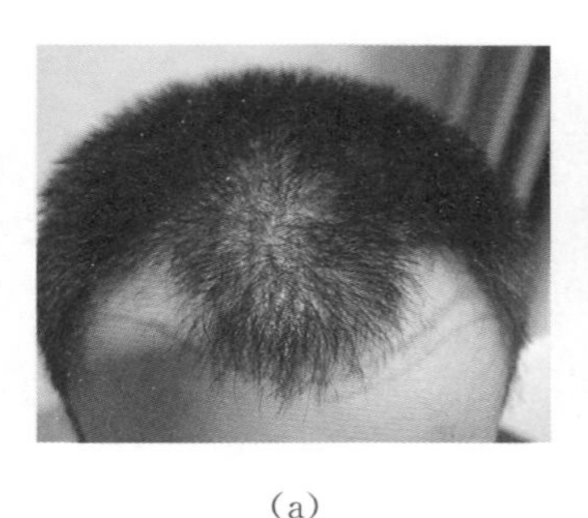

(a)

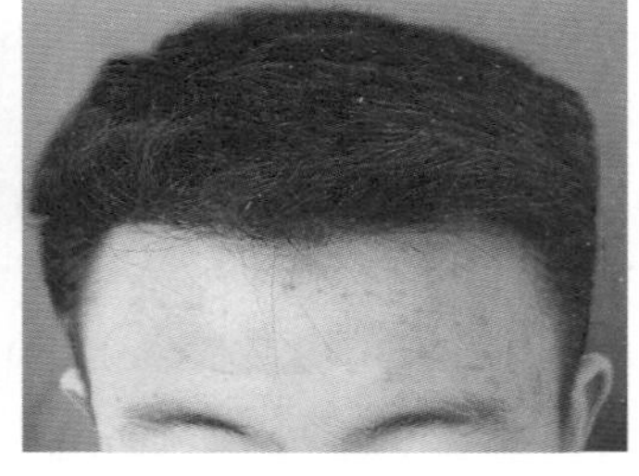

(b)

**图 4 - 9　植发前、后**

# 133 再次植发的时机

毛发移植治疗雄激素性秃发，由于受到供区和受区两方面的限制，有可能一次植发难以获得十分满意的效果，可能需要 2～3 次，甚至 4 次或更多次手术移植。临床经验提示，一次植足够量比多次再植的效果要好。

如果需要再次植发，两次手术的间隔以多长时间为好呢？通常是在 4～6 个月后进行。如果手术的医师已有相当的经验，第一次手术与第二次手术之间的间隔可缩短至 1.5 到 2 个月。这时第一次移植的毛胚已完全成活，根据第一次移植的痕迹，巧妙地进行第二次移植的打孔，并设计毛胚的大小和移植的数量。但是，不管医师的经验如何，在第二次以后的移植，一般来讲最好都应间隔 4 个月以上，这样，无论对受区或供区，都会比较合理或满意。

较为保险的做法是，第一次手术与第二次手术应间隔 6 个月以上，而第二次手术以后的间隔最好在 1 年以上。

需要再次植发的情况，包括：①对一次植发效果不够满意，需要加密，补植；②手术失败的病例；③原先植发技术受限制的既往病例；④当时经济困难者；⑤脱发进展后需要再植。

每次植发，植入的毛囊单位之间的间隔应为 1～2 mm。当植发的伤口愈合，新的毛发开始长出，此时就可以在上次植入的头发间植入新的头发，最终达到设计的头发密度。通常 45 岁和 45 岁以上的患者一次植发手术就能获得满意的效果，如果需要增加植发的密度，可在以后进一步补植。年轻患者，尤其是 30 岁以下的患者总希望头发植得越密越好。如果患者有足够的供发区，应提前计划和做好准备。

# 134 人工毛发移植

人工合成毛发的移植技术于1976年在日本问世。1996年,意大利学者研发出Bio fiber聚酰胺人工毛发纤维。由于该纤维具有非活性、无毒性、无致癌性、术后外观良好等特点,成为先进主流的人工毛发移植材料。

人工毛发移植就是将人工合成的生物纤维毛发Bio fiber,通过植发针将其植入到头皮帽状腱膜下,由于该人工毛发的根部设计成锚状,植入头皮后可以牢固地固定在帽状腱膜下,不易脱落。不需要切开头皮,损伤小,每植入1根毛发相当于1次肌内注射的损伤。只要严格按照操作规程,掌握好适应证,便可取得立竿见影的效果。

根据头发颜色深浅不同,是否卷曲,人工毛发都有与之相应的系列产品供选择。移植后的头发可以正常梳理和洗发。

但目前国内外自体毛发移植手术已经很成熟,无论FUT还是FUE技术,都已被手术医生熟练掌握并广泛应用。FUT与FUE两种手术方法的融合,可使一次性修复较大面积的脱发变成可能。由于人工纤维植发术后发生感染的概率较高,经常有排异现象,术后护理严格,植入效果不永久,故目前已很少使用。

但对于Ⅵ级和Ⅶ级雄激素性秃发患者,其枕部残留雄激素不敏感区域的头发已经很少,要想从该部位获取足够的毛囊来移植整个头顶的秃发部位很困难。而采用人工毛发的毛发移植也是一个不错的选择。

# 135 植发机器人和毛囊克隆技术

1. 植发机器人 植发机器人，目前是指由美国 Restoration Robotics 公司所研发、设计和销售的 ARTAS Restoration Robotics，俗称 ARTAS 植发机器人（见图 4-10）。ARTAS 植发机器人是一种借助计算机 3D 影像辅助系统，通过内置算法，帮助医生一致地、精准地、重复性地摘取毛囊单位的设备。该设备的功能和版本仍在不断升级中，有望在 2020 年实现从取发到植发的全自动机器人操作。

ARTAS 植发机器人的问世，可以说是植发手术的工业革命。长期以来，植发手术都是一种耗时费工的劳动密集型的手术，不论是 FUT 技术分离毛囊阶段，或是在毛囊植入阶段，都需要大量的人力劳动来完成。植发机器人的问世，使得植发手术进入人机一体、人机合作的新时代。

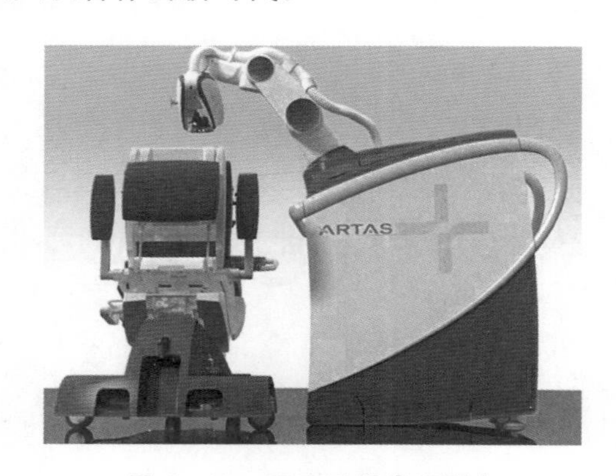


**图 4-10 ARTAS 植发机器人**

2. 毛囊培养与克隆技术 通过组织工程学技术在体外进行自体毛囊细胞培养扩增，使有限的毛囊成为无限的供区，毛囊的数量和质量都有可能获得极大的提高和改善。毛囊的离体培养研究也有助于弄清楚影响毛囊生长和成熟的因素。

目前，对人类毛囊的体外培养已获得成功。还有学者提出毛囊干细胞的克隆。

这其实也是一种自体细胞扩增技术。方法是:切取患者自身的一块带发的头皮,将毛囊的干细胞分离出来并进行培养扩增,达到一定数量后,再植回患者的秃发区。但这一技术仍处于试验阶段,要应用于临床还有诸多问题需要解决。

此外,目前还有在实验室进行同种异体毛囊细胞移植并取得成功的报道。有人将成年健康人头发的毛囊上皮细胞移植到另一个成年人的前臂,结果显示引起了上皮间质反应,并产生了新的毛囊细胞。这是一个令人鼓舞的消息,或将开辟毛发培养与移植的新领域。

# 136 前额植发：拯救发际线

前额部的植发，主要用于治疗各种原因所致的前额脱发，还可用于降低家族性高发际的发际线、改变发际线形态、制造美人尖、掩盖瘢痕、修改美容拉皮术后前额抬高等。

发际线是颜面部轮廓的特殊分界线，起到平衡面部上 1/3 轮廓的作用，良好的发际线轮廓对于面部美学具有重要意义。男性发际线可分为三角形、圆形、平直及凸圆 4 种类型，女性常见发际线类型有圆弧形、M 形、方形、圆拱形、八字形等。男性额部发际 70%呈直线形，女性 50%呈圆形，30%为直线形。其余有呈 M 形者及全体后缩者。全体后缩多为早秃者，需要植发。

影响发际线美观的因素主要是其高度、宽度、形状和毛发移行分布以及刘海设计等。测定前发际线高度有两种方法：①测量眉毛上方至前发际线最低点之间的垂直距离；②测量眉间至前发际线最低点的垂直距离。前一种方法测得的前发际线要比后一种方法测得的值小 1 cm。修饰高发际线的方法包括刘海、文饰和植发等。

前额发际线的种植调整，对脱发患者正面观的改善具有重要作用。植发重建的发际线是永久的，因此发际线高度的设计，遵循“宁高勿低”的原则，不仅要适合毛发移植当时的年龄，还要与手术后随年龄增大发际线的自然改变相适应，不然看上去会感觉异样。

发际线宽度可分为绝对宽度和视觉宽度。绝对宽度受颞部发量的影响，但视觉宽度可通过改变发际线弧度而实现。通常，男性发际缘和移行区前部可通过制造两种模仿自然的不规则而得以改善。小的不规则是设计一串前突 3～6 mm 的三角形发簇，不规则排布于发际线前缘，大的不规则是在发际线中部设计 1～3 个宽 1～2 cm 的向前方突出的“峰”，中间的“峰”就是我们常说的“美人尖”，两侧的“峰”一般位于“美人尖”外侧 3～4 cm。

通过再造美人尖，能够避免前发际线的中间部分显得太圆，而且有利于用最少的移植物来降低前额中点。针对女性前发际线高、前额宽、面部轮廓不柔和的病例，可通过制造美人尖进行修缮。

从发际缘到前额前区间毛发的密度从前向后逐渐增加，形成过渡区（即前发际过渡区）。美人尖部位的头发不是向下向前的，而是类似于旋涡处，从旋涡中间向前外下 8～10 mm 后，分别向两侧折转为外上方向走行，此间每一毛发出口的方向和角度都有变化。为了使移植后的头发看起来更自然，在美人尖处和前发际过渡区需要移植含单根毛发的移植体（见图 4-11）。

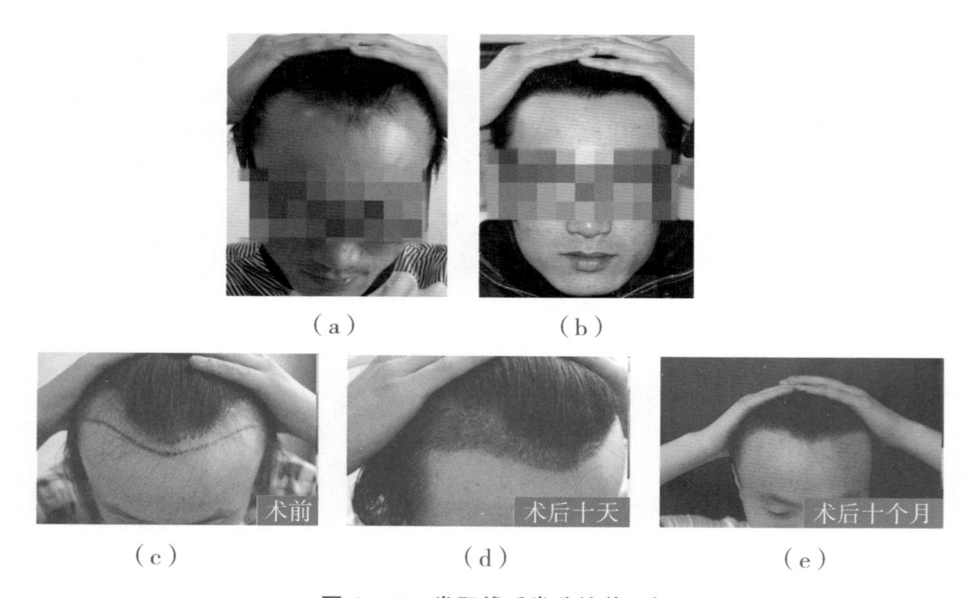


**图 4-11 发际线毛发移植前、后**

## 额颞部植发，提颜还减龄

1. 额角植发 额颞部交界处，即额颞角或额角。大多数雄秃患者最早表现的是两个额角的后退。补上两侧额角（见图 4-12），确实具有既减龄又提颜的效果，但通常不建议单独进行两侧额角的种植。

如遇到仅需进行额角植发者，需要认真商讨。在设计上，多数学者建议额颞角不要设计得过于向后，不能超过经耳屏前的垂线。也不可把额颞角设置得过低。为避免犯错，通常是在外眦部做一条垂线，永久性的额颞角即设置在这条垂线上。如果颞部不进行移植，那么额颞角至少后移 1 cm，以防止日后头发向后退缩。

额角植发时，不能只考虑布局的密度和范围，还要考虑到以后患者的额颞部毛发是否会进一步脱落，这个问题类似于将头发移植到年轻男子的顶端区域，随着年龄增大，顶区脱发范围会扩大。因此，多数专家认为额颞三角的移植只为预计有非常好的供区受区面积比的患者或者在这一区域有特殊需求的个体所使用，而不是常规使用。

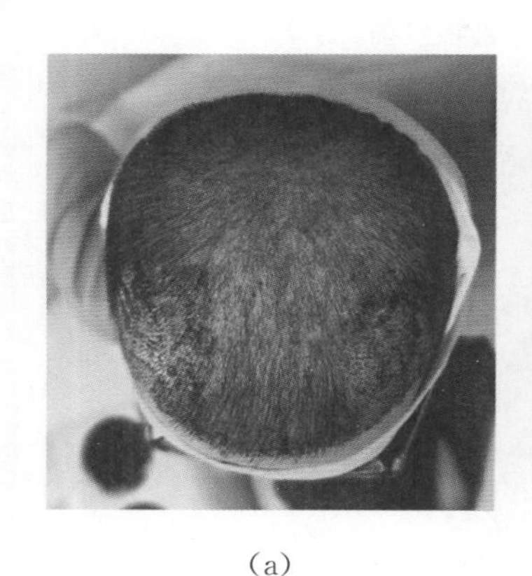
(a)

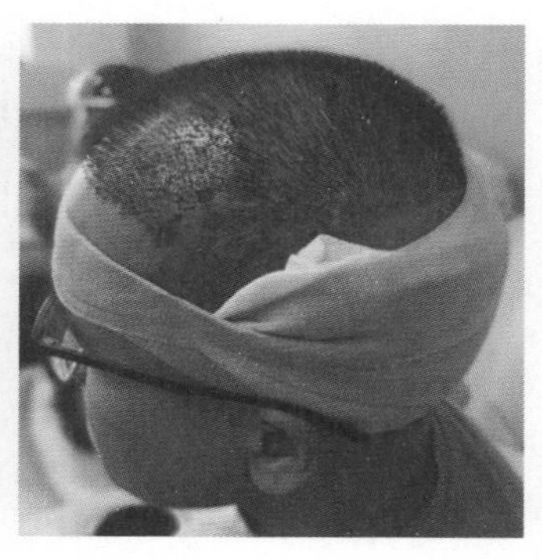
(b)

**图 4-12 额角植发**

2. 颞部植发 单纯在颞部植发者也非常少。但额颞区是提高侧面颜值的关键点。通常情况下要避免在颞部和顶部移植，即使移植的话也要十分谨慎。颞部的植发主要是：①移植颞点；②移植颞部上缘；③两个部位同时移植。手术时，要确保该区域移植的毛发走行与自然的毛发方向相同（见图4－13）。

缺少颞点或者颞部上缘明显退缩，将限制前发际线下移的程度。如果过度地将前发际线下移而不对颞部进行移植，就会使前发际线看起来像个"盖子"，可见颞部植发会对前额和发际线植发产生增值效果。随着人逐渐变老，发际线逐渐后退，头发密度减少。如患者有浓密而显著的向前突出的颞部头发，就可较积极地设置更向前的发际线并创建一个浓密的前额区。这样，颞部头发"托起"前额侧部，并与面庞达到一个美观的平衡。假如颞部头发未来可能稀疏，那就不适合创建浓密的前额头发。

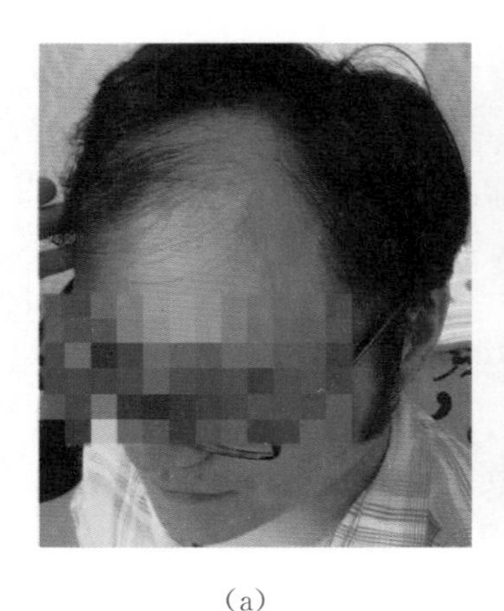

(a)

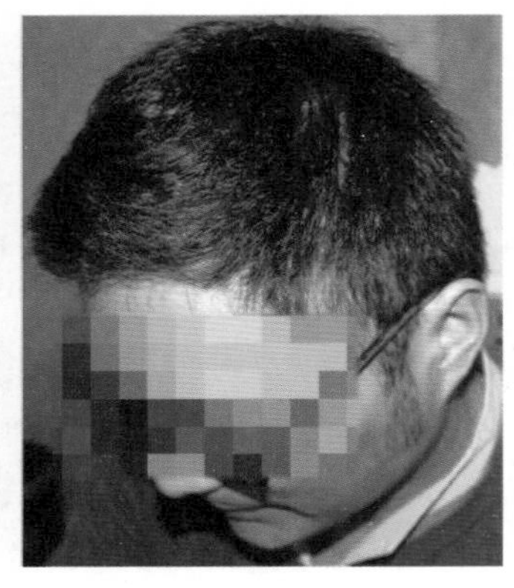

(b)

**图4－13　额颞部植发前、后**

# 头顶部植发:毛旋的再造

与额部和头皮中部脱发相比较,顶部脱发对美观的影响较小。因此有人说额部和前发际线的脱发会影响美观,而顶部脱发主要影响自己的心情。但仍然有许多患者十分担心和在意顶部的脱发,而要求植发。

但通常不建议仅在头顶部进行毛发移植,主要原因是:①脱发将由中央向四周不断扩展;②地心引力会使头顶部的一部分区域不被头发遮盖。随着时间的推移,头顶部的脱发变得越来越不稳定。随着种植区周围头发的脱落,会使得种植区变为孤岛状,使移植后外观显得十分不自然。因此,多数专家倾向于至少到了35～45岁才需要对顶部脱发区进行毛发移植,尽量让患者推迟进行头顶部植发。

对于绝大多数人来说,头顶部毛发生长方向,即头发的旋,是以顺时针方向生长的。通过发旋再造方式对整个顶部进行移植,可显得更加自然(见图4-14)。

90%的人只有一个毛旋涡,多位于右侧或头顶正中,左侧较少。毛旋涡的旋转方向决定毛流方向,毛流是以毛旋涡为中心,头发向着一定的方向生长,毛旋涡位置不同,其毛流也发生变化。有人于2004年在《遗传》杂志上发表文章提出“头发的旋与人的用手习惯相关”,大多数右利手的人其头发旋的方向为顺时针方向,毛流方向也多向右旋转(顺时针),而逆时针方向旋的人仅占8.4%。非右利手的人群,头发旋的方向顺时针与逆时针呈随机性。

再造发旋的第一步是要找到旋涡的中心,通常会有一簇残留的毛发,被称为顶部毛发残留区(residual anatomic plug,RAP),可帮助确定顶部旋涡的中心。然后沿着头发自然的生长方向,通常为向外发散的弧形曲线进行,种植的头发密度应逐渐递增。通常不可种植过密，否则以后逐渐发展的脱发会使移植区域的周围形成十分明显的脱发圈。

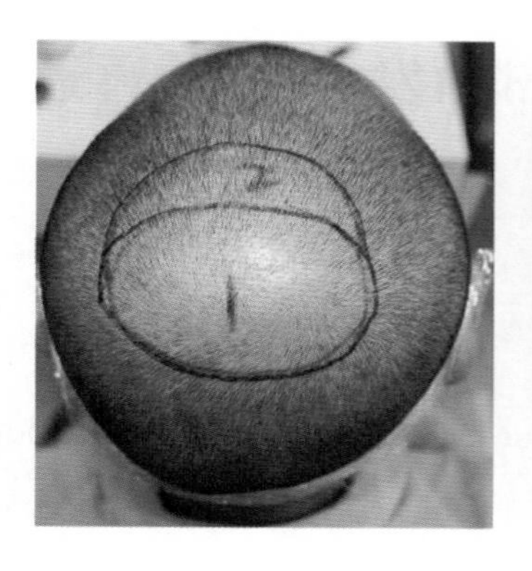

(a)

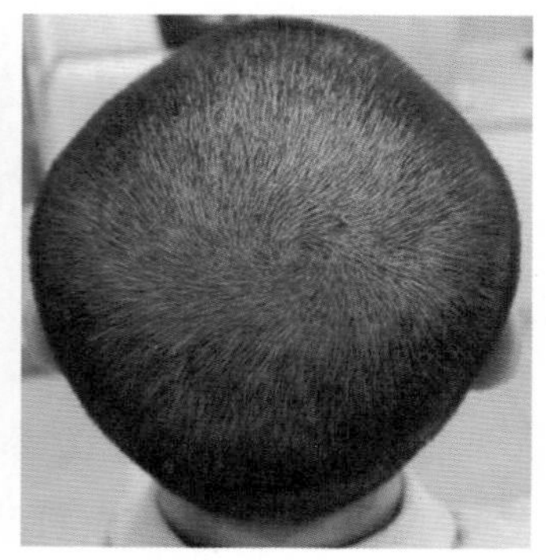

(b)

**图4-14　头顶部的毛发移植**

# 139 眉毛的种植

无论男、女，眉都是极其重要的美容区域，植眉手术有广泛需求。

眉毛种植可用于：①眉毛缺失：如先天性眉毛缺失；稳定性斑秃等疾病所致的眉缺损；因如结核或麻风等感染引起的眉缺损或秃眉；创伤如灼伤、裂伤、直线瘢痕所引起的眉毛缺失；或是因激光及强酸强碱等去除文身、血管瘤等病变所引起的缺损等；②眉毛过于稀疏而需要加密，通过加密可增强正常眉毛的浓度；③眉形不美：眉毛过短或不够宽，眉毛密度不均匀，缺乏外侧 1/3 或内侧部分的不均匀的眉毛等；④因个人需要想改变眉形者等。

然而，眉毛移植是一项集经验技术、审美观、态度于一体的医学和艺术相结合的综合技术。手术前，对眉的形态设计，除遵循一般的美学原则外，还应尊重患者本人的要求。注意眉的位置、形态、大小以及眉毛的生长方向和倾斜度等。FUE 技术在眉毛移植中有其独特的优势，可选择性地获取耳后发际缘和颈项部发际区域的毛发进行移植(见图 4－15)。

眉毛移植的数量，一般来说在成年男性每侧眉为 140～160 个毛囊单位，成年女性每侧眉为 100～120 个毛囊单位。但通常不移植眉头。移植中要注意毛囊植入的方向和角度，移植孔的制备是直接决定后期所种植眉毛生长方向的主要因素。

眉毛移植通常选用头发为供体，因此移植的眉毛具有持续生长的特点，故术前要认识到种植的眉毛需要定期修剪(通常每 6～8 天对新生的眉毛修剪一次)。种植的眉毛是否会随着时间的延长变得接近于自然眉毛的生长速度，目前尚缺乏这方面的研究数据。但临床发现，种植的毛囊会逐步适应眼周血运情况，生长速度会在术后 2～4 年逐步放缓并且毛逐渐变得细软。

术后护理很重要但并不复杂。使用抗生素眼膏而不需其他敷料，连续 10 天左右，目的是为了维持移植体平伏和预防感染。术后 4 小时内避免频繁眨眼，术后 24 小时内勿剧烈活动，注意休息，严禁揉眼。睡觉时，采取仰卧睡姿，使取发区能得到充分的压迫，睡前尽量少喝水，可以减轻肿胀的现象。如出现渗血现象，不必担心,可用消毒纱布用力按压数分钟即可止血。

术后 48 小时左右,可能会出现鼻梁、双眼睑、前额水肿,并伴有眼周充血、发黑的现象,通常持续 3～4 天,这是由于局部麻醉和手术过程中皮下的少量出血,而眼睑的皮肤非常薄,所以看起来比较明显,根据情况进行针对性康复处理。

术后第 4 天,可清洗种植区。但清洗时不能抓挠揉搓种植区。术后 2～4 周为置换期,种植的毛发会脱落,对此不必担心。

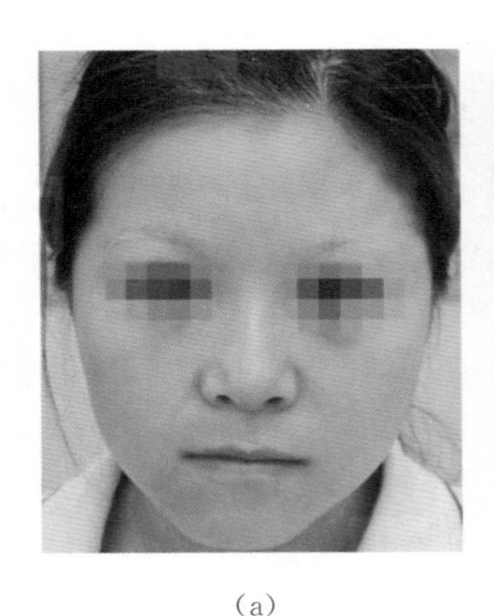

(a)

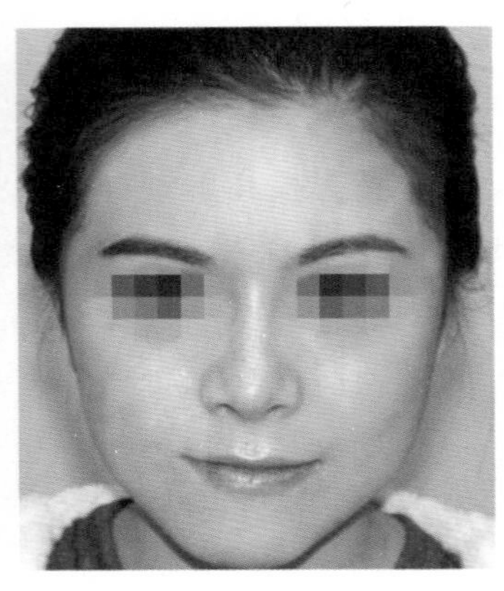

(b)

**图 4-15 眉毛的种植**

# 140 文眉，还是植眉？

眉缺损或稀疏的原因很多，常见的有外伤、眉部肿瘤切除、文眉失败后洗眉损伤毛囊等。常用的修复方法有文眉法、健眉皮瓣易位移植法、耳后头皮游离移植法、颞部皮瓣法和毛发移植等。

文饰术，实质上是一种创伤性的皮肤着色术，其原理是在皮肤原有的形态基础上，用文饰器械将所需各种颜色的色料文刺于表皮下，使其形成一定的长期不易褪色的颜色标记或各种图形。可分为美容文饰、标记文饰和伪装文饰三大类。

文眉术是在原有眉的基础上，经过精心设计和修剪多余的眉毛，适当文饰缺欠的部位，从而塑造一个全新、自然、更富于魅力的眉毛形态。但不管是文的眉或绣的眉，都还不够逼真，而且会随着时间逐渐褪色或变色。另外，因为所用色料对于机体来说，仍属异物，可有排异反应或形成肉芽肿，如发生严重反应，需要切除病变，导致瘢痕形成。

眉毛移植是一项集经验技术、审美观、态度于一体的医学和艺术相结合的综合技术。作为毛发移植术中难度较高的项目之一，眉毛移植术前要做详细的评估及准备。

眉毛移植通常选用头发，因此移植的眉毛具有持续生长的特点，故要让求美者认识到种植的眉毛需要定期的修剪。眉毛移植术后同样有一个较长的恢复期，最终的效果需要 6～9 个月才能完全显现。但长出来的眉毛经过修整后，立体感强。

# 141 睫毛种植

睫毛不仅有保护眼睛避免灰尘和其他碎屑侵入的作用，还可通过增强眼睑轮廓增加颜面部美感。如今许多女性希望能有更长更粗的睫毛以表现出她们的美。

睫毛稀少症被定义为：睫毛长度、直径、密度或者其他特征缺失而引起睫毛缺少、稀疏或其他方面的不足。可导致睫毛稀少或缺失的原因很多，如遗传、年龄、拔毛癖、误用（滥用）睫毛延长膏或假睫毛、眼睑炎症、药物、眼睑脱毛症、眼睑损伤、外伤或者手术等。

可用于改善睫毛的方法，包括使用睫毛油、假睫毛或睫毛延长膏。最近一种被FDA认可的睫毛生长药物Latisse（含0.03%比马前列素溶液）和睫毛移植手术已经被列入美容项目中。

睫毛移植分为两类：一类为重建性睫毛移植，是为了校正因外伤、疾病、医源性脱发、先天性无毛症或拔毛症造成的睫毛缺失或者稀少；另一类为美容性睫毛种植，即因为原有睫毛稀而短，无法涂睫毛膏，眼睛显得不生动而要求移植。

睫毛的形态设计除遵循一般的美学原则外，还需将美学标准与解剖区域定位相结合，并且尊重患者本人的要求。睫毛与睑缘之间的夹角必须在上睑闭合时大于30°，否则会造成倒睫。睫毛移植的数量，男性40～50根/侧，女性50～70根/侧，一般分2～3排种植。供区选在枕部或耳上缘，供区头发需修剪至1 cm长度。不推荐以眉毛作为供区来源，容易产生继发性瘢痕。

术后护理要点与眉毛种植大致相同。术毕将移植后的毛发修剪至与原来睫毛相同的长度，在手术后至少24个小时应避免摩擦眼睛并在睡觉时使用眼罩。每日数次滴用氧氟沙星眼药水。种植的睫毛也会像头发一样生长，故需要定期修整。通过使用睫毛膏和烫睫毛能够保持睫毛的弯曲度。但应在20天后才可用睫毛夹，次数不要过多，在试用睫毛夹之前可用睫毛梳先梳理睫毛。一般术后6个月左右可进行电烫睫毛。

移植后睫毛的成活率在80%左右，如果患者要求较高而需要加密，则再次手术的时间必须在术后6个月以后。睫毛种植前、后对比如图4-16所示。

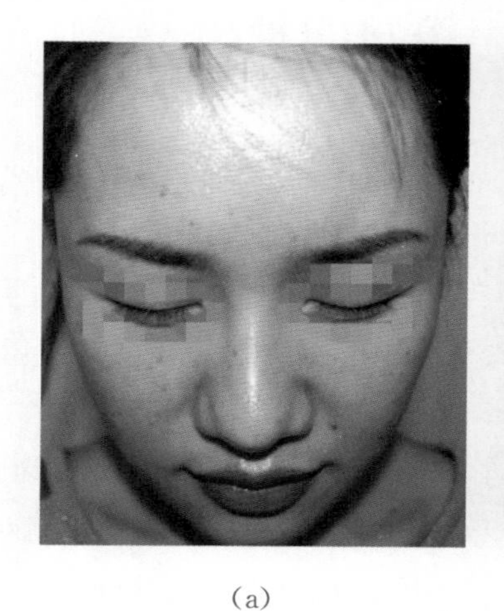
(a)

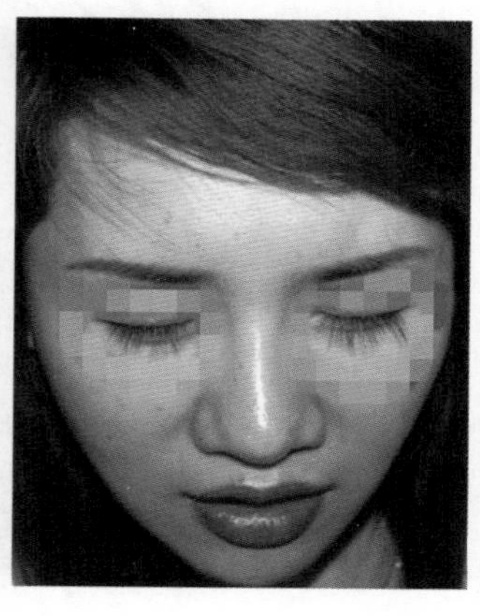
(b)

**图4-16　睫毛种植前、后**

# 142 鬓角的种植

鬓角为耳前发际线，对人的面部宽度有明显的影响。长而宽的鬓角发际线会显得脸型略窄，且具有更明显的男性特征，很受男性的喜爱。

根据鬓角发际线的外形可以分为尖形鬓角、方形鬓角、连腮鬓角和靴形鬓角等四类。不同的种族，鬓角的外观不同。中国人的鬓角外观相对短、稀疏，仅有不到30%的人具有络腮胡和浓密粗长的鬓角发际线。鬓角的毛发密度从上至下，逐渐降低。鬓角发际线边缘区域以单根毛发为主。绝大部分人的鬓角发际线的下缘属于短毛，其生长特性与长毛不同。

鬓角毛发种植可用于鬓角的再造、修改与更换（见图 4-17）。具体适用于以下情况：

（1）先天性鬓角稀疏。

（2）因斑秃等疾病引起的鬓角缺失。

（3）因使用激光或者酸性物质去除文绣等引起的鬓角缺失。

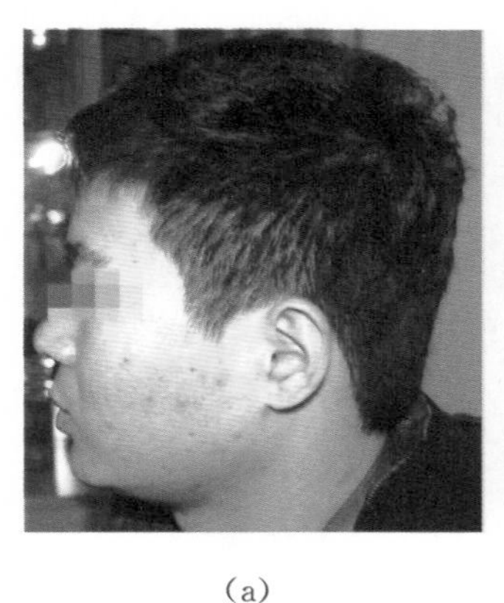

(a)

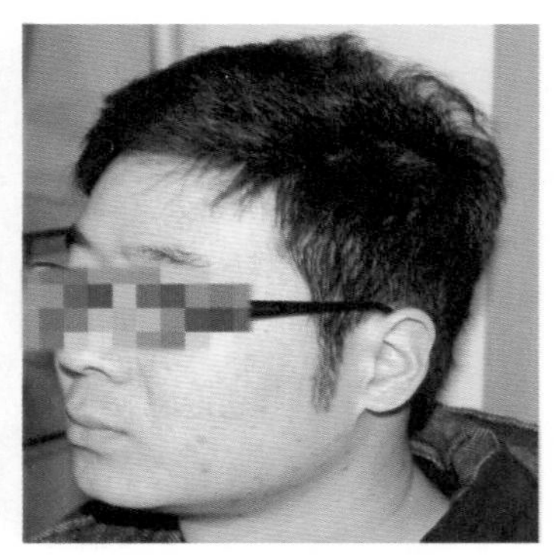

(b)

**图 4-17　鬓角再造前、后**

（4）因外伤、裂伤、烧伤等引起的鬓角缺失。

（5）感染性疾病后形成的瘢痕性鬓角缺失。

（6）对原有鬓角不满意的求美者。

（7）鬓角因除皱术而过于后移，拉皮手术后头发脱落和瘢痕形成。

（8）因年龄或白癜风导致的白发可进行毛发置换。

医生结合求美者原有的鬓角条件、供区毛发条件、脸型轮廓、心理预期等综合评估，给出一个合理可行的治疗方案。为使移植毛发与原有毛发相匹配，移植时操作要尤为精细，注意保持毛发生长的自然方向和倾斜度。

# 143 胡须的种植

胡须分为唇须、颏须、络腮须三种。成年男性的胡须可分为单纯上唇型、上下唇联合型、络腮胡型三型。胡须显著生长发生在整个青春期，并且密度持续增加直到30岁左右。

中青年男性有胡须并刮短，显得有阳刚之气，尤其是有络腮胡子的人。成年之后，胡须正常在上唇与下颌部，有的人有，有的人无。男性多见，女性少有。老年人留胡须则有老者之风度。当前有些年轻人认为有的韩国男性留的胡须有阳刚之气，要求医生为其种植这种形态的胡须。其形态上唇为向下弯弧形，颏部为"工"字形。

胡须移植虽然不像眉毛移植那么常见。但对没有胡须者进行胡须再造，可以创造一个新的外貌(见图4-18)。也可对现有胡须进行加密，还可为因意外或医源性损伤如唇裂修复及唇部肿瘤切除造成的瘢痕化无胡须者进行修补或再造。

胡须几乎都是单根的毛发，在不同种族中，密度也不同。在印度和中东人或者白种人中密度会高一点。胡须和头发最明显的不同是前者更粗糙。对于亚洲人来说，40 $FU/cm^2$ 的种植密度应该足够了。

种植胡须后，局部护理非常重要。一是要积极防治感染，抗生素软膏涂抹于移植部位，口服广谱抗生素1周，每天进行伤口护理。二是要尽量避免或减少局部的活动，在术后2～3天内保持流质饮食并只能使用吸管吸取，不能刷牙，术后3～5天禁止过多讲话或大笑等。

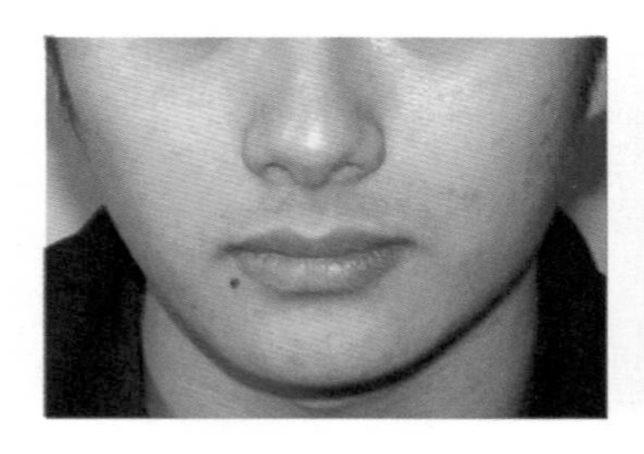

(a)

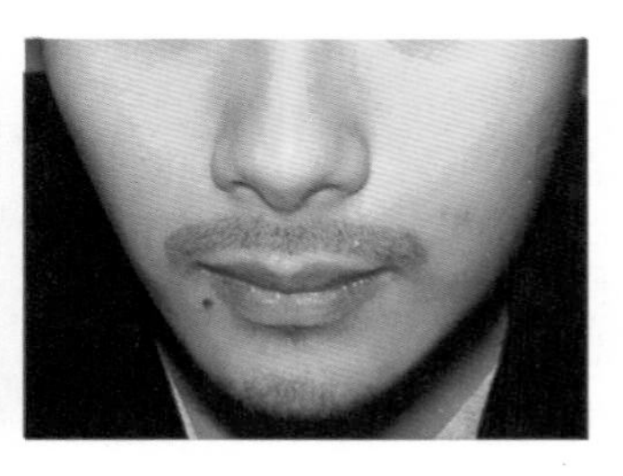

(b)

图4-18　胡须种植前、后

# 144 阴毛的种植

阴毛，又称耻毛，是生长在人类外生殖器上及大腿内侧上的毛发，主要覆盖于阴阜部。阴毛粗而短，发质较硬，呈卷曲状。人体只有腋毛的性质与之最为接近。原始时代的人将会阴部作为“金三角”予以神化。现代社会不再有生殖器崇拜，但是性敏感的重要部位，并有一定的审美意义。根据外形丰隆情况和阴毛的疏密，可对会阴部进行如表 4－7 所示的美学等级评定。

表 4－7　外阴的美学等级分级

| 等级 | 内容 |
|---|---|
| 3＋ | 外形饱满而隆起，阴毛稀密有致，能较好地显出耻骨的外形 |
| 2＋ | 外形饱满而隆起，阴毛不多 |
| 1＋ | 外形饱满而隆起，阴毛浓密 |
| ± | 外形微隆起，阴毛浓密 |
| 1－ | 外形肥厚而有皱褶，阴毛一般 |
| 2－ | 外形瘦削平塌，阴毛很少 |
| 3－ | 外形瘦削平塌，阴毛极浓密且超过耻骨界限 |

阴毛的作用主要包括：①阻挡细菌、污物侵袭，保护会阴；②减少皮肤受到摩擦；③吸收会阴部分泌出来的汗和黏液，并向外发散，起到通风换气的作用；④在性生活时，还能起到增加外生殖器处摩擦所引起的快感作用；⑤朦胧美，有增加神秘感，增强性欲的作用。

阴毛一般分为倒三角形、菱形、长方形、扩散形四类。成年男性阴毛呈菱形，分布在下腹部、阴茎根部、阴茎和肛门周围。阴毛长约 10 cm，呈卷曲状。而女性一般呈倒三角形分布。三角形的基线相当于耻骨联合上缘，其尖端向后下方平行分开，止于大阴唇中下部，能覆盖大阴唇外侧。

局部阴毛缺失常见于外伤或烧伤，广泛性的阴毛缺失常由于生理性及病理性原因造成。生理性的阴毛缺失与体内雄激素水平及阴部毛囊对雄激素的敏感程度有关。垂体功能不全、甲状腺功能低下、先天性睾丸发育不全、小睾丸症等常引起病理性的阴毛缺失。如果没有阴毛，男人会被认为是变态，女人被认为是“白虎”，往往导致患者的心理问题，如自卑和由此产生的社会歧视。

阴毛种植可以帮助患者恢复心理健康(见图 4－19)。手术前，应该确定患者的期望和移植的范围及形状。阴毛移植最常见的问题是成活率很低。为了获得更高的成活率，患者应该被告知不要做运动，术后至少 10 天内禁止跑步或性生活。

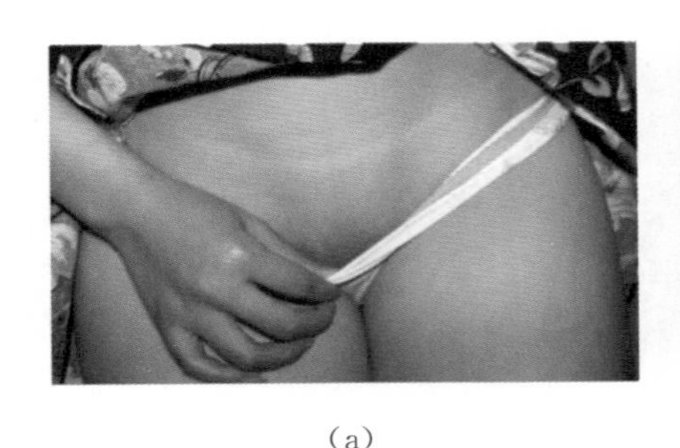

(a)

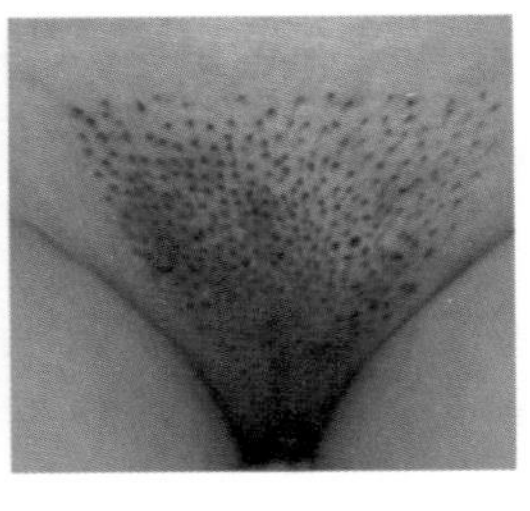

(b)

**图 4－19 阴毛种植前、后**

# 头皮瘢痕的毛发修复

头皮瘢痕的外科修复包括:秃发区头皮瘢痕切除、头皮皮瓣法、头皮扩张术、条状头皮片移植以及毛发移植(见后述)等。

1. 秃发区瘢痕切除术(见图 4-20) 通常行纵向椭圆形切除,一般在额部发际线后 2 cm 处直至枕部,椭圆的最大宽度以分离后能一期缝合为度,一般不超过 3 cm,长度为 12~15 cm。如有张力,可进行潜行分离,也可分期切除。头皮的切口应尽可能与毛流向成直角,切开时与毛发生长方向平行。分离的层次应在帽状腱膜深面进行。

2. 头皮皮瓣法 多采用局部推进皮瓣或转移皮瓣修复。皮瓣转移时,需注意毛流方向。

3. 头皮扩张术 一般认为,修复 1 $cm^2$ 的秃发区需要 3~3.5 ml 的扩张容量。切口一般选择在正常头皮与秃发区交界处,与扩张器边缘平行。开始的扩张容量不宜过多,10~20 ml 即可。

4. 条状头皮片移植 是指将长条状的带毛发正常头皮游离移植于秃发区,常用于重建男性秃发的发际线,尤其是前额发际线不规则者。条状移植的宽度一般为 3~8 mm,手术可在局麻下进行,将供区直接缝合,仔细修剪去移植物的筋膜和脂肪,尤其不能残留脂肪,但也不能将毛囊暴露。在受区额部做线状切口,切开帽状筋膜使切口适当扩张以容纳移植物,同时应注意毛发生长的正常方向。

一般认为,手术治疗的范围大约为毛部的 1/3 以内。秃发范围超过 60%不适合外科手术治疗。此外,还应考虑秃发的原因,如烧伤性秃发的瘢痕较浅,较适合头皮扩张术。而其他外伤和感染造成的瘢痕则较深,合并其他问题时,应根据其他伤情的具体情况决定秃发修复的先后。

由于皮瓣法或扩张术后切除以及条状头皮移植术后都容易出现毛流不自然现象,故现已少用。瘢痕切除后直接对拢缝合、毛发移植较适合临床应用,或二者结合,可改善局部外观,节省供区发源,取得更自然的美容效果。

由于5岁前颅骨发育尚不完全，因此应选在5岁以后。少年期应尽可能早完成瘢痕性秃发的治疗，可避免对青春期心理的影响。对于外伤、感染引起的秃发应在创伤后半年以上进行手术，肿瘤切除术后可同期进行修复。

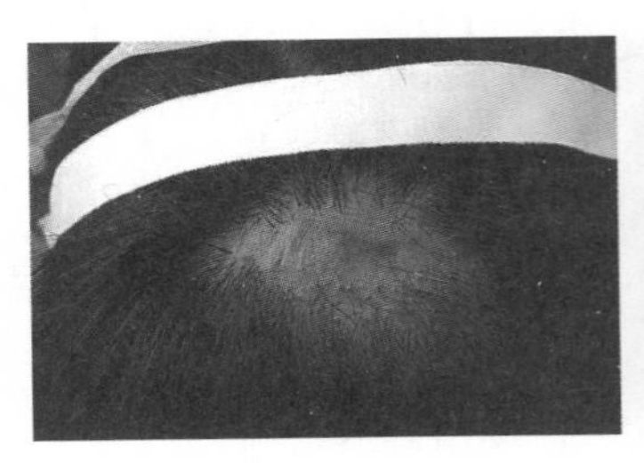

(a)

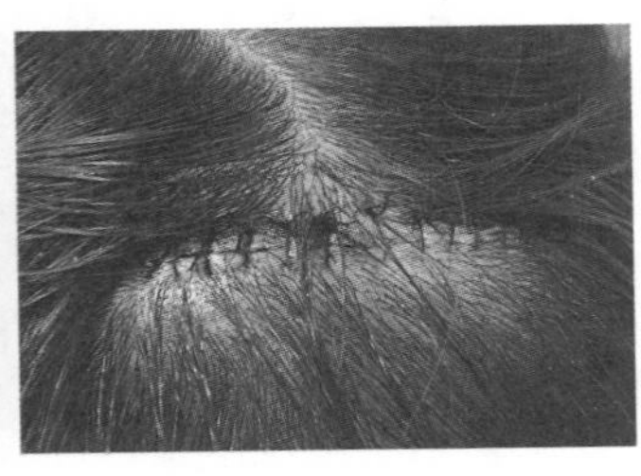

(b)

**图4-20　秃发区瘢痕切除术**

# 146 在头皮瘢痕上，能种植头发吗？

毛发移植是治疗瘢痕性秃发最常见的方法之一。

对于发际线和眉部的瘢痕，毛发移植是矫正的最佳方法。

小面积的瘢痕性秃发也可以通过毛发移植来治疗（见图 4 - 21）。

瘢痕自然修复需要至少 6 个月以上。早期扁平瘢痕及增生性瘢痕组织结构与功能尚未稳定，毛囊移植后会降低毛囊的成活率和加重瘢痕形成。因此，外伤或者烧伤瘢痕未达半年者，不宜进行毛发修复手术。

决定是采用毛发移植术还是头皮缩减术，不仅要考虑患者是稳定的瘢痕性秃发还是不稳定的瘢痕性秃发，还需要考虑五个额外的独立因素：供区毛发利用率、头皮松弛性、患者的愈合特性、局部血供和累及区域。

毛发移植手术适用于扁平瘢痕及增生性瘢痕，因为毛囊存活首先要有充分的血液及营养供应，其次需要足够厚度的组织供其附着。

有的瘢痕可在部分切除、精密缝合之后，再配合毛发移植进行修复。植发用于手术之后产生的瘢痕或剩余的秃发区域，产生最佳的术后效果。

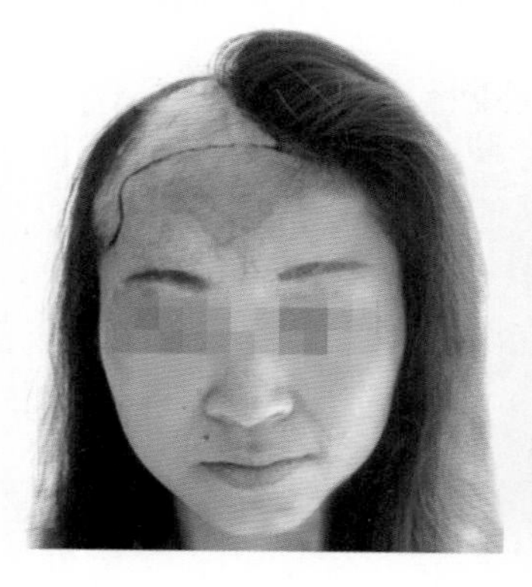

(a)

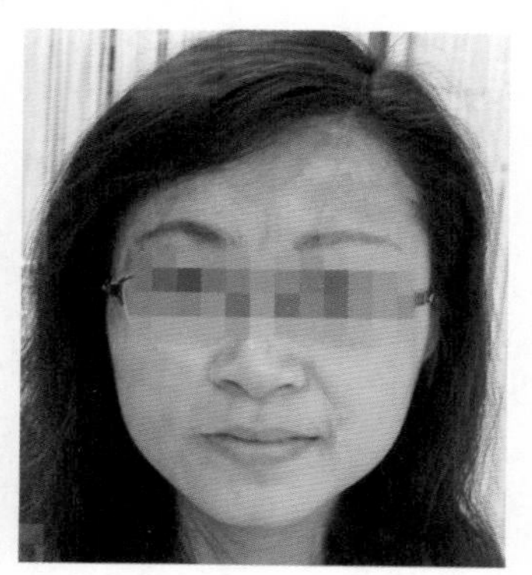

(b)

**图 4 - 21　头皮瘢痕植发前、后**

如果患者头皮松弛性差，不适合做毛发移植，血供不好会造成移植体生长率低，还可能引起组织局部缺血损伤、坏死或者感染。那么软组织扩张术可以成为治疗的选择。

一般情况下，瘢痕性秃发区域不建议较高密度的毛囊单位移植，可以通过利用3根和4根毛发的毛囊单位或2个较小移植体植入同一个切口，来达到更高的毛发密度。若瘢痕面积较小，可适当增加种植密度。王继平等报道，瘢痕性秃发毛囊单位移植密度16～19 $FU/cm^2$，经6个月以上的随访，获得90%～95%的成活率。一般认为瘢痕处移植密度可在25 $FU/cm^2$ 左右。

# 147 不良种植的纠正

由于种种原因，植发术后总会遇到各种不理想的情况。如早年的“稻草样”毛发（束状毛发）；种植的发无错落分布，而像成排的“防护林”；移植的毛发角度不正确，毛发生长方向不一致；前发际线设计得不合适或缺少分布有单根毛发的过渡区域；移植的头发太密使额部形成“墙”一样的外观；在广泛的顶部脱发区内零散地种植了一些大块的毛胚等。

出现这些问题，都需要对以前的种植进行纠正。且只要留有足够的供区头发，任何一次纠正手术都会带来很大的效益。如移植物的去除/分离/再种植，或在以前的移植物之间进行毛囊单位移植来增加密度，会使外观变得自然、柔和。

毛发生长方向不一致，移植后的毛发长出后，呈现出与该区域正常毛发之间不同的生长方向和角度，或者移植的毛发生长方向零乱。这种现象在头顶漩涡处最为明显，其次是在两侧鬓角处和额角处，因为这些部位头发的方向和角度是多变的，甚至每一根毛发的方向和角度都不同。所以要使种植毛发有一个自然的长势，关键是术中种植打孔的方向和角度要把握好，千万不能垂直或者过度偏离自然毛发生长方向和角度。

所植发际线是不会随年龄发生变化的。因此发际线设计是决定良好手术效果的关键。发际线设计有其基本原则，要与年龄、职业、气质、脸型等相协调，不可有不切实际的想法，不能要求医师做一些奇怪的发型或者发际线。

有些病例在术后 3～6 个月毛发开始长出时，会发现有些长出的毛发是卷曲的；或是在理短发时，有时会显现头发成排分布的现象，但经梳理可改变。这可能是因为刚长出的毛发比较柔软、易弯曲，或是在植入过程中，毛囊乳头未被放置在底部，而是被折叠于孔内。通常不需进行处理，卷曲毛发在经过 1～2 年的生长后会逐渐变直。

凸起和凹陷性斑点状外观多是由于毛囊植入太深引起的凹陷性现象或者皮肤过多、植入过浅引起的凸起外观，在光线下十分明显。一般不需处理，经过 6 个月以上时间的自行调整会与周围皮肤逐渐齐平。如经过1年以上皮肤仍明显不平整，则需要手术重新修整。

大部分毛发移植术后毛发成活率能达到90%以上。但如发现种植发成活不好，则需对任何可能的原因进行分析，如患者个人因素、手术的操作、术后护理等。患者诚实的配合有助于找到真正的原因。要了解术后一周内有没有毛发脱落，有无剧烈的梳理头发或者戴过粗糙的帽子，是否酗酒、吸烟。也要排除是否因为“原生发”仍在继续脱落而误认为移植的毛发未成活。手术后早期脱发的原因如前所述。毛胚制作过程中，如不慎误将毛坯放置皿中的生理盐水换成了其他酸碱液体，则全部毛发都会坏死，根本谈不上成活，手术将彻底失败，这是植发手术中最严重的并发症。

以下七个关键点对毛发修复术的成功是非常重要的：①患者心理特点的评估；②适应证的确定和向患者解释植发有利和不利的方面；③美学效果的判定，注意考虑到脱发继续发展的可能；④拒绝应用不可靠和不充分的监测方法；⑤选择术后护理要求最简单的手术方式；⑥随时注意避免或迅速纠正手术并发症；⑦对患者至少每年一次随访复查，检查脱发是否进展及其进展程度，以确定是否需要行补充移植手术。

# 毛发移植治疗白癜风和其他秃发损害

1. 毛发移植治疗白癜风　白癜风的治疗在临床上非常棘手。尤其对大面积皮损中黑素细胞已经完全消失的患者，通过药物治疗来恢复肤色的可能性微乎其微。对这类患者，目前临床可进行表皮移植，部分患者获得了较好的效果。但对某些特殊部位，如有毛部位——眉、胡须、颞部以及关节等皮肤表面较突出的部位，上述方法往往不够理想。

创伤可加重活动性白癜风。对 2 年没有任何新病灶的稳定的白癜风患者，方可进行外科手术治疗。单株毛囊单位移植最大的优点是特别适用于睫毛和眉毛区域，以及其他外科方法如表皮移植或吸疱移植难以治疗的口角区，且在移植区域不会产生吸疱法移植时常常发生的手术后色素沉着。

在有毛的部位，可以直接进行毛发移植，通过毛囊中黑素细胞的外移，来填补白癜风局部的黑素细胞。

对无毛或无需毛发皮肤的白癜风，可以将毛囊的毛球部(即毛囊的下 1/3)切除，然后进行移植，这样既提供了黑素细胞，又可避免毛发在局部生长。

此外，还可通过白发置换，即取出白发、种植黑发的方式明显改善美容效果。

术后配合中波紫外线(UVB)或窄谱中波紫外线(NB - UVB)光化学疗法照射移植区域效果会更好。

同样的技术也可用于治疗先天性额部白发。

2. 其他头皮皮损的植发　其他头皮皮损包括各种非瘢痕性秃发和各种疾病导致的毛囊缺如或破坏。对这些皮损的治疗计划是：先控制病情，再考虑美容修复。

头部皮损的修复方法如前所述，以毛发覆盖为原则，优先选择直接切除缝合或毛发移植，或是二者联合，一般不选择皮片移植和带蒂皮瓣的方法。

不同类型斑秃，毛发脱落的自然过程有很大差异，有些脱发斑不经过任何治疗可在数周内重新长出毛发。有多种治疗可使毛发长出，只有对经久难愈的斑秃，若经多种措施规范治疗 1 年以上仍长不出头发且病情稳定者，方可考虑移植手术，切不可轻易实施植发手术。

对其他原因引起的秃发，必须先对原发病因进行治疗。盘状红斑狼疮、毛发扁平苔藓、结节病和毛囊炎等炎症性脱发，须待其转化为瘢痕性秃发时才可以考虑植发。

一般来说，各种病变在经规范治疗 2 年以上仍不见毛发生长，提示再生的希望不大。头皮活检残存毛囊少及有瘢痕形成者，脱发的恢复可能性极小。

色素痣、血管瘤等肿瘤性病变治疗后的植发，应仔细检查原发病的治疗情况，只有在确认无病变残留后，方可进行植发。

## 149 毛发移植的其他运用

1. 腋毛的种植　腋毛生长在腋窝中部，其形态、数量、粗细等都因人而异，有的人可能一根也没有，而有的人会过多过密。如果想改变腋毛的不正常状态，可以通过种植或脱毛技术来改善。

2. 胸毛的种植　男性的胸毛、喉结与女性的乳房一样都被称为第二性征。胸毛位于前胸部，向上可至锁骨，往下延伸到剑突，其形态、数量和粗细都因人而异。有胸毛的男人，让人联想到旺盛的生命力，像原始男人一样充满力量，它展示的是一种野性美。如有需要，可按照求美者要求，进行胸毛种植。

3. 男性易性癖的毛发移植　易性癖的定义是患者的社会性别与生理性别相反。这些患者深信他们不属于自己的生理性别，而是相反的性别，这种想法是不可逆转的。易性癖和同性恋不同，同性恋者不会因为自己的生理性别而感到苦恼，但性取向与异性恋者不同。

男性易性癖者通常想使自己额部的头发看起来更接近于女性的样子。毛囊单位移植非常适合于将男性型的发际线改变为女性型的发际线。但医师必须告诉他们正常女性的发际线也是多种多样，所以应根据他们秃发的程度和供区的头发多少做出比较折中的设计。

此外，男性型秃发也常使易性癖者觉得痛苦，因为这会很容易暴露他们极力想要掩盖的男性特征。有些年纪较大的易性癖者在开始药物治疗前，非常需要进行植发手术来改变这种状态。

4. 毛发移植治疗难治性皮肤溃疡　最近有人将毛囊取出后，分离出毛囊外毛根鞘和纤维组织鞘，经体外培养后，移植到患者的溃疡面获得较好的疗效。

# 做了植发手术，就一劳永逸了吗？

毛发移植是目前治疗秃发最有效的手段，而且是治疗终末期秃发的惟一方法。因为种植的头发是永久的，因此很容易让患者产生误解，以为做了植发手术就一劳永逸了，而事实上并非和想像的一样。

雄激素性秃发患者的毛发脱落是渐进的、不可预期的。由于各种原因，所植毛发的数量、密度、部位的限制，在最初移植时，某些雄激素敏感部位的毛发还未脱落，因此在这些部位未进行移植或只是加密种植，而随着脱发的进展，这些原生发可能继续脱落，而会影响最初的植发效果，因此手术后往往需要继续治疗，以防止“原生发”继续脱落。

虽然种植的头发是永久的，但移植的头发在受区不会比它在供区生长得更好，就像种植的庄稼也需要不断培植，包括浇水、施肥、杀虫、除杂草、防污染等，才能茁壮成长、开花结果。手术后采用适当的养发、护发技术，可使种植发维持更好的状态，使种植发与“原生发”在数量、发干、发色等方面更加融合为一体。

此外，对于毛发移植手术，一个主要问题就是如何从安全供区获取永久不脱落的毛发，而又不影响下一次手术的供区供给。在安全供区以外获取毛发可能产生明显的瘢痕，且所获取的头发也不是永久不脱落的。如当选择的毛发供区太高或者存在早期脱发的年轻患者，今天似乎是“安全供区”，将来可能变得“不安全”。植发手术中，由于受到供区和受区两方面的限制，往往可能一次手术难以获得十分满意的效果。一般需要2～3次甚至4次或更多次手术移植。因此，保护安全供区是每次手术所必要的，绝不可认为是“一次性的买卖”。

毛发移植只是将头发重新分布，并不能改变男性型脱发的蔓延和恶化。合理有效的治疗方式，是以植发来改善发际线及头顶前半部，再使用抗脱发的药物来维持及改善头顶后半部。毛发移植术后2～3天即可开始使用3%米诺地尔溶液，每日2次。鉴于其作用于血管，将会增加手术后出血的发生率，更重要的是它会引起头皮过敏。因此推迟到术后5～7天使用会更加安全。如果刺激发生，可以使用低浓度溶液或者减少使用频率。如果过敏性毛囊炎仍发展，应该完全停用，并局部使用皮质类固醇药物以促进其消退。

除了这些药物，还有两种激光装置已经被 FDA 授权许可用于促进毛发生长。植发患者还可采用中医中药等方法来养发和护发。

调整生活方式，克服不良习惯，永远是养发、护发的重要基石，更是植发患者保护移植发和原生发的重要措施。

# 附录

## 附录1:毛发移植手术和麻醉知情同意书

### 毛发移植手术知情同意书

1. 我(　　　　)知道并了解医师及其毛发移植小组准备为我进行毛发移植手术。我也知道毛发移植手术中包括其他一些必要且合理的医疗服务,如麻醉剂和镇静剂的使用等。

2. 我知道理想的手术效果在一定程度上取决于全部完成医师推荐的毛发移植次数。但是,因为许多因素是不确定的,因此我知道并不是通过手术就一定能够取得预期的效果。我也知道现有的毛发数量和质量是决定最终手术效果的主要因素。我还知道,手术之后不可能取得与脱发前一样的毛发密度。

3. 在知情同意之前,我确定已经阅读或已经清楚下述事项:宣传手册;网站介绍;并发症;手术前和手术后的处理;目前每期手术的费用等。

4. 我完全知道自己预期的合理目标。我知道毛发移植不是十全十美。医师已经向我解释了手术的过程,我也有机会向医师询问有关手术的问题。我确实知道手术后我不可能恢复满头的头发。

5. 我知道毛发移植的优点和缺点,也知道除毛发移植外的其他治疗方法。我有权利拒绝毛发移植,我也可以选择毛发移植或其他的治疗方法,如戴假发或服用药物,或者也可以联合使用上述方法。我确定已经知道上述方法。

6. 医师建议我最少需要一次毛发移植手术;我知道,随着以后未移植的头发的脱落,需要毛发移植的次数也可能会增加。我也知道在咨询和治疗过程中医师给予的建议也只是估计,以后还是可以改变的。如果医师或者我自己觉得有必要增加另外的手术,我知道手术的费用是额外的。

7. 我知道每一次切开人体的皮肤,都可能形成瘢痕,尽管医师会想办法尽可能使瘢痕不明显。局部切口区域可能会出现浅表结痂或发红,但这只是暂时性的。也有可能会形成肥厚性瘢痕疙瘩,尤其是曾经发生类似瘢痕的患者。在供区,可能会形成宽的瘢痕。

8. 医师已经告诉我毛发移植是相对比较安全的手术,但我知道也有可能发生并发症。医师已经向我交代了毛发移植最为常见的以及一些少见的并发症,而且我已经阅读了知情同意书中列出的并发症,包括药物和麻醉剂的意外反应、不常见的感染和少见的伤口愈合反应等。虽然医师不能仔细地向我解释每一种都可能发生的并发症,但我知道可能发生的一切风险。

9. 我知道并同意(　　　　)医师及其助手等为我进行毛发移植手术,我也知道所使用的毛发移植技术:(　　　　　　　　　　　　　　　　　　　　)。

10. 我确定已经知情同意。我知道经验丰富医师有时候即使使用最好的方法也不一定就能取得理想的结果。

11. 医师已经向我解释了以后头发脱落的可能数量和位置,而且脱发区的边界是不可预测的。我也知道这可能会影响移植区域的外观。毛发移植可能并不是永久的,移植的头发可以存活很久,在1～10年发生脱落是非常少见的。

12. 在供区切割头皮的周围有可能在手术后发生暂时性脱发。部分患者有可能在切口附近发生永久性的脱发。在移植区域发生的脱发称手术引起的脱发,可能会在手术后发生。如果脱落的头发已经处于终末期,那么可能很难再长出。

13. 我知道毛发移植手术的成功与否取决于我是否遵循医嘱,这包括(但也并不局限于):术前与术后的注意事项,医师已经向我交代清楚。我同时还拿到了一份有关这些注意事项的书面稿。

14. 我阅读了知情同意书并签名,而且在这过程中我没有服用任何能够影响我思维的药物。

15. 我确定我已经阅读知情同意书,或者医师向我阅读了知情同意书,而且已经填写了括号空白处的内容,我知道所填写的内容。

16. 我已经告诉医师:我自己既往和现在的健康状况,目前的药物使用情况以及已知的药物过敏史，这些信息是非常重要的，因为这可以指导医师在毛发移植手术过程中采取正确的处理方法。

提供本知情同意书完全是为了取得最好的手术效果，并没有任何其他的商业动机。

我承认不管手术的结果如何，我都有责任支付毛发移植的手术费用。我知道为手术支付费用是因为手术本身，而不是因为预期的结果。

患者或监护人签名：　　　　　　　　　　　　日期：

家庭住址：

联系电话：

见证人签名：　　　　　　　　　　　　　　　日期：

毛发移植可能发生的并发症：如止痛药物引起恶心与呕吐；出血（＜5%）；感染（＜5%）；过度水肿；暂时性头痛；暂时性的头皮麻木；移植物周围形成瘢痕；移植物生长不佳；药物反应（＜1%）；晕厥（＜1%）或晕厥发作；偶尔向内生长的头皮形成囊肿（＜10%）；供区形成瘢痕，也有可能会形成宽瘢痕（＜5%）；碰伤；其他：（　　）。

吸烟的患者更容易发生伤口愈合延缓和移植物生长不佳，医师已建议在手术前 2～3 周和术后 2～3 周不要吸烟。

罕见的并发症：仅列出部分，如瘢痕疙瘩；移植的头发都没有生长；头皮持续的疼痛；供区头发完全脱落；头皮永久性麻木；移植的头发脱落；过敏反应或药物相关的反应；其他：（　　　　　　　　　　　　　　　　　　　　）。

我已经阅读并且知道了上述列出的可能发生的并发症。我愿意承担手术过程中可能发生的并发症和风险。

患者签名：　　　　　　　　　　　　　　　　日期：

监护人签名：　　　　　　　　　　　　　　　日期：

见证人签名：　　　　　　　　　　　　　　　日期：

## 毛发移植麻醉知情同意书

1. 任何一种麻醉都存在风险,麻醉风险包括(但并不局限于):感染、惊厥、虚弱、持续性麻木、后遗神经痛、血管损伤或神经损伤。尽管毛发移植手术采用的是局部或者神经阻滞麻醉,也不能确保麻醉的绝对安全性,此过程中也存在感染、出血、药物反应、血栓、感觉缺失、丧失肢体功能、麻痹、脑卒中、脑损伤、心脏病发作和死亡等风险。

2. 我知道自己手术过程中所使用的麻醉方法(　　　　),选择何种麻醉方法是由许多因素决定的,如患者的身体状况、医师的偏爱以及患者自己的要求。

神经阻滞非常有效,而且通常比较安全。但是在非常少的患者中,也报道可能发生神经损伤,发生率大约为 1∶30 000,而且绝大多数患者可以自行恢复,不需要进行治疗。

3. 我知道并同意采用医师告诉我的麻醉方法,并同意由(　　　　)医师和(或)助手进行麻醉。我也同意必要时可以更换合适的麻醉方法。

4. 我确定我已经阅读了上述内容,或者医师已经向我阅读了上述内容,我知道麻醉的风险、预期效果及其他可以选择的麻醉方法。我有足够的时间来进行提问和做出决定。

患者签名:　　　　　　　　　　　　　　　日期:

监护人签名:　　　　　　　　　　　　　　日期:

见证人签名:　　　　　　　　　　　　　　日期:

# 附录2:中国雄激素性秃发诊疗指南

## 中国雄激素性秃发诊疗指南

中华医学会皮肤性病学分会毛发学组

雄激素性秃发(androgenetic alopecia,AGA)既往称为脂溢性脱发或早秃,是一种发生于青春期和青春期后的毛发进行性减少性疾病。在男性主要表现为前额发际后移和(或)头顶部毛发进行性减少和变细,也称为男性型秃发(male pattem alopecia),在女性主要表现为头顶部毛发进行性减少和变细。少部分表现为弥漫性头发变稀,发际线不后移,称为女性型秃发(female pattem alopecia)。本病的患病率在不同种族有明显不同,白种人的发生率较高,黑人和黄种人较低。我国最新流行病学调查显示,本病在我国男性的患病率为21.3%,女性患病率为6.0%。本病对患者的心理健康和生活质量有重要影响,如能早期诊断并进行正确治疗,大部分患者可获改善。

### 1 病因与发病机制

#### 1.1 遗传因素

AGA具有遗传倾向性,国内流行病学调查显示男性AGA患者中有家族遗传史的占53.3%~63.9%,父系明显高于母系。全基因组扫描和定位研究发现了若干易感基因,但尚未发现致病基因。有研究发现脱发区雄激素受体基因呈高表达。此外,5α-还原酶缺陷者不会发生男性型秃发,提示5号染色体SRD5A1基因和2号染色体SRD5A2基因与AGA相关。AGA和多囊卵巢综合征有相同的染色体10q24.3位置的CYPl7基因变异,说明有一定的基因相关性。

#### 1.2 雄激素

男性阉割者不发生AGA,给予雄激素替代治疗可使基因易感者出现脱发,发生AGA。停用睾酮可以阻止脱发的进一步发展,提示AGA与雄激素有关。

男性雄激素主要来自睾丸,主要为睾酮,肾上腺皮质可合成少量脱氢表雄酮和雄烯二酮。女性雄激素主要由肾上腺皮质合成,卵巢也可少量分泌,女性的雄激素主要是雄烯二酮,可被代谢为睾酮和5α-二氢睾酮(DHT),DHT是导致AGA的重要分子。

头皮毛囊是雄激素的靶器官之一。全身和局部雄激素代谢的异常改变是AGA 发病过程中的重要环节。睾酮和雄烯二酮通过 5α-还原酶催化转化 DHT。男性 AGA 头皮活检标本研究显示,前额头顶部脱发区毛囊Ⅱ型 5α-还原酶活性明显高于枕部非脱发区毛囊。且脱发区头皮睾酮转化为 DHT 能力明显增加。DHT 与毛囊细胞上的雄激素受体结合后发挥生物学作用,可使毛囊微小化,生长期的毛发逐渐变细,毛发生长周期缩短,其结果使原本粗黑的毛发逐渐变成浅色的毳毛,最终由于毛囊萎缩消失,毳毛也脱落,形成前额部、冠状区至头顶部的秃发。而脱发区周围的颞部和枕部头皮因 DHT 含量不增加,毛发并不脱落或脱落减少。

1.3　其他因素

毛囊及其周围组织存在多种生长因子和细胞因子,转化生长因子(TGF)-β1 和 TGF-β2,可以引起毛囊周围纤维化,诱导细胞凋亡,而使毛发提前进入退行期及休止期,毛囊萎缩变小,头发生长期缩短。有研究发现 AGA 患者脱发区毛囊的真皮乳头和毛球部(ARA70)β 亚型表达低于非脱发者,推测 ARA70 的减少可能导致了毛囊生长的迟缓而最终引起毛囊的微型化。

有认为女性 AGA 主要与性激素结合蛋白浓度下降和游离循环睾酮的增高有关。早发性或严重型的女性 AGA 患者可伴随病理性的高雄激素血症。口服抗雄激素药物(以抑制卵巢雄激素产生)主要干扰睾酮与其受体的相互作用,而口服常规剂量非那雄胺治疗无效。

2　临床表现与分级

AGA 是一种非瘢痕性脱发,通常在青春期发病,表现为进行性脱发或头发稀疏。男性 AGA 早期表现为前额和双侧鬓角发际线后移,或枕顶部进行性脱发,最终使头皮外露。Hamilton-Norwood 分级将男性 AGA 共分为 7 级 12 个类型,包括 8 个经典类型及 4 个变异型。少数男性患者表现为头顶部头发弥漫性稀疏,而前额发际线不后退,与女性 AGA 表现类似。Hamilton-Norwood 分级的缺点是过于琐碎,且描述缺少递进,使得该方法难以记忆和使用。Ludwig 将女性 AGA 根据严重程度分为三级。

2007 年 Lee 等提出一种新的通用分级法——基本型和特定型分级(BASP),该分级根据发际线形态、前额与顶部头发密度分级,包括 4 种基本型和 2 种特定型(图 1、表 1),两者结合得到患者的最终分级。BASP 对男性和女性同样适用。

BASP 是一种针对 AGA 的新型、分步式、系统性、普遍适用的分类方法，不受患者种族或性别的影响。BASP 分类法有其优越性，以递进式和全面性为其特征，准确性与一致性较高，容易记忆，临床应用方便实用，因此本指南推荐 BASP 分类法。

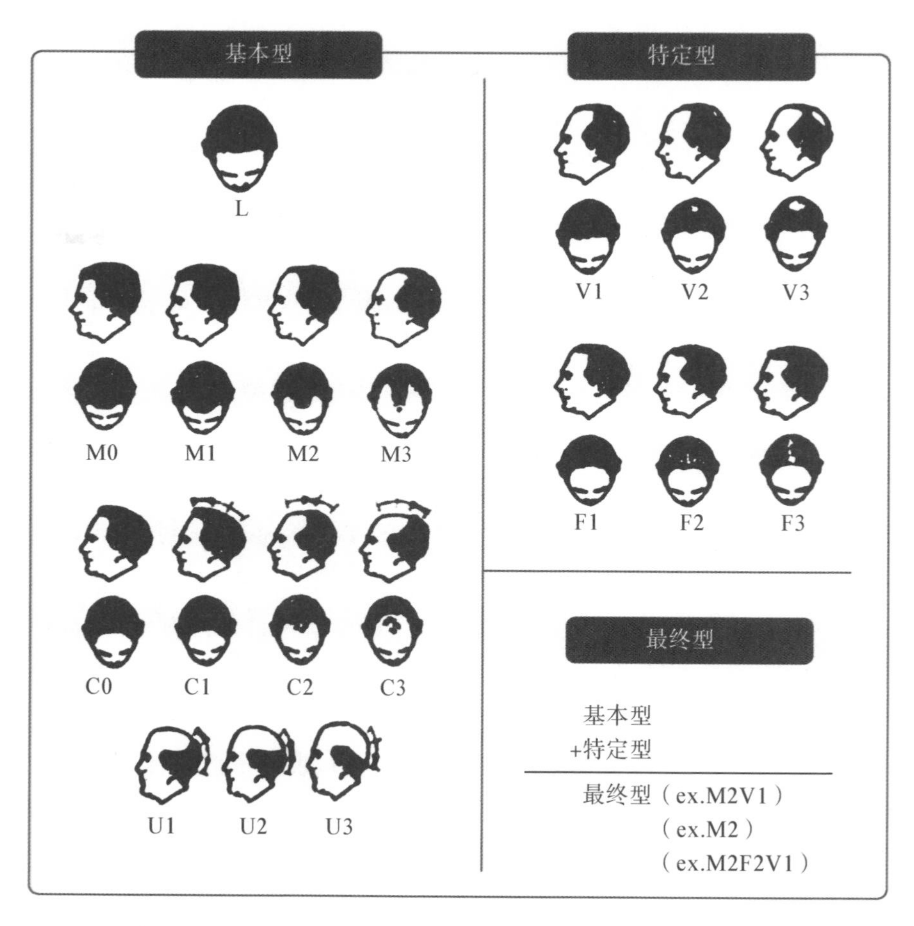


脱发分为 4 种基本型(L、M、C 和 U)和 2 种特定型(V 和 F)。基本型指前发际线的形状，而特定型则代表特定区域的头发密度(前额和头顶)。脱发严重性判定由基本型和特定型结合确定。

**图 1　雄激素性秃发 BASP 分类法**

表 1　雄激素性脱发 BASP 分类分级法

| 基本型 | 特定型 |
| --- | --- |
| L 型:前额发际线无后移<br>M 型:两鬓角区发际线后退较前中央发际线退后明显,对称<br>M0:前额发际线保留,无脱发<br>M1:两侧发际线后退未超过原处至头顶前 1/3<br>M2:两侧发际线后退未超过原处至头顶中 1/3<br>M3:两侧发际线后退达到原处至头顶后 1/3<br>C 型:前额中部发际线后退较两侧显著,类似"C"<br>C0:前额发际线保留,无脱发<br>C1:前额发际线中部后退前 1/3 范围内<br>C2:前额发际线中部后退前中 1/3 范围内<br>C3:前额发际线中部后退前后 1/3 范围内<br>U 型:前额发际线退至头顶后,马蹄形,类似"U",是最严重的类型<br>U1:发际线后退头顶至枕突前 1/3 范围<br>U2:发际线后退头顶至枕突中 1/3 范围内<br>U3:发际线后退头顶至枕突后 1/3 范围内 | 顶枕部头发密度分级<br>V 型:头顶部头发明显稀疏,且超过前额区(与 F 型区别点在于脱发主要在头顶部)<br>V1:轻度,头顶部头发密度可见降低<br>V2:中度,头顶部头发密度显著降低<br>V3:重度,头顶部头发非常稀少或缺失<br><br>头顶部(头冠部)头发密度分级<br>F 型:头发密度弥漫性降低,前额区尤为显著,常见于女性型脱发<br>F1:轻度,前额区头发密度可见降低<br>F2:中度,前额区头发密度显著降低<br>F3:重度,前额区头发非常稀少或缺失 |

3　辅助检查

对于早期和不典型的病例,以及药物治疗效果的评判等,需要进行毛发专业中临床技术和专业设备检查,以利于诊断。常用的辅助检查包括全头照相、拉发试验和毛发镜检查等。

3.1　拉发试验

患者 5 天内不洗发,以拇指和示指拉起一束毛发,五六十根,然后用轻力顺毛干向发梢方向滑动。计数拔下的毛发数,超过 6 根以上为阳性,表明有活动性脱发;少于 6 根为阴性,可属于正常生理性脱发。AGA 患者往往为阴性,而活动性斑秃、急性或慢性休止期脱发、急性生长期脱发者的活动期可为阳性。

3.2　毛发显微像

使用显微镜检查拔下的毛发的结构和毛根形态,休止期脱发为杵(棒)状发,而生长期毛发的发根不规则,附带少许毛母质和内毛根鞘的组织。根据形态可以判断毛发所处的周期,正常情况下,生长期毛发占 70%～90%,退行期占 2%以下,休止期约 15%。此法主要用于鉴别和排除处于毛囊周期不同时期的脱发疾病,如生长期毛发松动综合征和营养不良性生长期脱发。

3.3　皮肤镜检查

AGA 皮肤镜征象特点是毛发粗细不均,毛干直径的差异＞20%,还可见毳毛增多,女性AGA患者与男性患者相似,但毛干直径的差异不如男性患者大,而以毛囊单位中毛发数目减少,即毛发密度减小为主。

其他还有洗发试验和头皮病理等检查,有助于脱发的鉴别诊断。

3.4 实验室检查

一般来说,AGA诊断并不借助于实验室检查。然而,年轻女性患者可进行性激素检查和卵巢超声检查,以除外多囊卵巢综合征,有弥漫性脱发时,可进行铁蛋白和甲状腺刺激激素(TSH)等检查,以排除因贫血和甲状腺功能异常导致的脱发。

4 诊断和鉴别诊断

根据脱发的特殊模式和家族史AGA诊断不难。必要时可进行辅助检查和实验室检查。AGA需与下列疾病进行鉴别。

(1) 弥漫性斑秃:女性的弥漫性斑秃容易与AGA混淆,应注意鉴别。弥漫性斑秃发病快,拉发试验阳性,可以发现感叹号样发。而AGA发病缓慢,拉发试验阴性。

(2) 女性绝经期后前额纤维化性秃发:常发生于绝经期后的女性,前额出现发际线后退,类似于男性型脱发,可伴有头皮以外的扁平苔藓皮疹。

(3) 营养不良导致的脱发:减肥治疗、各种原因导致的缺铁性贫血也可出现弥漫性脱发。

(4) 内分泌疾患:如甲状腺功能低下或亢进、甲状旁腺或垂体功能低下等。女性更年期后,体内雌激素水平降低,也可以导致患者出现弥漫性脱发。年轻女性如果脱发伴有痤疮、多毛症、停经或男性化,应考虑有无多囊卵巢综合征可能。

(5) 药物性脱发:许多药物可以引起脱发,如维A酸类、特比萘芬等。

5 治疗

由于AGA是一个进行性加重的过程,因此应当强调早期治疗的重要性,一般治疗越早,疗效也越好。治疗方法主要包括内用药物、外用药物和毛发移植等。一般推荐联合疗法。

5.1 系统用药

5.1.1 非那雄胺 用于男性患者。非那雄胺可抑制Ⅱ型5α-还原酶,抑制睾酮还原为DHT。使血循环和头皮中的DHT浓度降低,从而使萎缩的毛发恢复生长。每日1 mg口服可使头皮和血清中的DHT降低约70%。用法:口服1 mg/d,一般服药3个月后毛发脱落减少,6~9个月头发开始生长。连续服用1~2年达到较好疗效;如需维持疗效,须较长时间的维持治疗。用药1年后有效率达65%~90%,对前额部脱发的有效率低于顶枕部。推荐至少治疗1年或更长,如治疗1年后仍无明显疗效，则建议停药。

该药一般耐受良好，不良反应发生率低且较轻。个别患者可出现性欲减退、阳痿及射精减少，多数在服药过程中上述症状逐渐消失，如中止治疗则上述不良反应可在数天或数周后消退。偶见射精异常、乳房触痛和(或)肿大、过敏反应和睾丸疼痛。服用非那雄胺的男性，精液中不含或含微量非那雄胺，与妊娠妇女性接触没有导致男性胎儿畸形的危险。患者口服非那雄胺可缩小前列腺体积，降低血清中前列腺特异抗原，中老年患者在筛查前列腺癌时应将(PSA)数值加倍。近年来，欧美有用较大剂量(2～3 mg/d)非那雄胺治疗女性 AGA 成功的报道。

5.1.2 螺内酯 用于女性患者，可减少肾上腺产生睾酮，同时对 DHT 和雄激素受体结合有温和的抑制作用。用法为 40～200 mg/d，能使部分患者的症状得到一定改善。主要不良反应为月经紊乱、性欲降低、乳房胀痛。建议疗程至少 1 年。治疗中需注意查血钾浓度。

5.1.3 环丙孕酮 用于女性患者，特别是并发痤疮和多毛的患者，可用达英-35(含醋酸环丙孕酮 2 mg，乙炔雌二醇 30 μg)，月经来潮第 1～5 天服用，每日 1 片，连续服用 21 天，停药 7 天，再开始下一疗程。也可用复方环丙氯地孕酮(含环丙氯地孕酮 100 mg 与乙炔雌二醇 30 μg)，有较强的抗雄激素作用，月经周期第 5～24 天服用，每日 1 片，肝肾功能不全者及未成年人忌用。主要不良反应为性欲降低、体重增加等。

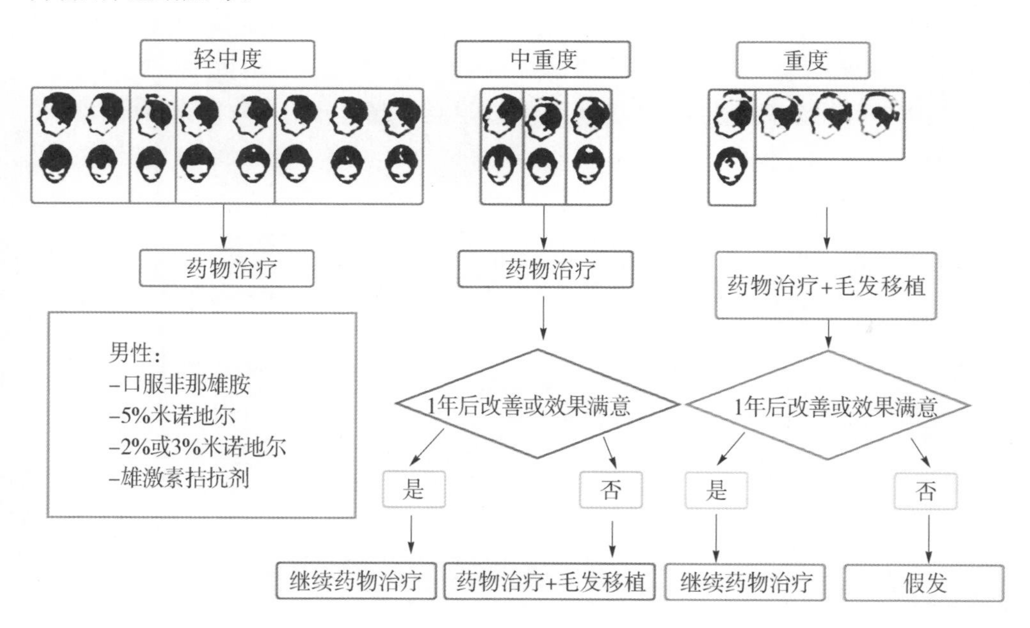

5.2　外用药物

米诺地尔是有效的外用促毛发生长药物，能刺激真皮毛乳头细胞表达血管内皮生长因子，扩张头皮血管，改善微循环，促进毛发生长。临床上有2%和5%两种浓度剂量，2%和5%米诺地尔溶液疗效相当。一般男性推荐用5%浓度，女性推荐用2%浓度，因为女性患者用5%米诺地尔局部或广泛多毛发生率明显增加。用法：每日2次，剂量1.0～1.5 ml。平均起效时间为12周，用药时间推荐半年至1年以上，男女均可使用，有效率可达50%～85%，以轻中度患者疗效更好。如需维持疗效，须较长时间的维持治疗。常见不良反应为接触性皮炎和多毛。毛发增多约在1年后减轻或消退，停药1～6个月可完全消退。

5.3　毛发移植

毛发移植是将先天性对雄激素不敏感部位毛囊（一般为枕部）分离出来，然后移植到秃发部位。移植后的毛囊一般可以保持长久的存活。近年来随着毛发移植技术的不断改进，以毛囊单位分离毛胚的毛发移植技术日趋成熟和标准化。一般术后10～14天拆除供区缝线。移植后2～3个月毛发开始重新生长，移植后脱发只是暂时的。

适应证主要为4级以下的AGA，经过治疗脱发已趋于稳定，枕部毛发较密，有足够可供移植的毛发来源，经过正规药物治疗脱发已经得到控制或稳定，或脱发已有一定改善，但希望通过手术进一步改善者。

毛发移植主要有两种技术：毛囊切取移植技术（FUT）和毛囊抽取移植技术（FUE），可根据患者情况选择。毛发移植的禁忌证包括患严重的内脏疾病、供区毛发质量太差等。注意植发前和植发后均需要继续口服或外用药物以维持秃发区非移植毛发的生长状态。

5.4　其他

药物或手术治疗无效的重度AGA患者可使用发片、假发等。

【参加制定本指南的专家有张建中、范卫新、郑敏、方红、章星琪、杨勤萍、杨淑霞、刘清、赖维、王群。执笔：张建中。本指南是在中国雄激素性秃发治疗共识（2019版）基础上修订的，供皮肤科医生和美容科医生在临床诊疗中参考】

参考文献（略）

# 附录 3:毛发移植技术临床应用专家共识

## 毛发移植技术临床应用专家共识

中国整形美容协会毛发医学分会　中华医学会整形外科学分会毛发移植学组

毛发移植是将自体的部分毛发通过外科手术的方式,使其重新分布于头皮秃发区或身体其他毛发缺失部位,移植后的毛发仍保持原有的生长特性,并在移植区域内继续生长。

一、适应证

雄激素性秃发、非活动期瘢痕性秃发、体毛缺失(眉毛、睫毛、阴毛、胸毛、胡须等)、毛发部位的稳定期白癜风及面部轮廓的毛发修饰。

二、禁忌证及相对禁忌证

①患有严重精神及心理疾病、对躯体映像障碍者不宜手术。②各种免疫相关性秃发,在活动期不宜手术。③头皮软组织感染。④患有威胁生命的重大疾病者。

三、手术方法

现有毛发移植技术分为 2 种。

(一) 毛囊单位头皮条切取技术(follicular unit transplantation,FUT)

从后枕部优势供区切取头皮条,将头皮条在显微镜或放大镜下分离为单个毛囊单位移植体,再移植到受区的技术。

(二) 毛囊单位提取技术(follicular unit extraction,FUE)

直接从供区获得单个毛囊单位移植体的技术,即采用环钻对供区单个毛囊单位进行环切,在真皮的中层切断毛囊单位与周围组织的连接,然后将毛囊单位完整地取出。

四、手术步骤

(一) 术前准备与评估

心理准备:麻醉时的疼痛,手术时间,术中出血量,术后漫长恢复期的心理准备;常规术前检查,包括:血常规、血生化、凝血功能、血糖、肝炎病毒及艾滋病、梅毒筛查、心电图;签署毛发移植手术知情同意书。

(二) 术前拍照

需在专业的摄影间拍照,注意光线、背景,避免头皮、头发曝光过度,多方位拍照(正前位、低头 45°位、左右侧 45°位、左右侧 90°位、正后位、正后仰位,其他部位的供区、受区的拍照)。

(三)术前设计

按照美学原则设计,与患者沟通取得一致意见。需考虑患者的性别、年龄、轮廓、秃发严重程度、患者预期目标与经济承受能力。设计发际线时遵循"宁高勿低"原则,并注意前发际线后移行区的设计,及发际线的微小不规则等。

(四)移植毛发评估

雄激素性秃发患者的供区选择遵循后枕部优势供区的理论,即这一区域内的正常头皮毛发保持终生存在,可供移植应用的区域一般在枕骨隆突区,在枕颞部距发际 6~8 cm。术前检测供区毛囊单位密度、毛干直径、生长期和休止期毛发比例及头皮弹性,根据检测结果计算出供区一次性可提取的最大的毛囊单位移植体数量。检测受区面积,并结合供区可提供毛囊单位移植体的数量,评估出一次需要移植的毛囊单位移植体的总数,并按顶、额区优先的原则,设计、标记出目标范围的移植密度。常规前发际线处的移植密度为 20~50 FU/$cm^2$,其余部位根据患者脱发情况进行个性化设计。如手术选择 FUT 技术,为确保供区头皮条切取后的瘢痕最小化,供区头皮条的设计尽量选择长而窄的形状。

(五)麻醉

以局部浸润麻醉及肿胀麻醉为主,可配合神经阻滞麻醉或基础麻醉。

(六)毛囊单位移植体的获取

1. FUT 技术移植体获取:一般采用坐位或俯卧位,头皮条切取过程中注意毛发的角度与方向,刀刃方向需与毛发生长方向平行,将毛囊横断率降到最低。充分止血、清除碎发后减张缝合关闭切口,可采用"隐蔽式缝合技术"缝合。建议缝合后即刻在切口上、下缘多点均匀注射肉毒毒素,有助于减少切口张力,优化瘢痕愈合。

2. FUE 技术移植体获取:采用毛发提取仪提取毛囊单位,提取针头内径为 0.6~1.2 mm。提取过程中避免连续提取相邻的毛囊单位,并根据毛发生长的方向及时调整,以降低离断率。

(七)毛囊单位移植体的制备

毛囊单位移植体的制备过程要保证在低温、湿润的环境下进行,防止脱水。常规可采用冰碗保持低温状态,建议维持在 2~8℃。选择 FUT 技术时,将切取的头皮条在显微镜或放大镜下先分离成薄片,再分离成单个的毛囊单位移植体,每个移植体可以含有 1~4 根毛发,根据所含毛发根数的不同分别放置,并精确计数。一个完美的毛囊单位移植体应具备以下特征:很少的表皮、足够的皮下脂肪、完整的毛囊结构、呈梨形或泪滴状。选择 FUE 技术时,提取后的毛囊单位移植体也可在放大镜下进行挑选,切除多余的表皮组织,并精确计数。

(八)受区打孔

根据毛囊单位移植体的粗细以及受区情况,选用刀刃宽度为0.5~1.5 mm的打孔工具打孔。打孔深度应与移植毛囊单位的长度一致,一般为4~6 mm;打孔方向和角度与邻近毛发的生长方向和角度一致,或者与残留毛发方向和角度一致;打孔密度须与设计时的分配密度一致。

(九)移植体植入

动作轻柔,勿损伤毛乳头,按区域植入,避免孔隙遗漏,植入过程中避免移植体脱水,常规在前发际线区、眉毛、睫毛、胡须等部位植入1根毛发的毛囊单位移植体,在其他区域则以植入含2~4根毛发的毛囊单位移植体为主。

(十)术后处理及药物治疗

术后适度加压包扎,以术区不出血为原则,次日即可开始轻柔清洗供区和受区。FUT术后7~12天拆除缝线。针对活动期的雄激素性秃发患者,口服非那雄胺可维持原有的头发,减缓脱发进程。外用米诺地尔及激光生发帽的使用都有助于提高术后植入毛囊单位移植体的存活率。

五、毛发移植术后并发症及处理

(一)医学并发症

1. 瘢痕:瘢痕是毛发移植术后最常见的并发症之一,主要发生在FUT术后患者身上。无张力缝合是减轻瘢痕最有效的方法。如术后发生瘢痕增生的,可采用类固醇注射等方法治疗。

2. 毛囊炎:毛囊炎是指毛囊的炎性反应,发生率1.1%~20.0%,而且严重程度也不尽相同。治疗方法包括:热敷、局部使用抗生素软膏、切开排脓和系统抗生素给药治疗等。

3. 感觉减退或过敏:一定程度的感觉减退在每个毛发移植患者身上都可能发生,好发在头顶部和头皮中央区域,尤其是FUT术后患者。一般术后3~6个月感觉会逐渐恢复,但也有偶尔持续到术后18个月才能恢复。

4. 少见或罕见医学并发症:如切口坏死、开裂、动静脉瘘、感染、出血、呃逆、毛发全部坏死、晕厥、利多卡因过量反应等。

(二)美容并发症

1. 不自然的外观:移植后的毛发不自然可以表现为多个方面,包括毛发的分布形态、方向、角度、性质和毛发周围的表皮异常等。如严重影响外观者,可以采取再次植发覆盖,或FUE部分提取、激光脱毛等方法去除。眉毛移植和睫毛移植后,因头发与原有眉毛和睫毛的性质不同,故发生外观不自然的几率较大,需慎重并妥善处理。

2. 毛发密度低:密度低既是主观又是客观问题,可以因患者不切实际的期望引起,或者是不适当的移植物分配和低存活率引起。术前与患者进行良好的沟通以及合理的分布设计,都是预防措施。同时毛发移植医生团队的熟练操作、良好配合及其他非手术方式的联合治疗,都能有效地提高毛囊单位移植体的存活率。

3. 其他美容并发症:术后暂时性休止期脱发等。

执笔专家:张菊芳　吴文育

参考文献(略)

# 主要参考文献

[1] 中华医学会皮肤性病学分会毛发学组. 中国雄激素性秃发诊疗指南[J]. 临床皮肤科杂志，2014，43(3)：182.

[2] 中国整形美容协会毛发医学分会，中华医学会整形外科学分会毛发移植学组. 毛发移植技术临床应用专家共识[J]. 中华整形外科杂志，2017，33(1)：1.

[3] 中国医师协会美容与整形医师分会毛发整形美容专业委员会. 中国人雄激素性脱发诊疗指南[J]. 中国美容整形外科杂志，2019，30(1)：前插 1.

[4] 王勇，邹建红，李兴东，等. FUT＋FUE 治疗大面积脱发 60 例[J]. 中国医学美容，2013，22(18)：1829.

[5] 楼玮，杨勤萍. 脱发对患者心理及精神的影响[J]. 国际皮肤性病学杂志，2008，34(3)：167.

[6] 张建中. 中外皮肤病诊疗指南：专家解读[M]. 北京：中华医学电子音像出版社，2014.

[7] 汤顺利，方红. 雄激素性秃发的发病机制[J]. 中华皮肤科杂志，2019，52(3)：208.

[8] 李中明，周南，杜旭峰，等. 头皮病理活检在脱发疾病诊疗中的相关应用[J]. 中华皮肤科杂志，2019，52(1)：67.

[9] 余丽娟，吕中法. JAK 抑制剂治疗斑秃的研究进展[J]. 中华皮肤科杂志，2019，52(5)：343.

[10] 张迎春，吕中法，朱健伟. 女性型脱发的临床进展[J]. 中华皮肤科杂志，2017，50(10)：770.

[11] 章星琪. 休止期脱发诊疗新进展[J]. 中华皮肤科杂志，2017，50(5)：388.

[12] 章星琪. 难治性斑秃的诊治经验[J]. 皮肤病与性病，2016，38(2)：101.

[13] 章星琪. 毛发疾病诊断技术与方法[J]. 中华皮肤科杂志，2012，45(9)：683.

[14] 章星琪. 皮肤镜在脱发疾病中的应用[J]. 临床皮肤科杂志，2014，43(8)：505.

[15] 曹慧，杨雨清，李水凤，等. 强效糖皮质激素局部封包法治疗儿童斑秃疗效观察[J]. 临床皮肤科杂志，2015，44(10)：647.

[16] 章星琪. 常见脱发疾病的皮肤镜征象与病理联系[J]. 临床皮肤科杂志，2011，40(12)：761.

[17] 章星琪. 皮肤镜应用于非瘢痕性脱发疾病的诊断和治疗[J]. 中西医结合皮肤科杂志，2014，13(3)：195.

[18] 章星琪. 重症斑秃的治疗策略[J]. 中国医学文摘(皮肤科学). 2016，(4)：471.

[19] 章星琪. 斑秃发病机理探讨[J]. 皮肤性病诊疗学杂志，2015，22(2)：144.

[20] 张菊芳. 现代毛发移植技术[M]. 杭州：浙江科学技术出版社，2018.

[21] 张菊芳. 高密式毛发移植[M]. 杭州：浙江科学技术出版社，2011.

[22] 张菊芳. 毛发整形美容学[M]. 杭州：浙江科学技术出版社，2012.

[23] 张菊芳. 脱发患者植发必读[M]. 北京：人民军医出版社，2012.

[24] 张菊芳. 毛发移植技术专栏[J]. 中国医学美容，2016，25(10)：2－21.

[25] 庄晓晟，许嘉家，郑优优，等. 雄激素性秃发的分类和分级方法[J]. 临床皮肤科杂志，2012，

41(12):768.
[26] 吴琼,姜祎群.女性型脱发及治疗进展[J].国际皮肤性病学杂志,2012,38(3):144.
[27] 关宁宁,范卫新.前额纤维化性秃发及其诊断与治疗[J].临床皮肤科杂志,2010,39(3):195.
[28] 李苏瑶,高慧.雄激素性秃发治疗的最新研究进展[J].临床皮肤科杂志,2019,48(4):253.
[29] 邓豫豫,范卫新.抗凝药物致脱发的识别与处理[J].临床皮肤科杂志,2018,47(3):189.
[30] 赵辨.发与护发[M].南京:江苏科学技术出版社,1998.
[31] 朱文元.毛发疾病[M].南京:东南大学出版社,2004.
[32] 范卫新.毛发移植——实用皮肤美容外科技术[M].北京:人民军医出版社,2010.
[33] 杨淑霞.毛发病理学及相关临床表现图谱(第2版)[M].北京:北京大学医学出版社,2018.11
[34] 周城,徐峰.毛发镜图谱——皮肤镜在毛发和头皮疾病中的应用[M].北京:北京大学医学出版社,2017.7
[35] 赖维,刘玮,王学民.头发的护理与疾病治疗(第2版)[M].北京:人民卫生出版社,2009.
[36] 王学民.头皮屑发生机理及诊疗[M].北京:化学工业出版社,2006.
[37] 李利.美容化妆品学[M].2版.北京:人民卫生出版社,2011.
[38] 张学军,刘维达,何春涤.现代皮肤病学基础[M].北京:人民卫生出版社,2001.
[39] 中国人头皮健康研究中心.中国人头皮健康蓝皮书[M].上海:上海科学技术出版社,2010.
[40] 王侠生,廖康煌.杨国亮皮肤病学[M].上海:上海科学技术文献出版社,2005.
[41] 李宇飞,雷惠斌.毛发移植的临床应用与研究进展[J].中国医学美容,2010,19(3):458.
[42] 蒋文杰.毛发移植技术的进展[J].中国医学美容,2010,19(2):282.
[43] 杨海平,顾恒.皮肤性病科临床释疑[M].上海:第二军医大学出版社,2004.
[44] 杨海平,杨苏.实用美容皮肤外科技术[M].上海:第二军医大学出版社,2006.
[45] 赵辨.中国临床皮肤病学(第2版)[M].南京:江苏凤凰科学技术出版社,2017.
[46] 曹元华,林麟,崔盘根.女性皮肤的保健与养护[M].北京:中国协和医科大学出版社,2010.
[47] Bolognia. JL 著.皮肤病学(上、下册)[M].朱学骏,王宝玺,孙建方,等译.北京:北京大学医学出版社,2011.
[48] 朱文元,陈力.美容皮肤医学新进展(2009)[M].北京:化学工业出版社,2009.
[49] 刘玮,张怀亮.皮肤科学与化妆品功效评价[M].北京:化学工业出版社,2005.
[50] 于民,于悦,赵毅童.高级无痕植发[M].济南:山东大学出版社,2010.
[51] 张国斗,李会民.最新毛发移植术[M].沈阳:辽宁科学技术出版社,2006.
[52] 侯显曾,虞瑞尧,卢浩锵.毛发及头皮疾病诊治彩色图谱[M].北京:人民卫生出版社,2006.
[53] 陈军生,许德清,范瑞强.毛发学[M].北京:北京科学技术出版社,2004.
[54] 中国营养学会.中国居民膳食指南[M].拉萨:西藏人民出版社,2008.
[55] 顾恒,范卫新.常见皮肤病性病自我保健上上策[M].南京:江苏凤凰科学技术出版社,2017.

[56] 曹元华,陈志强. 中国女性皮肤病学[M]. 北京:中国协和医科大学出版社,2009.
[57] 潘宏铭,耿宝琴. 肿瘤化疗的毒副反应和防治[M]. 上海:上海科学技术出版社,2001.
[58] 朱学骏,吴艳,仲少敏. 跟皮肤专家学护肤[M]. 北京:人民卫生出版社,2016.
[59] 杨春俊,刘盛秀. 皮肤病性病那点事:来自皮肤性病科医生的随笔[M]. 北京:人民卫生出版社,2017.
[60] 张建中. 皮肤性病诊治新进展[M]. 北京:中华医学电子音像出版社,2011.
[61] 骆丹. 只有皮肤科医生才知道:肌肤保养的秘密[M]. 北京:人民卫生出版社,2017.
[62] 张君坦,郑宵阳,林忠豪. 头发养护与脱发防治 150 问[M]. 北京:人民军医出版社,1997.
[63] 郑力强,李承新. 重症斑秃治疗进展[J]. 中国麻风皮肤病杂志,2018,34(3):176.
[64] 周乃慧,范卫新. 毛发生长的评价方法[J]. 国际皮肤性病学杂志,2008,34(4):267.
[65] 郭朝霞,李海涛. 儿童斑秃治疗策略[J]. 实用皮肤病学杂志,2013,6(1):62.